प्राकृतिक स्वास्थ्य

प्राकृतिक उपचार

स्वस्थ और रोगमुक्त जीवन की मार्गदर्शिका

AF647240

डॉ. (मेजर) ए. पी. सिंह

एम.बी.बी.एस., एम.एस., पी.जी.डी.पी.पी.एच.

अनुवादक : आशीष बम

MANJUL

मंजुल पब्लिशिंग हाउस

MANJUL

मंजुल पब्लिशिंग हाउस

कॉरपोरेट एवं संपादकीय कार्यालय

• द्वितीय तल, उषा प्रीत कॉम्प्लेक्स, 42 मालवीय नगर, भोपाल-462 003

विक्रय एवं विपणन कार्यालय

• सी-16, सेक्टर 3, नोएडा, उत्तर प्रदेश - 201301, इंडिया

वेबसाइट : www.manjulindia.com

वितरण केन्द्र

अहमदाबाद, बेंगलुरू, कोच्चि, कोलकाता, चेन्नई,
हैदराबाद, मुम्बई, नई दिल्ली, पुणे

डॉ. (मेजर) ए. पी. सिंह द्वारा लिखित मूल अंग्रेजी पुस्तक
नेचुरल हेल्थ नेचुरल रेमेडीज़ का हिन्दी अनुवाद

कॉपीराइट © 2009 डॉ. (मेजर) ए. पी. सिंह
सर्वाधिकार सुरक्षित

यह हिन्दी संस्करण 2011 में पहली बार प्रकाशित
7वीं आवृत्ति 2026

ISBN 978-81-8322-249-5

हिन्दी अनुवाद : आशीष बम

मुद्रण व जिल्दसाज़ी : रेप्रो इंडिया लिमिटेड

सर्वाधिकार सुरक्षित। यह पुस्तक इस शर्त पर विक्रय की जा रही है कि प्रकाशक की लिखित पूर्वानुमति के बिना इसे न तो पुनः प्रकाशित किया जा सकता है और न ही किसी भी अन्य तरीके से, किसी भी रूप में इसका व्यावसायिक उपयोग किया जा सकता है। इसकी तैयारी में पूरी सावधानी रखी गई है, लेकिन किसी भी भूल या अशुद्धि लिए प्रकाशक और लेखक की कोई जवाबदेही नहीं होगी। इस पुस्तक में दी गई किसी जानकारी या सूचना के उपयोग के चलते यदि किसी को कोई हानि या क्षति पहुँचती है तो उसके लिए प्रकाशक और लेखक जिम्मेदार नहीं होंगे।

इस पुस्तक में दी गई संपूर्ण सामग्री लेखक के अपने अनुभवों और शोध पर आधारित है। संबंधित विषय के विस्तृत पहलुओं को ध्यान में रखते हुए पुस्तक को उपयोगी जानकारियाँ देने के उद्देश्य से लिखा गया है। इसके माध्यम से प्रकाशक और लेखक का आशय कोई भी चिकित्सकीय या अन्य पेशेवर सेवा देना नहीं है। पुस्तक में दी गई सूचनाओं का उपयोग चिकित्सक से परामर्श लिए बिना नहीं किया जाना चाहिए। विभिन्न परिस्थितियों में इनके परिणाम भिन्न हो सकते हैं। यह पुस्तक पूरी तरह शैक्षणिक उद्देश्य से लिखी गई है न कि चिकित्सकीय परामर्श देने के उद्देश्य से। यह पुस्तक किसी भी चिकित्सकीय सेवा का विकल्प नहीं है। इसका उद्देश्य किसी किस्म का इलाज, निदान या नुस्खा देना नहीं है। पाठकों को किसी भी शारीरिक समस्या के निदान के लिए चिकित्सक से परामर्श लेना चाहिए। इस पुस्तक में दी गई सामग्री के प्रत्यक्ष या अप्रत्यक्ष उपयोग से होने वाली किसी भी क्षति, चोट या ख़तरे के लिए प्रकाशक अथवा लेखक की कोई ज़िम्मेदारी नहीं होगी।

प्राकृतिक स्वास्थ्य

प्राकृतिक उपचार

मेरी जीवनसंगिनी को समर्पित, जिसने हमेशा मुझ पर

विश्वास जताया और जीवन में नई ऊँचाइयाँ

छूने के लिए प्रेरित किया।

आभार

मैं दुनिया के उन सभी लोगों को धन्यवाद देना चाहूँगा, जिन्होंने स्वास्थ्य तथा आरोग्य के क्षेत्र में योगदान दिया और मुझे यह प्रयास करने के लिए प्रेरित किया कि मैं स्वस्थ और दीर्घायु जीवन जीने में लोगों की मदद करूँ। मैं चिकित्सा क्षेत्र के अपने उन सभी मित्रों और सहयोगियों के प्रति भी कृतज्ञता व्यक्त करता हूँ, जिन्होंने मुझे यह पुस्तक लिखने के लिए प्रेरित किया। मेरी जीवनसंगिनी प्रमिला तथा मेरे बेटों, डॉ. ऋतिक तथा कुशल ने हमेशा मेरा समर्थन किया और सबने इस पुस्तक की रचना के दौरान अपने-अपने ढंग से योगदान दिया। आख़िर में मैं अपने प्रकाशक और उन सभी सहयोगियों को धन्यवाद देना चाहूँगा, जिन्होंने इस पुस्तक को एक सुंदर कृति बनाने में सहयोग दिया।

प्रस्तावना

आदर्श स्वास्थ्य पाने की मेरी खोज सालों पहले अपनी ख़ुद की जीवनशैली संबंधी समस्याओं से शुरू हो गई थी। उस संकटकाल में जीवनशैली में बदलावों की अहमियत और आदर्श स्वास्थ्य को प्रोत्साहित करने में पोषाहार की भूमिका को लेकर मेरी जागरूकता महत्वहीन थी, लेकिन मेरी बीमारी ने मुझे उद्वेलित किया कि मैं स्वास्थ्य और आरोग्य के नए पहलुओं को तलाशने की कोशिश करूँ। मेरी इस यात्रा के दौरान मुझे ऐसे समाधान मिले, जिनके ज़रिये मैंने अपना स्वास्थ्य दुबारा हासिल किया और रोगमुक्त व स्वस्थ जीवन जीना शुरू किया।

हमारे चिकित्सा संस्थानों में भावी चिकित्सकों को इस बात के लिए प्रशिक्षण दिया जाता है कि किस तरह फ़ार्मास्यूटिकल्स सूत्रों या सर्जिकल प्रक्रियाओं के ज़रिये लक्षण पहचाने जाएँ और उनका उपचार किया जाए। इन संस्थानों में बचावकारी दवाओं का विषय सबसे कम पढ़ाया जाता है। दरअसल हम चिकित्सकों को उपचारात्मक संस्कृति का प्रशिक्षण मिलता है, जहाँ जीवनशैली में बदलावों और पौष्टिक आहार को कभी प्राथमिक विषय के रूप में नहीं पढ़ाया जाता। शुरुआती स्तरों पर स्वास्थ्य और आरोग्य के इन तथ्यों को समझना और ग्रहण करना मेरे लिए बहुत मुश्किल था। मैं ईमानदारी से स्वीकार करूँगा कि समय के साथ मेरे ज्ञान में भी महत्वपूर्ण परिवर्तन आए हैं। इन्हीं परिवर्तनों ने मुझे प्रेरित किया कि मैं यह ज्ञान उन लोगों के साथ बाँट सकूँ, जिनके लिए यह अधिक प्रासंगिक हो।

जीवनशैली संबंधी बीमारियाँ अब सिर्फ़ पश्चिमी दुनिया या विकसित देशों की बीमारियाँ नहीं रहीं, भारत में भी इनका परिदृश्य पिछले एक दशक में भयावह ढंग से परिवर्तित हुआ है। जीवनशैली तथा खानपान के रुझान में बदलाव और संक्रमणकारी बीमारियों को नियंत्रित करने के महत्वपूर्ण वैज्ञानिक शोध, अब संक्रमित बीमारियों से अधिक होने वाली असंक्रमित बीमारियों की तरफ़ स्थानांतरित हो गए हैं।

इस स्थानांतरण के परिणामस्वरूप भारत धीरे-धीरे दुनिया की बीमारियों की राजधानी के रूप में उभरता जा रहा है। जीवनशैली संबंधी बीमारियाँ महामारी की तरह युवा पीढ़ी को तेज़ी से अपनी चपेट में ले रही हैं। अपोलो अस्पताल समूह के ताज़ा सर्वेक्षण से संकेत मिले हैं कि भारतीय स्कूली बच्चे सेहत संबंधी अधिकतर मामलों में भारतीय वयस्कों के मुक़ाबले कम स्वस्थ हैं। इस भयावह तस्वीर के लिए दो घटक मुख्य रूप से ज़िम्मेदार हैं- पहला है ग़लत जीवनशैली और दूसरा है पोषाहार की कमी। नतीजा यह हुआ है कि हम भारतीय जैविक रूप से तेज़ी से बूढ़े होते जा रहे हैं और इससे हमारे जीवन से खिलवाड़ हो रहा है। ग़लत जीवनशैली और पोषाहार की कमी के कारण कम से कम 70 विभिन्न प्रकार की जीवनशैली या क्षयकारी बीमारियाँ सामने आईं हैं। इनमें मधुमेह, हृदय रोग, कैंसर, उच्च रक्तचाप, मोटापा, गठिया और ऑस्टियोपोरोसिस प्रमुख रूप से शामिल हैं। इनमें से कई बीमारियाँ बहुत कम उम्र के लोगों को हो रही हैं, जबकि सिर्फ़ 20 साल पहले ही स्थितियाँ बिलकुल अलग थीं।

हिप्पोक्रेट्स से लेकर मोज़ेस मैमोनिडेस और सुश्रुत से लेकर चरक तक सभी प्राचीन चिकित्सकों ने अपनी शिक्षाओं में आदर्श पोषण और स्वस्थ जीवनशैली के महत्व पर ज़ोर दिया है। आज के भयावह परिदृश्य को देखते हुए मैंने यह महसूस किया कि समय बदल चुका है और वैकल्पिक थैरेपी की तरफ़ लोगों की दिलचस्पी फिर से बढ़ने लगी है। मैं हमारी चिकित्सा बिरादरी के कुछ ऐसे लोगों से भी मिला, जो इसमें सार्थक दिलचस्पी दिखा रहे हैं और लोगों की मदद करने के लिए आरोग्यकारी नीतियों का प्रयोग कर रहे हैं। वैसे अब बचावकारी चिकित्सा को उसका उचित स्थान मिल रहा है और डॉक्टरों ने न सिर्फ़ इसका प्रयोग शुरू कर दिया है, बल्कि प्रिवेंटिव कॉर्डियोलॉजी, प्रिवेंटिव ओंकोलॉजी का अभ्यास भी शुरू कर दिया है।

बढ़ते सेहत संबंधी ख़तरों को देखते हुए लोगों को सही जानकारी देना और उन्हें स्वास्थ्य के प्रति जागरूक बनाना एक महत्वपूर्ण काम है। मैं स्वास्थ्य विषय पर लिखने वाले सभी लेखकों को धन्यवाद देता हूँ और उनके प्रयास की प्रशंसा करता हूँ कि वे लोगों को शिक्षित कर रहे हैं। ताकि हर कोई रोग-मुक्त और दीर्घायु जीवन जी सके। यह पुस्तक भी इसी दिशा में एक छोटा सा प्रयास है। मैं ईश्वर से प्रार्थना करता हूँ कि देश के लोगों को स्वस्थ और रोगमुक्त बनाने की दिशा में मेरा यह प्रयास कारगर हो।

विषय-सूची

1

अपने स्वास्थ्य और जीवनशैली का मूल्यांकन करें

स्वास्थ्य क्या है?

वास्तव में देखा जाए, तो किसी व्यक्ति के स्वस्थ होने का मतलब उसे कोई बीमारी न होना नहीं है, बल्कि उसके शरीर और दिमाग़ का अच्छी तरह से काम करना है। अच्छा स्वास्थ्य तो वह स्थिति है, जिसमें शरीर की प्रत्येक कोशिका और अंग पूर्ण दक्षता एवं शेष शरीर के साथ सामंजस्य बैठाकर काम करता है। यह व्यक्ति के पूर्ण स्वस्थ होने का संकेत है, जिसमें दिल, दिमाग़ और आत्मा संपूर्ण रूप से संतुलित होते हैं।

हालाँकि विश्व स्वास्थ्य संगठन (डब्ल्यू.एच.ओ.) स्वास्थ्य को ऐसी स्थिति के रूप में परिभाषित करता है, जिसमें व्यक्ति शारीरिक, मानसिक और सामाजिक, हर स्तर पर अच्छी तरह, संतोषप्रद जीवन जी रहा हो। जीवन की संपूर्णता के दृष्टिकोण से सोचें, तो स्वास्थ्य सिर्फ़ आध्यात्मिक, भावनात्मक और व्यावसायिक दायरों तक सीमित नहीं है, बल्कि एक बहुआयामी स्थिति है।

शारीरिक स्वास्थ्य के संकेत हैं- सुंदर स्वरूप, साफ़ त्वचा, दीप्तमान आँखें, चमकीले बाल, सुगठित शरीर, शुद्ध श्वास, अच्छी भूख, गहरी नींद, मूत्राशय व आँतों की नियमित क्रिया के साथ-साथ, शरीर की अन्य सभी गतिविधियाँ सहज, आसान और संतुलित होना। शरीर के सभी अंग सामान्य आकार में हों और अच्छी तरह कार्य कर रहे हों। सभी विशेष इंद्रियाँ सही-सलामत हों। नब्ज़, रक्तचाप और व्यायाम, सभी सामान्य सीमा के भीतर हों।

वहीं अच्छा मानसिक स्वास्थ्य, जीवन में आने वाले बदलावों को वस्तुस्थिति के अनुसार सहजता से स्वीकार करने की योग्यता है। अच्छे स्वास्थ्य के मुख्य मंत्रों में एक है व्यक्ति का सकारात्मक दृष्टिकोण।

...और अच्छे स्वास्थ्य का सामाजिक पैमाना, व्यक्ति के परस्पर संबंध एवं सामाजिक जुड़ाव की ताज़ा स्थिति होती है।

यह सर्वमान्य तथ्य है कि जीवन स्तर सुधारने में स्वास्थ्य की महत्वपूर्ण भूमिका होती है। इस तरह किसी भी व्यक्ति का स्वस्थ और सुखद जीवन उसकी भौतिक स्थिति और मनोविचार, दोनों से मिलकर बनता है। भौतिक तत्व व्यक्ति के रहन-सहन का मानक हैं और मनोविचार वह विशिष्टता है, जो व्यक्ति के चेहरे पर दिखने वाली खुशी एवं संतुष्टि के रूप में प्रदर्शित होती है और भौतिक तत्वों में समाहित होकर व्यक्ति को ख़ुशहाल बनाती है।

स्वास्थ्य पाना और
स्वस्थ बने रहना एक गतिशील प्रक्रिया है

आपकी जीवनशैली कितनी स्वस्थ है?

यह बात अब हम सभी समझ चुके हैं कि कमज़ोर स्वास्थ्य का मुख्य कारण अस्वस्थ जीवनशैली है।

स्वास्थ्य और जीवनशैली मूल्यांकन प्रश्नावली

	हाँ	नहीं	नहीं पता
1. क्या आपके परिवार (माता-पिता, दादा-दादी, बच्चे) का कोई सदस्य 60 साल की उम्र से पहले, निम्न में से किसी बीमारी से ग्रस्त हुआ है?	(....)	(....)	(....)

- हृदयाघात (....)
- उच्च रक्तचाप (....)
- मधुमेह (....)
- कैंसर (....)
- उच्च कोलेस्टेरॉल (....)

2. क्या आपको कोरोनरी हृदय रोग है? (....)(....)(....)
(एंजाइना/हार्ट अटैक)

3. क्या आपको उच्च रक्तचाप की बीमारी है? (....)(....)(....)
(आपका रक्तचाप....है)

4. क्या आपको उच्च रक्त शर्करा की समस्या है? (....)(....)(....)
(खालीपेट ....है, भोजन बाद .... है)

5. क्या आपको उच्च कोलेस्टेरॉल/
ट्राइग्लिसराइड रहता है? (....)(....)(....)

टोटल कोलेस्टेरॉल ....
ट्राइग्लिसराइड ....
एच.डी.एल. ....
एल.डी.एल. ....
वी.एल.डी.एल. ....

6. क्या पिछले एक साल में आपको कोई
बड़ी बीमारी/सर्जरी हुई है? (....)(....)

7. क्या आपको रक्त की कमी
(एनीमिया) है? (....)(....)

हाँ नहीं

8. क्या आप बार-बार दवाएँ लेते हैं? (....) (....)
यदि हाँ, तो कारण लिखें-

- मधुमेह (....)
- उच्च रक्तचाप (....)
- हृदय रोग (....)
- उच्च कोलेस्टेरॉल (....)
- श्वास संबंधी बीमारी (....)
- कोई अन्य बीमारी..

9. क्या आपको व्यायाम करने में किसी बीमारी/
दुर्बलता के कारण परेशानी होती है? (....)(....)

कारण बताएँ...

10. क्या आप सप्ताह में तीन बार कम से कम 30 मिनट व्यायाम करते हैं? (....)(....)

11. क्या आराम की स्थिति में आपकी हृदयगति 72/मिनट से नीचे होती है? (....) (....)
(हृदयगति प्रति मिनट .... रहती है)

12. क्या आप एक गहरी श्वास लेने के बाद अपनी साँसें 45 सेकंड तक रोक सकते हैं? (....)(....)

(.... सेकंड तक रोक सकते हैं)

13. तर्जनी उँगली और अँगूठे से अपनी कमर की चर्बी पकड़ें और नापें-
-आप पुरुष हैं, तो क्या इसकी मोटाई 2.5 सेमी. से अधिक है? (....)(....)
-आप महिला हैं, तो क्या इसकी मोटाई 3 सेमी. से अधिक है? (....)(....)

14. क्या आप घुटनों को मोड़े बग़ैर हाथ से अपने पैर का अँगूठा छू सकते हैं? (....)(....)

15. क्या आप नीचे दिए गए आयु आधारित चार्ट के अनुसार उठक-बैठक लगा सकते हैं? (....)(....)
(अधिकतम लगाई गई उठक-बैठक ....)

आयु तालिका

आयु	पुरुष	महिला
30 साल तक	20	10
40 साल तक	14	7
50 साल तक	10	5
50 साल से ऊपर	5	3

	नहीं	कभी-कभी	रोज़ाना
16. क्या आप धूम्रपान करते हैं?	(....)	(....)	(....)
17. क्या आप शराब पीते हैं?	(....)	(....)	(....)
18. क्या आप पान, पान मसाला सुपारी, तंबाकू का प्रयोग करते हैं? (.... साल से कर रहे हैं)	(....)	(....)	(....)

	हाँ	नहीं
19. क्या आप बेअसरकारक धूम्रपान करते हैं?	(....)	(....)
20. क्या आप शाकाहारी हैं?	(....)	(....)
21. क्या आप कच्ची, बिना पकी सब्ज़ी और फल रोज़ खाते हैं? (लगभग .... खाते हैं)	(....)	(....)

22. आप आमतौर पर रोज़ कितनी बार भोजन करते हैं?

- 3 बार भोजन और एक बार नाश्ता (....)
- 3 बार भोजन, लेकिन नाश्ता नहीं (....)
- 2 बार भोजन, सुबह का नाश्ता या दोपहर का भोजन छोड़कर (....)
- आमतौर पर रोज़ एक बार भोजन (....)

23. आप किस प्रकार का नाश्ता लेते हैं?

- फल, सब्ज़ियाँ, मेवे और/या दही (....)
- नमकयुक्त मेवे, मिक्चर, चिप्स (....)
- मिठाइयाँ, पैस्ट्रीज़ और/या बिस्किट (....)
- समोसा, चाट और/या जंक फ़ूड (....)

	हाँ	नहीं
24. क्या आप फलियाँ, दाल, फलियाँ या चने लगभग रोज़ खाते हैं?	(....)	(....)

25. क्या आप हफ़्ते में तीन बार से
अधिक लाल माँस खाते हैं? (....)(....)

26. क्या आप अपने भोजन में नमक
अधिक मात्रा में लेते हैं? (....)(....)

27. क्या आप सामान्य तौर पर भारी भोजन,
भोजनों के बीच कई बार नाश्ता या अनियमित
समय पर भोजन करते हैं? (....)(....)

28. क्या आप रोज़ाना छहः गिलास से अधिक
पानी पीते हैं? (....)(....)

29. क्या आप ऐसे फलों को पहचान सकते हैं
जिनमें प्रोटीन, कार्बोहाइड्रेट, वसा, रेशे, विटामिन,
खनिज तत्व और फ़ायटोन्यूट्रिएंट्स होते हैं? (....)(....)

30. क्या आप पुडिंग्स, केक, मिठाइयाँ,
चॉकलेट्स, आइस्क्रीम आदि बार-बार खाते हैं या
4 छोटे चम्मच से अधिक शक्कर रोज़ खाते हैं? (....)(....)

31. आप हफ़्ते में दो बार या उससे अधिक बार
घर से बाहर खाना खाने जाते हैं? (....)(....)

32. आप कौन-सा वसा या तेल इस्तेमाल
करते हैं?

- जैतून का तेल (....)
- सरसों का तेल (....)
- रिफ़ाइंड तेल (....)
- घी/डालडा (....)

33. आप कौन-सा दुग्ध उत्पाद
इस्तेमाल करते हैं?

- वसामुक्त दूध और दही (....)
- मलाई रहित दूध, कम वसा वाला दही, चीज़ (....)
- सामान्य वसा वाला दूध (....)

क्या आप इनमें से किसी प्रकार की बीमारी अनुभव करते हैं	हाँ	नहीं
34. पाचन संबंधी समस्या (अल्सर, अत्यधिक खट्टी डकारें आना, गैस बनना, आँतों में जलन)	(....)	(....)
35. त्वचा समस्या (एक्ज़िमा, मुँहासे, सोराइसिस, एलर्जी)	(....)	(....)
36. श्वसन संबंधी समस्याएँ (दमा, ब्रोंकाइटिस, साइनुसाइटिस)	(....)	(....)
37. प्रतिरक्षी तंत्र संबंधी समस्याएँ (एलर्जी, संक्रमण)	(....)	(....)
38. सिरदर्द (माइग्रेन, तनाव)	(....)	(....)
39. अनिद्रा (इन्सोम्निया)	(....)	(....)
40. तनावपूर्ण परिस्थितियाँ (घर और/या कार्यस्थल पर)	(....)	(....)
41. जोड़ों में दर्द/कमर दर्द	(....)	(....)
42. क्या आपने पिछले एक साल के दौरान किसी प्रकार के कैंसर की जाँच कराई है?	(....)	(....)

43. क्या आपको निम्न अंगों/अंग में बार-बार परेशानी होती है?

- कान (....)
- नाक (....)
- गला (....)
- मसूड़े और दाँत (....)

सिर्फ़ महिलाओं के लिए प्रश्नावली	हाँ	नहीं
44. क्या आप गर्भवती हैं?	(....)	(....)

45. क्या आप अपने बच्चे को
 स्तनपान कराती हैं? (....)(....)

46. क्या मासिकधर्म के दौरान अत्यधिक तकलीफ़
 महसूस करती हैं? (....)(....)

47. क्या आप रजोनिवृत्ति की उम्र तक पहुँच गई हैं? (....)(....)

कमज़ोर स्वास्थ्य की बुनियादी वजह है अस्वस्थ जीवनशैली। आपकी व्यक्तिगत सेहत आपके ख़ुद के नियंत्रण में है। यह आपके हाथों में है कि आप कब सक्रिय होते हैं!

अपनी वास्तविक उम्र का मूल्यांकन करना

आमतौर पर उम्र जन्म-दिनांक (कालक्रम के अनुसार) के ज़रिए निकाली जाती है, लेकिन जीवन की ढेरों ऐसी बातें होती हैं, जो आपको समय से पहले बुढ़ापे की ओर ले जाती हैं या असल उम्र के मुकाबले युवा बनाए रखती हैं। हालाँकि वास्तविकता यह है कि मानव शरीर अमूमन प्राकृतिक नियमानुसार उम्र के हिसाब से ही कार्य करता है।

चिकित्सा विज्ञान अब यह पहचानने में लगा हुआ है कालक्रम उम्र महज उम्र का प्रदर्शन है और वास्तविक कालक्रम उम्र (chronological), फिज़ियोलॉजी, साइकोलॉजी तथा अन्य घटकों का समन्वय होती है। समझा जाता है कि बायोमार्कर का तंत्र वास्तविक उम्र निकाल सकता है। निम्न परीक्षण आपको अपनी सही उम्र का पता लगाने में मदद करेगा-

वास्तविक उम्र के मूल्यांकन की प्रश्नावली

(३० वर्ष की उम्र से ऊपर वाले लोगों के लिए प्रासंगिक)

अपनी कालक्रम उम्र को शुरुआती बिंदु के रूप में इस्तेमाल करें

1. **बढ़ती उम्र का असर बढ़ाने वाले कारक (आपसे संबंधित प्रत्येक कारक के लिए एक वर्ष उम्र जोड़ें)**

 - मौजूदा कार्डियक/कैंसर की बीमारी
 - मौजदा चिकित्सा उपचार
 - उच्च रक्तचाप

- मधुमेह
- जोड़ों की समस्या
- अधिक वज़न/मोटापा
- अन्य बड़ी समस्याएँ
- रोज़ाना व्यायाम न करना
- व्यक्तिगत तनाव
- काम का तनाव
- याद्दाश्त खोना
- चश्मा पहनना
- रोज़ शराब पीना
- पान/पान मसाला

2. **उम्र का असर घटाने वाले कारक (आपसे संबंधित प्रत्येक कारक के लिए एक वर्ष घटा दें)**

- रोज़ व्यायाम करना
- सामान्य शारीरिक वज़न
- शाकाहारी खानपान
- रोज़ 8 घंटे की नींद लेना
- कोई बड़ा तनाव नहीं होना
- सक्रिय सेक्स जीवन
- शराब नहीं पीना
- धूम्रपान नहीं करना
- पान/पान मसाला नहीं खाना
- रोज़ कोई दवा नहीं लेना

तनाव मूल्यांकन

नीचे दिया जा रहा स्व-मूल्यांकन अभ्यास आपको अपने निजी तनाव स्तर का मूल्यांकन करने में मदद करेगा। प्रत्येक तथ्य के लिए सबसे उचित जवाब चुनें।

(अ) लगभग हमेशा (ब) अक्सर (स) कभी-कभी (द) लगभग कभी नहीं

1. आप जिन चीज़ों का वाक़ई आनंद लेते हैं, उनके लिए आपके पास समय पर्याप्त नहीं होता।
2. आपको अधिक सहारा/मदद मिलनी चाहिए।
3. अपना काम सबसे प्रभावी रूप से पूरा करने के लिए पर्याप्त समय की कमी।
4. नींद आने में परेशानी होती है, क्योंकि आपके दिमाग़ में बहुत कुछ चल रहा है।
5. आपको लगता है लोग आपसे बहुत ज़्यादा अपेक्षा रखते हैं।
6. आप व्याकुल महसूस करते हैं।
7. आप ख़ुद को असमंजस की स्थिति में पाते हैं, क्योंकि आपके दिमाग़ में बहुत कुछ चल रहा है।
8. ख़ुद को उच्च दबाव की स्थिति में मानते हैं।
9. आप यह महसूस करते हैं कि एक व्यक्ति पर बहुत ज़िम्मेदारियाँ हैं।
10. दिन के अंत में आप ख़ुद को थका हुआ महसूस करते हैं।

अपने कुल अंक निम्न प्रकार जोड़ें-

(अ) = 4 अंक, (ब) = 3 अंक, (स) = 2 अंक, (द) = 1 अंक

25 से 40 के बीच कुल अंक होना उच्च तनाव स्तर का संकेत है, जो व्यक्ति को शारीरिक और मनोवैज्ञानिक रूप से दुर्बल बनाते हैं।

होम्स और रेह की जीवनचर्या तालिका

	जीवनचर्या	तनाव अंक
1.	जीवनसाथी की मृत्यु	100
2.	तलाक	73
3.	दाम्पत्य वियोग	65
4.	जेल की सज़ा	63
5.	परिवार के नज़दीकी सदस्य की मृत्यु	63
6.	ज़ख़्म या बीमारी	63
7.	शादी	50
8.	नौकरी से निकाला जाना	47
9.	टूटे हुए वैवाहिक संबंध को दोबारा जोड़ना	45
10.	सेवानिवृत्ति	45
11.	परिवारिक सदस्य की सेहत बिगड़ना	44
12.	गर्भावस्था	40
13.	सेक्स संबंधी दिक़्क़तें	39
14.	परिवार में नए सदस्य का आना	39
15.	व्यवसाय को दोबारा स्थापित करना	39
16.	वित्तीय स्थिति में बदलाव	38
17.	क़रीबी मित्र की मृत्यु	37
18.	कार्यक्षेत्र में बदलाव	36
19.	जीवनसाथी से बहस-विवाद	35
20.	कुछ गिरवी रखना या भारी कर्ज़ लेना	31
21.	कर्ज़ चुकाने में असमर्थता	30
22.	कार्यक्षेत्र की ज़िम्मेदारियों में बदलाव	29
23.	पुत्र या पुत्री का घर छोड़ना	29

24.	ससुराल पक्ष से परेशानी	29
25.	अद्वितीय निजी उपलब्धि	28
26.	जीवनसाथी द्वारा काम शुरू करना या रोक देना	26
27.	स्कूल जाना शुरू करना या बंद करना	26
28.	रहन-सहन की स्थितियों में बदलाव	25
29.	व्यक्तिगत आदतें सुधारना	24
30.	बॉस के साथ परेशानी	23
31.	कार्यक्षेत्र का समय या स्थितियाँ बदलना	20
32.	निवास स्थान में बदलाव	20
33.	स्कूल में परिवर्तन	20
34.	विश्राम-मनोरंजन की आदतों में बदलाव	19
35.	धार्मिक गतिविधियों में बदलाव	19
36.	सामाजिक गतिविधियों में बदलाव	18
37.	छोट-मोटा कर्ज़ लेना	17
38.	नींद संबंधी बदलाव	16
39.	पारिवारिक जलसों में व्यस्ता बढ़ना	15
40.	खानपान की आदतों में बदलाव	14
41.	छुट्टी	13
42.	क़ानून की अवहेलना	11

		कुल अंक

अंकों के आधार पर निष्कर्ष?

150 से कम – बीमारी होने की संभावना 30% फ़ीसदी (औसत जोखिम से अधिक नहीं)

150 से 299 के बीच – बीमारी होने की संभावना 40% फ़ीसदी

300 से अधिक – बीमारी होने की संभावना 80% फ़ीसदी

हृदय रोग का जोखिम (स्व-मूल्यांकन)

मूल्यांकन के निम्न मसौदे की मदद से आप दिल के दौरे या पक्षाघात की नज़दीकी संभावनाओं के ख़तरों को समय से पहले पहचान सकते हैं-

1. लिंग

महिला- 0

पुरुष- 2

2. आनुवांशिकता

60 साल की उम्र से पहले किसी परिजन को दिल का दौरा नहीं पड़ा या पक्षाघात नहीं हुआ- 0

माता-पिता में से एक को 60 साल की उम्र से पहले दिल का दौरा पड़ा या पक्षाघात हुआ- 3

माता-पिता दोनों को 60 साल की उम्र से पहले हृदय रोग या पक्षाघात हुआ- 7

3. धूम्रपान

कभी धूम्रपान नहीं किया- 0

2 साल से ज़्यादा समय पहले धूम्रपान छोड़ दिया- 2

रोज़ाना 5 से अधिक सिगरेट पीते हैं- 8

रोज़ाना 10 से अधिक सिगरेट पीते हैं- 13

रोज़ाना 20 सिगरेट से अधिक पीते हैं- 14

4. पर्यावरण में मौजूद तंबाकू के धुएँ का सेवन

धूम्रपान करने वालों के साथ न रहते हैं और न ही काम करते हैं- 0

ऑफिस-दफ़्तर में धूम्रपान करने वालों से सामना होता है- 2

धूम्रपान करने वालों के साथ रहते हैं- 3

धूम्रपान करने वालों के साथ रहते भी हैं और काम भी करते हैं- 4

5. औसत रक्तचाप माप

130/80 या कम- 0

140/85- 1

150/90-	4
170/100-	9
170/100 से अधिक-	13

6. कुल कोलेस्टेरॉल (औसत)

190 से कम -	0
191-210 -	1
नहीं जानते -	2
211-240 -	3
241-270 -	4
271-300 -	4
300 से ऊपर-	6

7. एच.डी.एल. कोलेस्टेरॉल (अच्छा कोलेस्टेरॉल)- औसत माप

55-64 -	0
नहीं जानते -	1
45-54 -	2
14-44 -	5
25-34 -	7
25 से कम -	12

8. व्यायाम

प्रत्येक सप्ताह तीन बार एरोबिक व्यायाम-	0
प्रत्येक सप्ताह एक बार एरोबिक व्यायाम-	1
प्रत्येक सप्ताह एक बार से भी कम, कभी-कभी व्यायाम-	2
बमुश्किल व्यायाम-	7

9. मधुमेह

व्यक्तिगत या पारिवारिक इतिहास नहीं-	0
माता-पिता में से एक को मधुमेह	2
माता-पिता दोनों को मधुमेह-	6

टाइप-2 मधुमेह (इंसुलिन पर निर्भर नहीं)- 9

टाइप-1 मधुमेह (इंसुलिन पर निर्भर)- 13

10. वज़न

आदर्श वज़न के क़रीब- 0

6 पाउंड (2.7 किग्रा.) या आदर्श वज़न से कम- 1

7-19 पाउंड (3.2-8.6 किग्रा.) आदर्श वज़न से अधिक- 3

20-40 पाउंड (9-18 किग्रा.) आदर्श वज़न से अधिक- 5

40 पाउंड से अधिक (18 किग्रा.) आदर्श वज़न से अधिक- 7

11. तनाव

अधिकतर समय शांत रहते हैं- 0

कभी-कभी तनाव होता है या ग़ुस्सा आता है- 1

तनाव और ग़ुस्सा बार-बार आता है- 2

तनाव और ग़ुस्सा आमतौर पर आता है- 3

आपके कार्डियक जोखिम अंक

अंक	अनुमानित जोखिम
20 अंकों से कम	कम जोखिम
20 से 29	मध्यम जोखिम
30 से 45	ज़्यादा जोखिम
45 से अधिक	बेहद ज़्यादा जोखिम

स्वास्थ्य जाँच आँकड़े (Health Scan Data) 2000

जीवनशैली संकेतक

इसके लिए 20,000 से अधिक लोगों की सेहत के जाँच आँकड़े जुटाए गए हैं, जिसमें हैदराबाद, दिल्ली और चेन्नई शहरों को शामिल किया गया।

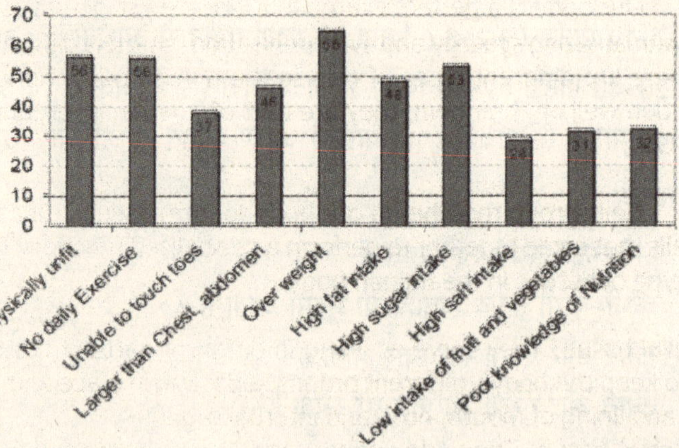

वर्तमान रुझान (स्वास्थ्य और जीवनशैली इकाई, अपोलो अस्पताल समूह)

- वर्ष 2000-2008 के बीच आठ शहरों में 1,16,731 लोगों पर अध्ययन।
- वर्ष 2009 में 72 के ऊपर नब्ज़ परीक्षण में 74 फ़ीसदी लोग असफल, जबकि वर्ष 2004 में यह प्रतिशत 62 था।
- वर्ष 2009 में 60 सेकंड तक श्वास रोके रखने के परीक्षण में 74 फ़ीसदी लोग असफल, जबकि वर्ष 2004 में यह आँकड़ा 27 फ़ीसदी था।
- वर्ष 2009 में माँसपेशियों के शक्ति परीक्षण में 69 फ़ीसदी लोग असफल। पिछले पाँच सालों में इस आँकड़े में 11 फ़ीसदी की वृद्धि हुई।
- वर्ष 2009 में 70 फ़ीसदी लोग आगे झुकने और अपने पैर के अँगूठे को छूने में असफल रहे। वर्ष 2004 में यह आँकड़ा 51 फ़ीसदी था।

कमज़ोर स्वास्थ्य का बुनियादी कारण अस्वस्थ जीवनशैली है। आपका निजी स्वास्थ्य आपके अपने नियंत्रण में होता है। यह आप निर्भर है कि आप इसका ध्यान रखें।

×××××

2

मानव शरीर : जैविक इंजीनियरिंग का चमत्कार

मानव शरीर आश्चर्यजनक एकरूपता से कार्य करने वाले अवयवों की जटिल बुनावट का आदर्श उदाहरण है, जिसे समझ पाना बहुत मुश्किल है। मानव शरीर में कई प्रकार की कोशिकाएँ होती हैं। उनमें से कोई भी कोशिका स्वयं अपने बूते बेहतर कार्य नहीं करती, वे तो उस बड़ी संरचना का हिस्सा होती हैं, जो- आप हैं।

ऊतकों का निर्माण करने के लिए, शरीर में कोशिकाओं का एकत्रित समूह- समान कोशिकाओं का गुच्छा, जो नियत कार्य-विशेष के लिए एकजुट होता है। मानव शरीर में मुख्य रूप से चार प्रकार के ऊतक होते हैं-

1. अधिच्छदीय (बाह्यत्वचा संबंधी) ऊतक (Epithelial tissue) : शरीर के विभिन्न भागों में अस्तर (lining) के रूप में काम करते हैं। इस तरह ये शरीर के विभिन्न अंगों को पृथक, उनके स्थान पर और सुरक्षित रखने में मदद करते हैं, जैसे- त्वचा, मुँह, नाक एवं आंतरिक अंगों का अस्तर।
2. संयोजी (जोड़ने वाले) ऊतक (Connective tissue) : शरीर को सहारा देते हैं और ढाँचे का आकार देते हैं। ये प्रोटीन के बने होते हैं, जैसे- स्नायु (ligaments), माँस रज्जु (tendons), अस्थियाँ और उपास्थि (cartilage)।
3. माँसपेशी ऊतक (Muscle tissue) : संकुचनशीलता की ख़ूबी वाले विशेष ऊतक होते हैं। माँसपेशी ऊतक अधिकतर प्रोटीन के भी बने होते

हैं। ये विशिष्ट कार्य करने के लिए आंतरिक अंगों में संकुचन के साथ हमारे शरीर की सभी गतिविधियों के लिए उत्तरदायी होते हैं। इनमें हृदय की माँसपेशी, पाचन-तंत्र और श्वसन-तंत्र की माँसपेशियों सहित, सभी बाहरी माँसपेशियाँ आती हैं।

4. स्नायु ऊतक (Nerve tissue) : विशेष प्रकार के ऊतक होते हैं, जो पूरे शरीर में विद्युत संकेत उत्पन्न करने और संचालित करते हैं। ये विद्युत संकेत मस्तिष्क में पैदा होते हैं और रीढ़ (spinal cord) के ज़रिए शरीर में भेजे जाते हैं।

विभिन्न प्रकार के ऊतक हमारे शरीर में कई अवयवों का निर्माण करते हैं, इसलिए दो या अधिक अंग किसी भी कार्य को मिलकर करते हैं और इस तरह अंग-तंत्र का निर्माण करते हैं। मानव शरीर में आगे वर्णित ये 11 मुख्य अंग-तंत्र होते हैं-

1. कंकाल तंत्र (Skeletal System)

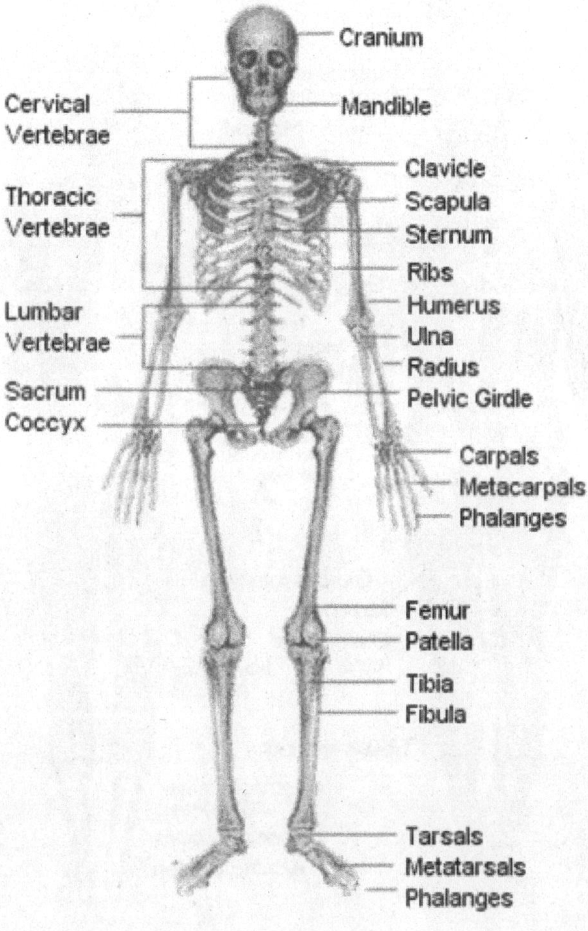

मुख्य कार्य : इस तंत्र की मुख्य भूमिका शरीर को सहारा देना है। यह नाजुक आंतरिक अंगों की सुरक्षा करता है और अंगों व माँसपेशियों को परस्पर जुड़ने की सुविधा उपलब्ध कराता है।

मुख्य अंग : अस्थियाँ और उपास्थि (cartilage), माँस रज्जु (tendons), स्नायु (ligaments) I

2. माँसपेशीय तंत्र (Muscular System)

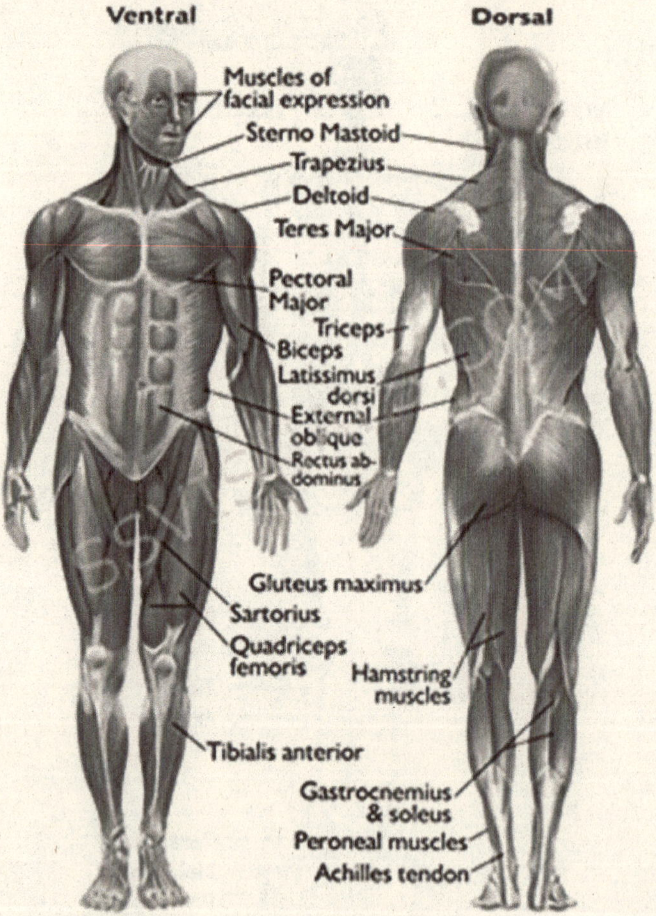

मुख्य कार्य : इस तंत्र का मुख्य कार्य शरीर को गति प्रदान करना है। माँसपेशियाँ पैरों को संचालित करने के लिए जोड़ी में काम करती हैं और गति प्रदान करती हैं। माँसपेशियाँ आंतों के माध्यम से भोजन की और हृदय एवं रक्त वाहिनियों के माध्यम से रक्त की गतिविधियाँ नियंत्रित करती हैं।

मुख्य अंग : कंकाल की माँसपेशियाँ व पूरे शरीर में मौजूद कोमल माँसपेशियाँ।

3. परिसंचरण तंत्र (Circulatory System)

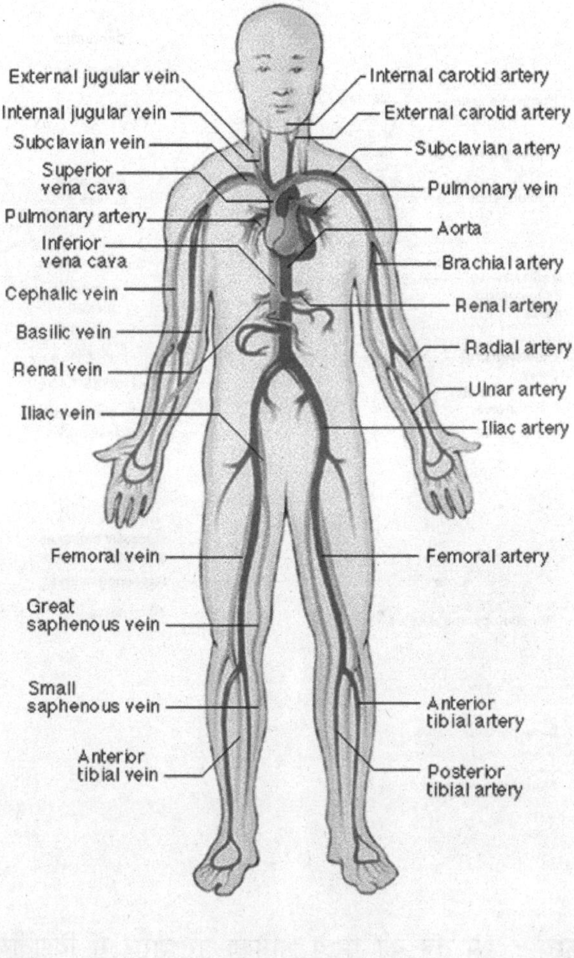

मुख्य कार्य : इस तंत्र की मुख्य भूमिका पूरे शरीर में पोषक तत्वों, गैसों (ऑक्सीजन और कार्बन डाइऑक्साइड), हॉर्मोन्स और व्यर्थ पदार्थों का परिसंचरण करना है।

मुख्य अंग : हृदय और रक्त वाहिकाएँ (blood vessels)।

4. तंत्रिका तंत्र (Nervous System)

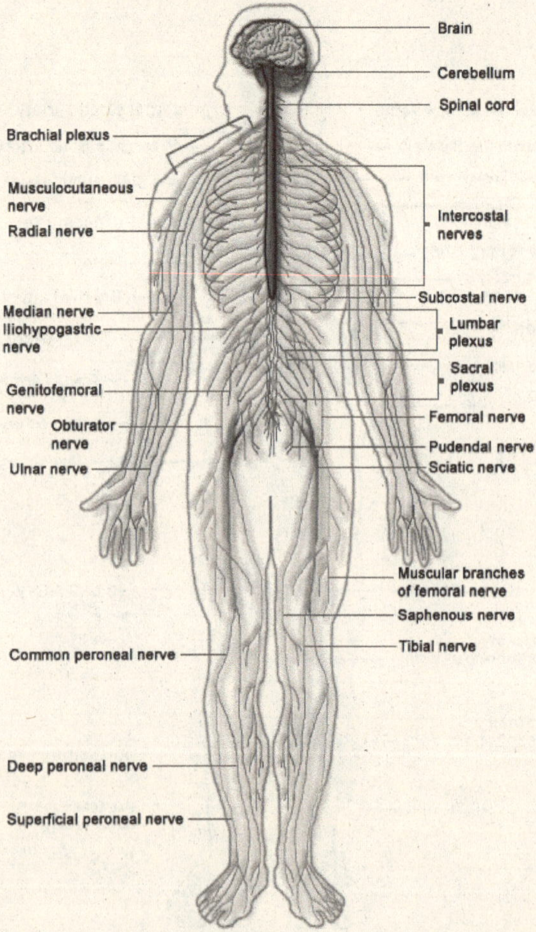

मुख्य कार्य : इस तंत्र की मुख्य भूमिका पूरे शरीर में विद्युतीय संकेत प्रसारित करना है। यह तंत्र व्यवहार और गति को नियंत्रित करता है। वहीं अंत:स्रावी तंत्र के साथ, पाचन एवं संचरण जैसी शारीरिक प्रक्रियाओं को नियंत्रित करता है।

मुख्य अंग : मस्तिष्क, रीढ़ की हड्डी और परिधीय नाड़ी (peripheral nerves)।

5. श्वसन तंत्र (Respiratory System)

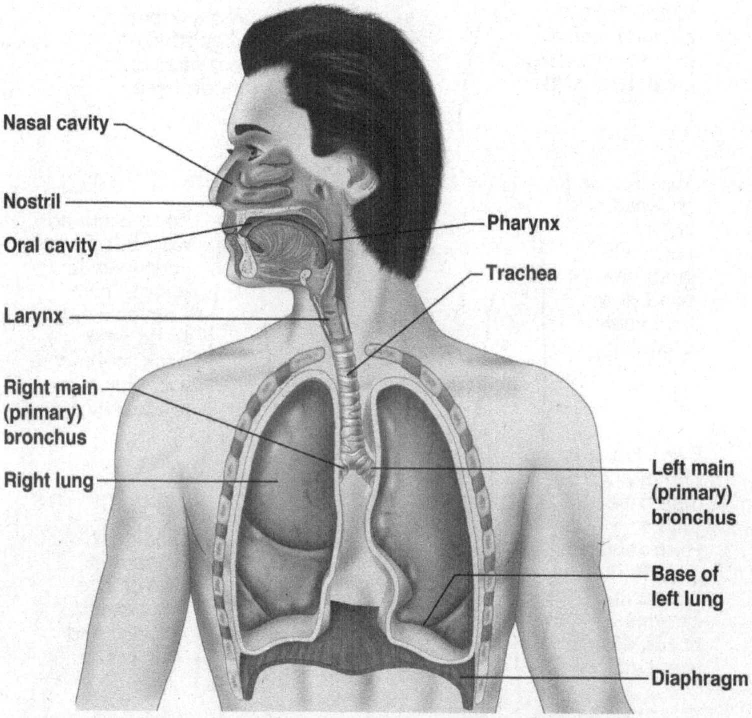

मुख्य कार्य : इस तंत्र की मुख्य भूमिका रक्त और पर्यावरण के बीच गैस के आदान-प्रदान को सुगम बनाना है, जिसमें प्रमुख रूप से वातावरण से शरीर के लिए ऑक्सीजन ली जाती है और कार्बन डाइऑक्साइड बाहर निकाली जाती है।

मुख्य अंग : स्वरयंत्र (larynx), श्वासनली (trachea), श्वसनी (Bronchus) फेफड़े और नाक।

6. पाचन तंत्र (Digestive System)

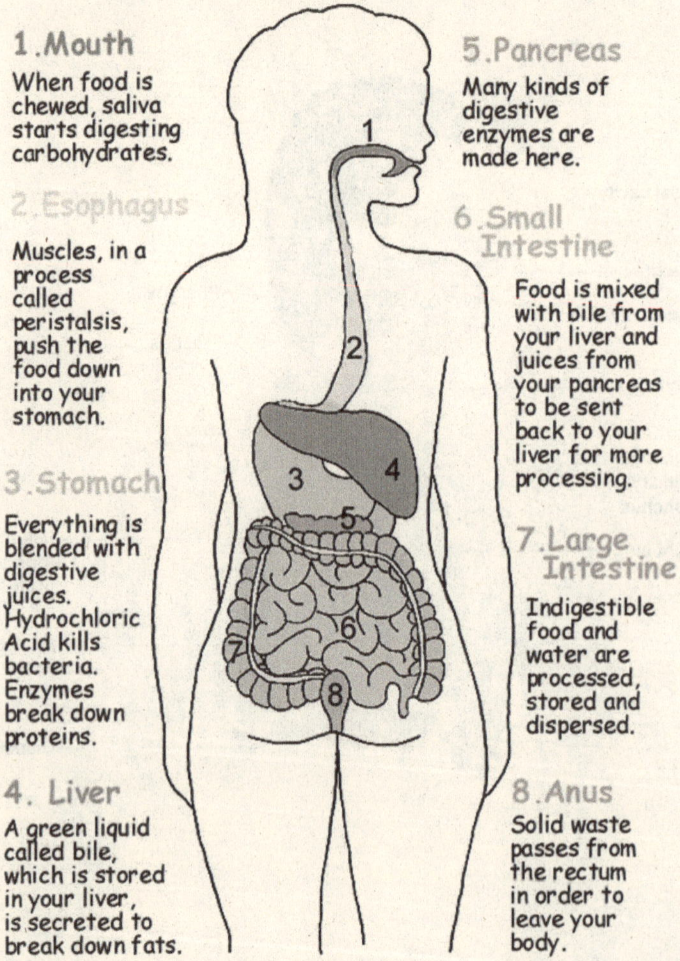

मुख्य कार्य : इस तंत्र की मुख्य भूमिका पोषक तत्वों को तोड़ना और उन्हें अवशोषित करना है। ये पोषक तत्व हमारे शरीर की वृद्धि और मरम्मत के लिए आवश्यक होते हैं।

मुख्य अंग : मुँह, भोजन नली (oesophagus), पेट, छोटी और बड़ी आँत।

7. एंडोक्राइन सिस्टम (Endrocrine System)

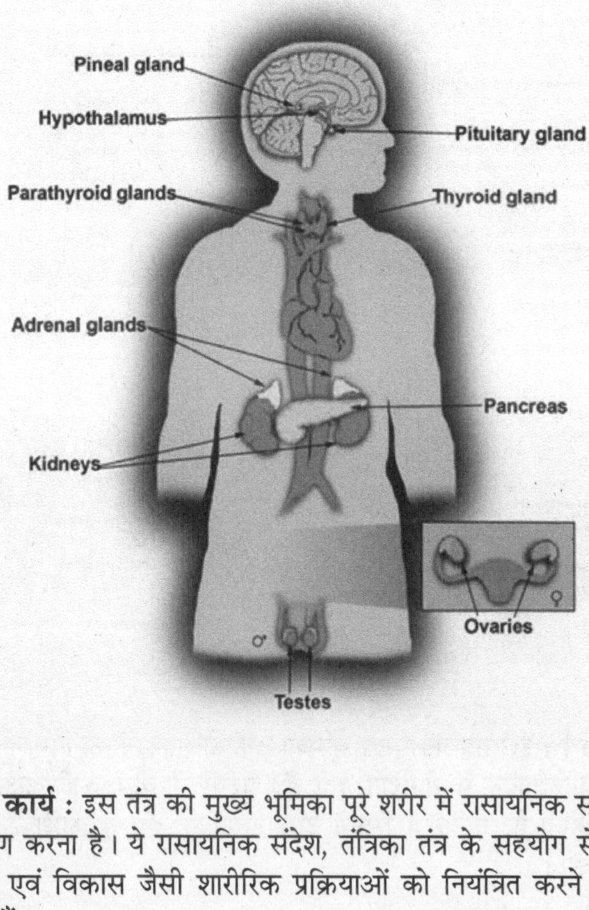

मुख्य कार्य : इस तंत्र की मुख्य भूमिका पूरे शरीर में रासायनिक संदेशों का प्रसारण करना है। ये रासायनिक संदेश, तंत्रिका तंत्र के सहयोग से, पाचन क्रिया एवं विकास जैसी शारीरिक प्रक्रियाओं को नियंत्रित करने में मदद करते हैं।

मुख्य अंग : पीयूष ग्रंथि (pituitary), थाइरॉयड, एड्रेनल, पैरा थाइरॉयड, हाइपोथैलेमस और पाचक ग्रंथि (pancreas) मुख्य ग्रंथियाँ हैं, जो एंड्रोक्राइन हॉर्मोन्स को स्रावित करती हैं।

8. प्रजनन तंत्र (Reproductive System)

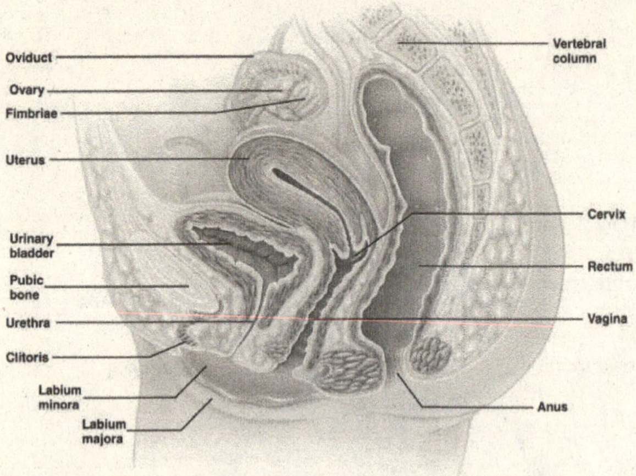

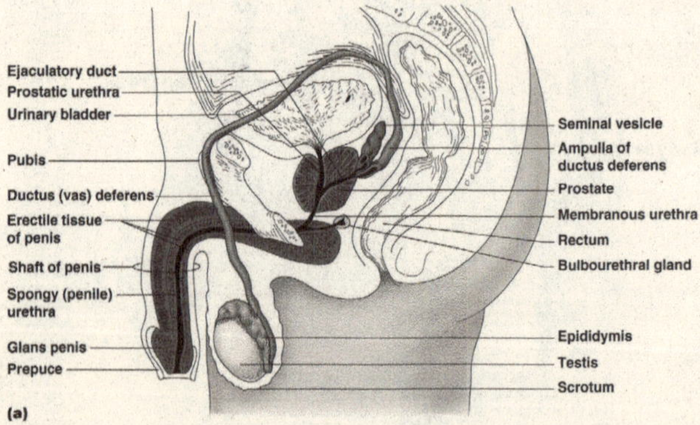

मुख्य कार्य : इस तंत्र की मुख्य भूमिका उन कोशिकाओं का निर्माण करना है, जो पुनरुत्पादन में योगदान देती हैं। पुरुषों में वीर्य कोशिकाओं का उत्पादन होता है, ताकि वे स्त्रियों द्वारा उत्पादित अंडाणु कोशिकाओं से निषेचन करें।

मुख्य अंग : स्त्री (ऊपर) : अंडाशय (ovaries), डिम्बवाही नलिका (fallopian tube), गर्भाशय (uterus) और योनि (vagina)।

पुरुष (नीचे) : वीर्यकोष (testis), वीर्य पुटिका (seminal vesicle) और शिश्न (penis)।

9. मूत्रीय तंत्र (Urinary System)

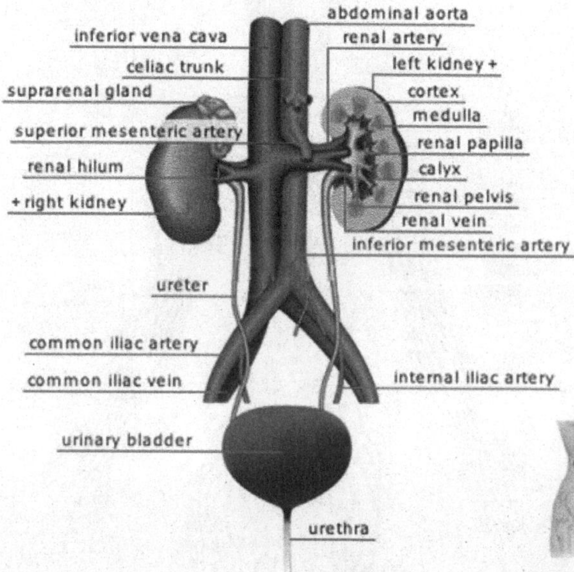

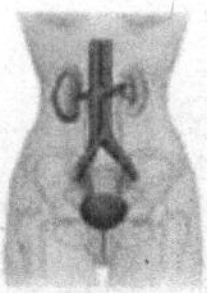

मुख्य कार्य : इस तंत्र की मुख्य भूमिका है शरीर से व्यर्थ पदार्थों को बाहर निकालना और उपयोगी जैव रासायनिक तत्वों का पुनः अवशोषण करना।

मुख्य अंग : गुर्दा (kidney), मूत्रवाहिनी (ureters), मूत्राशय (urinary bladder) और मूत्रमार्ग (urethra) ।

10. लसिका और प्रतिरक्षा तंत्र (Lymphatic and Immune System)

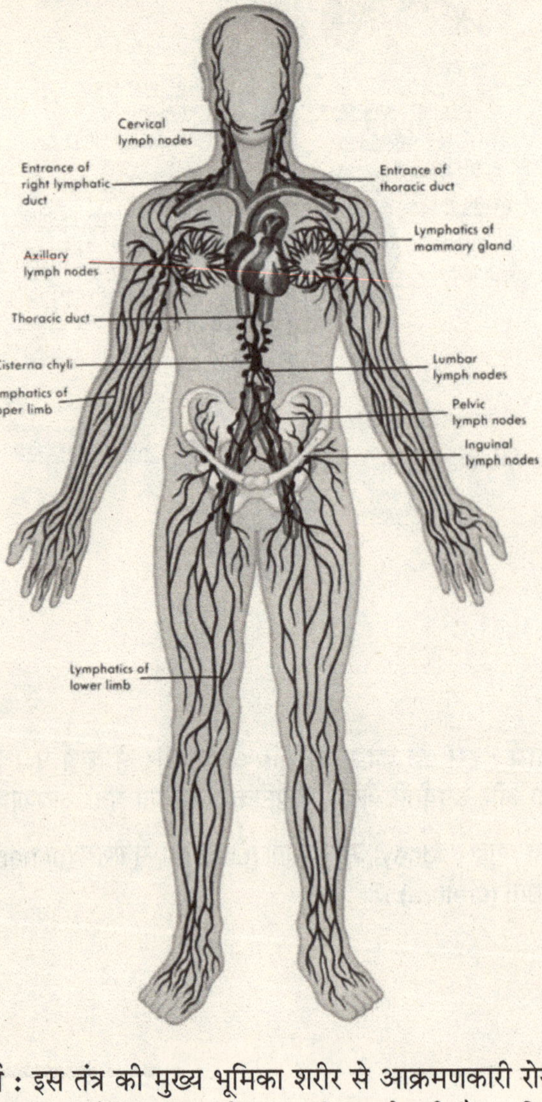

मुख्य कार्य : इस तंत्र की मुख्य भूमिका शरीर से आक्रमणकारी रोग उत्पन्न करने वाले रोगाणु और वायरस को बाहर निकालने की है। लसिका-तंत्र वसा और रक्त से द्रव की [illegible] [illegible] को भी निकालता है।

मुख्य अंग : लसिका बिन्दु (lymph nodes) और बाल्यग्रंथि (thymus)।

11. आवरणीय तंत्र (Integumentary System)

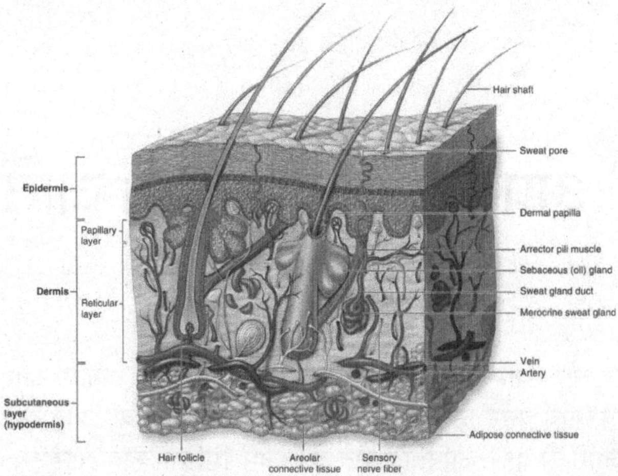

इस तंत्र में हमारे सबसे बड़े अंग त्वचा, बाल और नाखून हैं। इसकी मुख्य भूमिका शरीर को सुरक्षा उपलब्ध करना है। यह शरीर के ऊतकों को क्षति पहुँचाने वाले सर्दी, गर्मी तथा अन्य पर्यावरणीय तत्वों के अवरोधक के रूप में कार्य करता है। त्वचा सामान्य तौर से विभिन्न संक्रामक कीटाणुओं के लिए भी बेहद उपयोगी अवरोधक के रूप में काम करती है। यह हमारी ऊष्मा नियमन प्रक्रिया (thermoregulatory mechanism) का सबसे महत्वपूर्ण घटक है और शरीर में नमी बनाए रखने में भी मदद करती है। इन सब कार्यों के अलावा शरीर को स्पर्श का एहसास भी त्वचा के कारण ही होता है।

हमारे शरीर की रासायनिक संरचना

द्रव्यमान के आधार पर देखें, तो मानव कोशिकाएँ 65 से 90 प्रतिशत पानी से बनी होती हैं और एक महत्वपूर्ण हिस्सा कार्बनयुक्त कार्बनिक अणुओं से मिलकर बना होता है। मानव शरीर का तक़रीबन 90 फ़ीसदी हिस्सा छह तत्वों से मिलकर बना होता है- ऑक्सीजन (65%), कार्बन (18%), हाइड्रोजन (10%), नाइट्रोजन (3%), कैल्शियम (1.4%) और फास्फोरस (1.4%)। इसके अतिरिक्त अन्य तत्व हैं- पोटेशियम, सल्फ़र, क्लोरीन, सोडियम, आयरन, कोबाल्ट, कॉपर, जिंक, आयोडिन, सेलेनियम, फ़्लूओराइन, मैंगनीज़, बोरोन, मॉलिबडिनम, निकिल और क्रोमियम।

अगले अध्याय में हम देखेंगे कि इन सब तत्वों से मिलकर आदर्श मात्रा में बना भोजन आदर्श स्वास्थ्य की कुंजी होता है।

3

अपनी पोषक ज़रूरतें जानें

आहार और स्वास्थ्य के बीच संबंध स्पष्ट है; समुचित विकास और सामान्य रूप से कार्य करने के लिए आपको 99 पोषक तत्वों की आवश्यकता होती है, जिनमें से 45+ अनिवार्य होते हैं। इनमें मिश्रित कार्बोहाइड्रेट्स, प्रोटीन्स (9 अनिवार्य एमिनो एसिड्स), अनिवार्य फैटी एसिड्स, रेशे (fibers), विटामिन्स, खनिज और फ़ायटोन्यूट्रिएंट्स आदि शामिल हैं।

"सही आहार बीमारी से बचने और बेहतर स्वास्थ्य हासिल करने का सबसे महत्वपूर्ण उपाय है।"

– **सर रॉबर्ट मैकैरिसन**

अनिवार्य पोषक-तत्व कई प्रकार के भोजन से प्राप्त किए जाते हैं, जैसे- विभिन्न प्रकार के फल, सब्ज़ियाँ, दालें, अनाज, कम वसा-युक्त दुग्ध उत्पाद, माँस, मछली और जैतून का तेल।

पोषक भोजन बचपन से लेकर बुढ़ापे तक, आपके जीवन की हर अवस्था में स्वस्थ शरीर की बुनियाद है। बात चाहे रोज़ाना की हो या फिर हमेशा की, अच्छे पोषण से आपका जीवन बदल जाता है।

आप वही हैं जो आप खाते हैं।

आपके शरीर की क्या ज़रूरत है?

सभी इंसानों के लिए आवश्यक पोषक-तत्वों की सूची एक समान है, लेकिन आवश्यक मात्रा तुलनात्मक रूप से प्रत्येक व्यक्ति के शरीर के आकार के हिसाब से अलग-अलग होती है। पोषक-तत्वों की प्रतिदिन की आवश्यकता 'सबके लिए एक समान' तय करना असंभव है।

ऐसा क्यों?

- भोजन का प्रकार।
- शारीरिक, मानसिक और भावनात्मक तनाव।
- वातावरण, जिसमें आप रहते और काम करते हैं।
- आपका आनुवंशिक जैव-रासायनिक और शरीर-विज्ञानी स्वरूप।
- उस मिट्टी के तत्व, जिनमें आपका भोजन उगता है।
- पानी।
- व्यायाम की अवधि।
- कई अन्य कारक, जो यह तथ्य प्रकट करते हैं कि आप अनूठी ज़रूरतों वाले एक अनूठे व्यक्तित्व हैं।
- आपकी रोज़ाना की महत्वपूर्ण ज़रूरतें आपके जैव-रासायनिक अनूठेपन से ही तय होती हैं।

पोषक ज़रूरतों को प्रभावित करने वाले कारक

आपके शरीर की पोषक ज़रूरतें जीवन की विभिन्न अवस्थाओं और आपके जीवन जीने के तरीक़े के अनुसार बदलती रहती हैं।

1. जीवन की अवस्थाएँ

नवजात, बच्चा, युवावस्था, वयस्क, बुजुर्ग, गर्भवती और दुग्धपान कराने वाली माताएँ, मासिकधर्म और रजोनिवृत्ति।

विभिन्न आयु वर्ग के लोगों की पोषक ज़रूरतें उनकी जैव-विशिष्टता से पता चलती हैं। यदि हम भिन्न-भिन्न आयु वर्गों को उनकी पोषक तत्वों की सही मात्रा उपलब्ध कराएँ, तो बेहतर सेहत हासिल की जा सकती है।

2. जीवनशैली कारक

हर व्यक्ति तथा विभिन्न जाति समूहों की जीवनशैली समय-समय के अनुसार बदलती रहती है। सभी पोषक-तत्व मिलते रहें, इसलिए यह आवश्यक है कि आहार में भी समय-समय पर बदलाव किया जाता रहे। आगे वर्णित जीवनशैली के कारक हमारे शरीर में पोषक तत्वों की ज़रूरतें बढ़ाते हैं-

- तनाव और चिंता।
- गतिहीन जीवनशैली।
- खेलकूद।
- सर्जरी बीमारी के दौरान और बाद में कमज़ोरी, दोबारा स्वस्थ होना।
- डायटिंग।
- व्यस्त जीवनशैली, अधिक कार्य, थकान, यात्रा और समय में बदलाव।
- प्रदूषित वातावरण (पानी, वायु और भोजन)।
- धूम्रपान (सक्रिय और निष्क्रिय)।
- रेडिएशन और उपचार।
- एल्कोहल।
- कैफ़ीनयुक्त पेय पदार्थ (चाय, कॉफ़ी, शीतलपेय)।

आईसीएमआर की आहार मार्गदर्शिका

1. बुद्धिमानी से चुने गए पर्याप्त पोषक तत्वों वाला आहार, सभी 5 प्रकार के भोजन समूहों को प्रदर्शित करता है।
2. माँ का दूध छोड़ने के बाद से ही नवजात को पोषक तत्व देना शुरू कर देना चाहिए।

स्वस्थ भोजन के नियम

- शक्कर, कॉफ़ी, चाय और सिगरेट जैसे उत्तेजक पदार्थों से बचें।
- एल्कोहल से दूर रहें।
- संतृप्त और प्रसंस्कृत (हाइड्रोजनीकृत) वसा से बचें।
- सफ़ेद ब्रेड, बिस्किट, केक और अन्य प्रसंस्कृत भोजन समेत सामान्य (रिफ़ाइंड) कार्बोहाइड्रेट्स से बचें।
- अप्राकृतिक मिश्रित पदार्थों, सुगंधों और परिरक्षित चीज़ों से बचें।
- फलियाँ, दालें, बीज, मेवे और साबुत अनाज अधिक से अधिक खाएँ।
- कच्ची या हल्की पकी (भाप में पकी) सब्ज़ियाँ अधिक खाएँ।
- हफ़्ते में कई बार तैलीय मछली खाएँ।

- रोज़ कई बार ताज़ा फल खाएँ।
- जैविक (organic), अप्रसंस्कृत, प्राकृतिक भोजन को प्राथमिकता दें।
- अच्छी तरह छना हुआ/साफ़ पानी पीएँ।
- भोजन धीरे-धीरे और अच्छी तरह चबाकर खाएँ।

पौष्टिक आहार क्या है ?

सभी अनिवार्य विटामिन्स, खनिज और रेशायुक्त, कम संतृप्त वसा, पर्याप्त प्रोटीन, उच्च कार्बोहाइड्रेट मिश्रित भोजन पौष्टिक आहार कहलाता है।

आपके लिए ज़रूरी पौष्टिक आहार

अधिक पौष्टिक पदार्थों के साथ	कम पौष्टिक पदार्थों के साथ
1. कार्बोहाइड्रेट्स (ऊर्जा का मुख्य स्रोत) 250 ग्राम-700 ग्राम (ऊर्जा ज़रूरत का 50%)	1. विटामिन्स
2. वसा (ऊर्जा का एक स्रोत) 20 ग्राम-60 ग्राम (ऊर्जा ज़रूरत का <20%)	2. खनिज

आहार को संतुलित बनाएँ

आपके प्रतिदिन के आहार की मार्गदर्शिका

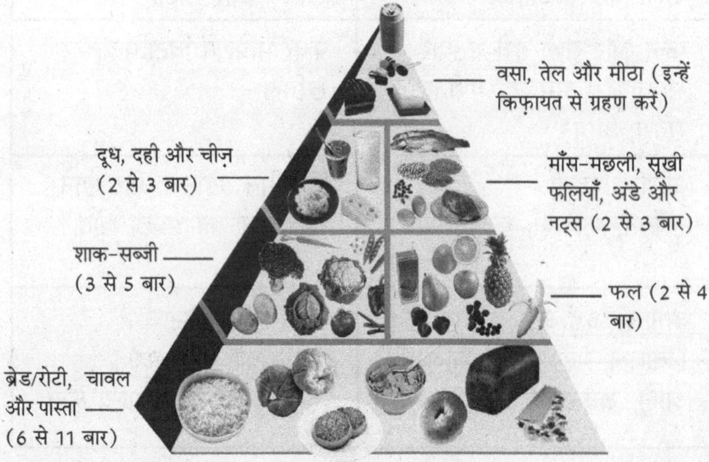

3. प्रोटीन्स (शरीर की नींव बनाने वाले) 3.फायटोन्यूट्रिएंट्स
   वयस्क- 1 ग्राम/किग्रा शारीरिक वज़न/दिन
   बच्चे- 1.4 ग्राम/किग्रा शारीरिक वज़न/दिन
   गर्भवती और दूध पिलाने वाली माताएँ-
   1.85 ग्राम/किग्रा शारीरिक वज़न/दिन

4. खाने योग्य रेशे (उपेक्षित पोषक तत्व)
   25-30 ग्राम घुलनशील और अघुलनशील रेशे/दिन
   12 ग्राम/1000 कैलोरीज़/दिन

5. पानी (उम्र बढ़ाने वाला सत्व)
   6 से 8 गिलास (1.4-2 लीटर) प्रतिदिन

पाँच भोजन समूह योजना (पोषक विशेषज्ञ समूह, आईसीएमआर.)

स्वस्थ और तंदुरुस्त बनाए रखने के लिए विभिन्न भोजन समूह शरीर में पोषण की भिन्न-भिन्न भूमिका अदा करते हैं-

भोजन समूह	पोषण योगदान
1. दूध, अंडे, माँस, मेवे, दालें, मछली आदि।	प्रचुर मात्रा में प्रोटीन, खनिज और विटामिन्स
2. फल और सभी हरी पत्तेदार सब्ज़ियाँ (अमरूद, पपीता, संतरा, आम)	प्रचुर मात्रा में विटामिन और खनिज
3. अन्य सब्ज़ियाँ (बैंगन, फलियाँ, कद्दू आदि)	विटामिन, खनिज और खाने योग्य रेशों का अच्छा स्रोत
4. अनाज, जड़ें और कंदमूल (चावल, गेहूँ, मक्का, बाजरा, आलू, शकरकंद आदि)	प्रचुर मात्रा में स्टार्च प्रोटीन का अच्छा स्रोत विटामिन बी का सामान्य स्रोत

5. वसा, तेल और शुद्ध कार्बोहाइड्रेट्स (वनस्पति तेल, पशु वसा, शकर, गुड़, साबूदाना, शहद आदि)	ऊर्जा का प्रचुर स्रोत। वनस्पति तेल- अनिवार्य फैटी एसिड्स व विटामिन ई का स्रोत। पशु वसा- प्रचुर कोलेस्टेरॉल। शुद्ध कार्बोहाइड्रेट्स- प्रचुर ऊर्जा का स्रोत।

1. प्रोएक्टिव भोजन -

समूह 1

◆ दूध	प्रोटीन, कैल्शियम, विटामिन ए, विटामिन बी 2 व 12 और लौह तत्व।
◆ लीवर	प्रोटीन, विटामिन ए, फ़ोलिक एसिड, विटामिन बी 12 और लौह तत्व।
◆ अंडे	प्रोटीन, विटामिन ए, विटामिन बी 2 व 12 और लौह तत्व।

समूह 2

◆ हरी पत्तेदार सब्ज़ियाँ	कैरोटिन (विटामिन ए के स्थान पर), कैल्शियम, लौह तत्व, फ़ोलिक एसिड, विटामिन बी 2 और सी तथा फ़ायटोन्यूट्रिएंट्स

समूह 3

◆ फल	विटामिन सी और फ़ायटोन्यूट्रिएंट्स के अच्छे स्रोत

2. शरीर पुष्ट करने वाला आहार (प्रोटीन से भरपूर)

समूह 4

◆ दूध, माँस, मछली, अंडे	उच्च जैविक मूल्य वाला प्रोटीन, विटामिन्स और खनिज।

समूह 5

◆ दालें और मेवे	सामान्य पौष्टिकता वाले प्रोटीन, विटामिन बी1 और बी2 तथा लौह तत्व।

3. ऊर्जा प्रदायक भोजन

समूह 6

◆ अनाज	70 फ़ीसदी कैलोरी, 50 फ़ीसदी से ज़्यादा विटामिन बी। अल्पाहार में 70 फ़ीसदी से ज़्यादा प्रोटीन।

समूह 7

◆ जड़ और कंद	स्टार्च के बढ़िया, विटामिन सी के सामान्य स्रोत (आलू और शकरकंद)
◆ गाजर	कैरोटिन की प्रचुर मात्रा उपलब्ध (विटामिन ए के स्थान पर)।

समूह 8

◆ शकर, गुड़ और साबूदाना	कार्बोहाइड्रेट्स के प्रचुर स्रोत

समूह 9

◆ तेल और वसा	अनिवार्य फैटी एसिड्स और विटामिन ई तथा ए के बेहतर और प्रचुर स्रोत।

संतुलित आहार

संतुलित आहार, सही अनुपात में ऊर्जा पैदा करने एवं शरीर को हृष्ट-पुष्ट और सुरक्षित बनाए रखने वाले पौष्टिक भोजन का अच्छा मिश्रण होता है। हालाँकि जैसा कि पहले बताया गया है संतुलित आहार का संघटन आयु, लिंग, शारीरिक गतिविधियों और शारीरिक अवस्था (गर्भावस्था, दुग्धपान करने वाली माता आदि) के अनुरूप अलग-अलग होता है। संतुलित आहार स्वस्थ जीवन की सबसे महत्वपूर्ण ज़रूरत है। बेहतरीन पौष्टिक आहार मधुमेह से लेकर दिल के दौरे जैसी कई बीमारियों का ख़तरा कम करने में मदद करता है।

स्कूल जाना शुरू करने वाले बच्चों के लिए संतुलित आहार

भोजन	1 से 3 साल		4 से 6 साल	
	वी (ग्राम)	एनवी (ग्राम)	वी (ग्राम)	एनवी (ग्राम)
अनाज	120	120	170	170
दालें	50	40	60	50
हरी पत्तेदार सब्ज़ियाँ	50	50	75	75
अन्य सब्ज़ियाँ, मूल-कंद	30	30	50	50
फल (टमाटर), पपीता				
अमरूद	100	100	100	100
दूध	600	400	600	400
वसा और तेल	20	20	25	25
माँस, मछली और अंडे	–	40	–	50
शकर और गुड़	30	30	40	40

बच्चों और किशोरवय के लिए संतुलित आहार (ग्राम/दिन)

	स्कूली बच्चे			किशोर	
भोजन	7-9 साल वी एनवी	10-12 साल वी एनवी	13-15 साल वी एनवी	लड़के 16-18 साल	लड़कियाँ 13-18 साल
अनाज	2202202902904004004204203203 20				
दालें	70 6070607050705070 50				
हरी पत्तेदार सब्जियाँ	75 75100100100100100100150150				
अन्य सब्जियाँ (मूल-कंद)	50 5075751501501751755150150				
फल	100100100100100100100100100100				
दूध	600400600400600400600400600400				
वसा व तेल	3030303030304040 30 30				
माँस, मछली व अंडे	-40-40-80-80-80				
शकर और गुड़	30303030303030303030				
मूँगफली	30204040403050565030				

वयस्क पुरुष के लिए संतुलित आहार (ग्राम/दिन)

आहार प्रकार	गतिहीन कार्य	साधारण कार्य	भारी कार्य
	वी एनवी	वी एनवी	वी एनवी
अनाज	350350425425600600		
दालें	705580658086		
हरी पत्तेदार सब्जियाँ	100100125125125125		
अन्य सब्जियाँ	7575100100100100		
मूल-कंद	7575100100100100		
फल	606060606060		
दूध	600400600400600400		
वसा और तेल	354040405050		

शकर और गुड़	303040405555					
माँस और मछली	-	60	-	60	-	60
अंडे	-	30	-	30	-	30
मूँगफली (भुनी)	505050505050					

सामान्य, गर्भवती और दुग्धपान कराने वाली माता के लिए संतुलित आहार (ग्राम/दिन)

आहार	सामान्य महिला				अतिरिक्त मात्रा के दौरान					
	गतिहीन कार्य		सामान्य कार्य		भारी कार्य		गर्भावस्था		गर्भावस्था	
	वी (ग्राम)	एनवी (ग्राम)	वी (ग्राम)	एनवी (ग्राम)	वी (ग्राम)	एनवी (ग्राम)	वी (ग्राम)	एनवी (ग्राम)	वी (ग्राम)	एनवी (ग्राम)
अनाज	260250310300440425						-	-	110100	
दालें	50506050605020							-	40	-
हरी पत्तेदार सब्ज़ियाँ	100100100100100100						-	-	-	-
अन्य सब्ज़ियाँ	75757575100100						-	-	-	-
मूल-कंद	50507575100100						-	-	-	-
फल	606060606060505050									
दूध	400250400250400250400200600300									
वसा और तेल	303535404045						-	-	2020	
शकर और गुड़	303030304040						-	-	2020	
माँस और मछली	-	60	-	60	-	60	-	25	-	40
अंडे	-	39	-	30	-	30	-	-	-	-
मूँगफली	503050305030						-	-	-	-

बच्चों के लिए पोषाहार

बच्चे छोटे होते हैं, लेकिन उनकी पोषक ज़रूरतें बड़ी होती हैं। बच्चे दूसरे साल से अपनी पसंद का भोजन चुनना शुरू कर देते हैं। आमतौर पर वे आसपास के लोगों को जो चीज़ें खाते देखते हैं, वे ही माँगते हैं। बच्चों के सामने स्वयं को एक अच्छे आदर्श के रूप में प्रस्तुत और स्थापित करें, क्योंकि भोजन की जो आदतें जीवन के पहले दो साल में बन जाती हैं, ज़्यादातर वे ही आजीवन बनी रहती हैं।

हमेशा पर्याप्त संतुलित भोजन परोसें, जिसमें सभी पाँचों भोजन वर्ग शामिल हों। इसके साथ ही आहार में बदलाव लाने का भी ध्यान रखें, क्योंकि खानपान को लेकर बच्चे की प्राथमिकताएँ बदलती रहती हैं।

बच्चों के लिए भोजन योजना

आपके बच्चे के पोषण और बेहतर स्वास्थ्य के लिए मार्गदर्शिका के अनुसार भोजन योजना का एक नमूना

1 साल से 5 साल के बच्चे के लिए मात्रा

- अनाज- 2 से 4 छोटे चम्मच चावल या ¼ से ½ ब्रेड की स्लाइस
- सब्ज़ियाँ- 2 छोटे चम्मच मटर के दाने या गाजर
- फल- ½ सेब या 1 छोटा केला
- दूध या दुग्ध उत्पाद- 300 मिली. दूध या 30 ग्राम पनीर या एक कटोरी दही
- प्रोटीन आहार- 30 ग्राम माँस/चिकन/मछली या एक कटोरी दाल

1 साल से 5 साल के लिए भोजन योजना

1. आयु 1 से 2 साल
    - 4 बार अनाज (मिश्रित कार्बोहाइड्रेट)
    - 2 से 3 बार सब्ज़ियाँ
    - 2 से 3 बार फल
    - 2 बार दूध या दुग्ध उत्पाद
    - 2 बार प्रोटीन आहार

2. 3 से 5 साल

- 4 बार अनाज (मिश्रित कार्बोहाइड्रेट)
- 2 से 3 बार सब्ज़ियाँ
- 2 से 3 बार फल
- 2 बार दूध और दुग्ध उत्पाद
- 2 बार प्रोटीन आहार

बच्चों और किशोरवय के लिए भोजन योजना

1. आयु 6 से 12 साल

- अनाज (मिश्रित कार्बोहाइड्रेट)- 5 से 11 बार

  (1 बार में = 1 स्लाइस ब्रेड या 2 पूरे भरे छोटे चम्मच चावल या एक छोटी रोटी)
- सब्ज़ियाँ - 2 से 3 बार

  (1 बार में = 2 से 3 छोटे चम्मच सब्ज़ियाँ, जैसे- गाजर, मटर आदि या मध्यम आकार का मिक्स सलाद)
- फल- 2 से 3 बार

  (1 बार में = 1 मध्यम आकार का सेब +1 केला या 1 छोटा अमरूद या 150 मिली. फल का रस)
- दूध या दुग्ध उत्पाद- 2 से 3 बार

  (1 बार में = 200 मिली. दूध या 40 ग्राम पनीर या 1 कटोरी दही)
- प्रोटीन आहार- 2 से 3 बार

  (1 बार में = 50 से 80 ग्राम पका माँस, 2 अंडे या 3 पूरे भरे चम्मच फलियाँ या अन्य दालें)

2. आयु 13 से 18 साल

किशोरों की ज़रूरतें भी वयस्कों के समान होती हैं।

- अनाज (मिश्रित कार्बोहाइड्रेट) - 5 से 11 बार

  (1 बार में = 1 स्लाइस ब्रेड या 3 छोटे चम्मच चावल या एक छोटी रोटी)

- सब्ज़ियाँ- 2 से 3 बार

  (1 बार में = 3 पूरे भरे हुए छोटे चम्मच पकी हुई सब्ज़ियाँ या 1 मध्यम आकार का मिक्स सलाद)
- फल- 2 से 3 बार

  (1 बार में = 1 सेब या 2 छोटे केले)
- दूध या दुग्ध उत्पाद- 2 से 3 बार

  (1 बार में = 200 मिली. दूध या 1 कटोरा दही)
- प्रोटीन आहार - 2 से 3 बार

  (1 बार में = 50 से 80 ग्राम पका हुआ माँस/चिकन/मछली या 2 अंडे या 4 छोटे चम्मच पकी हुई फलियाँ या अन्य दालें)

हमारे रक्षक पोषक तत्व

1. प्रोटीन्स
2. विटामिन्स
3. खनिज तत्व
4. फ़ायटोन्यूट्रिएंट्स
5. ओमेगा-3 फैटी एसिड
6. खाने योग्य रेशे

1. प्रोटीन्स

ये पोषक तत्वों का अनिवार्य अंग हैं, जिन्हें शरीर का बिल्डिंग ब्लॉक भी कहा जाता है। ये अच्छी सेहत बनाने और बनाए रखने में निर्णायक भूमिका अदा करते हैं-

(अ) ऊतकों की वृद्धि और मरम्मत।

(आ) शरीर के लिए अनिवार्य अवयवों, जैसे- रक्त व अन्य शरीर तरल द्रव्यों का निर्माण।

(इ) सभी एंज़ाइम्स और हॉर्मोन्स का निर्माण।

(ई) प्रतिरक्षी कोशिकाओं का निर्माण।

(उ) पानी और इलेक्ट्रोलाइट संतुलन।

(ऊ) पोषक तत्वों का परिवहन।

(ए) समुचित पीएच को बनाए रखना।

(ऐ) रक्षा और विषहीन बनाना।

(ओ) ऊर्जा का स्त्रोत।

20 एमिनो एसिड्स मिलकर हमारे शरीर में 10 लाख अलग-अलग प्रकार के प्रोटीन्स का निर्माण करते हैं। मानव शरीर इनमें से सिर्फ़ 11 का निर्माण कर सकता है, जबकि महज 9 अनिवार्य एमिनो एसिड्स आहार के ज़रिये शरीर को उपलब्ध होते हैं-

एमिनो एसिड चार्ट :

एमिनो एसिड	मुख्य कार्य
एलानाइन	पैंटोथेनिक एसिड (विटामिन बी 5) के संश्लेषण में शरीर की मदद करना।
आर्जिनाइन	लीवर की बीमारी के कारण रक्त में मौजूद अतिरिक्त अमोनिया के उपचार में इस्तेमाल होता है, मानव वृद्धि हॉर्मोन को उत्तेजित करता है।
एस्पराजाइन	दवा की तरह कार्य करता है, मूत्र के निस्तारण को प्रोत्साहित करता है, शरीर में कई प्रोटीन्स में पाया जाता है।
एकियास्पार्टिक	लीवर को निर्विष करने में मदद करता है, स्टेमिना में बढ़ोतरी और थकान के लिए प्रतिरक्षा बढ़ा सकता है।
कार्निटाइन	भोजन से ऊर्जा पैदा करने में शरीर की मदद करता है।
सिस्टीन	शरीर की कई क्रियाओं के लिए सल्फ़र का एक महत्वपूर्ण स्त्रोत
ग्लूटेमाइन	मानसिक प्रक्रिया, स्वास्थ्य को प्रभावित करता है।

एमिनो एसिड	मुख्य कार्य
ग्लिसाइन	कई पशु और पादप प्रोटीन में पाया जाता है, पेशियों के संकुचन के लिए ज़रूरी होता है, इनके ऊतकों के निर्माण में मदद करता है।
हिस्टीडीन	हिस्टामीन (वैसोडिलेटर); पाचक रस के उत्पादन में इस्तेमाल होने वाले अम्लों में पाया जाता है; पाचन क्रिया को प्रभावित करता है।
*आइसोल्यूसीन	शिशुओं की सामान्य वृद्धि और वयस्कों में नाइट्रोजन के संतुलन के लिए आवश्यक, हीमोग्लोबीन बनने में अनिवार्य।
*ल्यूसीन	रक्त शर्करा स्तर को प्रभावित करता है; शिशुओं की सामान्य वृद्धि और वयस्कों में नाइट्रोजन संतुलन के लिए अनिवार्य होता है।
*लाइसिन	ऊतकों की मरम्मत करता है, एंटीबॉडीज़, हॉर्मोन और एंज़ाइम्स का उत्पादन करता है।
*मेथियोनाइन	लीवर संबंधी बीमारियों के उपचार में इस्तेमाल होता है।
*फ़िनाइलालैनाइन	नॉर-इपिनेफ्रीन, डोपैमाइन और इपिनेफ्रीन में महत्वपूर्ण बढ़ोतरी करता है।
प्रोलाइन	कोलेजन का एक अवयव, कार्टिलेज के उपचार में मदद करता है, त्वचा के स्वरूप को निखारता है।
सीरिन	पाचन को प्रभावित करता है।
टौरिन	तंत्रिका तंत्र, माँसपेशियों को व्यवस्थित करता है।
*थ्रिऑनाइन	प्रोटीन संतुलन बनाए रखने में मदद करता है।
*ट्रिप्टोफ़ेन	सेरोटोनिन और नियासिन का आधार होता है; मूड, नींद आने की योग्यता को प्रभावित करता है, बी कॉम्प्लेक्स विटामिन का उत्पादन करता है।

एमिनो एसिड	मुख्य कार्य
टाइरोसाइन	मेलालिन का आधार होता है, त्वचा का रंग और कई हॉर्मोन बनाता है; मूड को प्रभावित करता है।
*वैलीन	उद्दीपक के रूप में कार्य करता है।

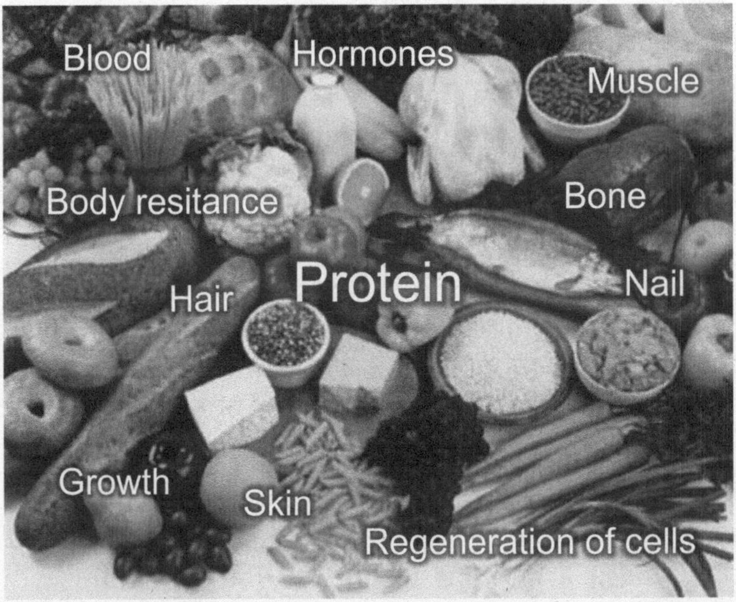

* अनिवार्य एमीनो एसिड्स : मानव शरीर इन्हें संश्लेषित नहीं कर सकता। इसलिए भोजन के ज़रिये प्राप्त करने की ज़रूरत होती है।

2. विटामिन्स

विटामिन कार्बनिक यौगिक होते हैं, जिनकी पोषक तत्वों के रूप में शरीर को बहुत कम मात्रा में ज़रूरत होती है। कुल 13 अनिवार्य विटामिन होते हैं, जिनकी शरीर को प्रभावी रूप से कार्य करने के लिए ज़रूरत होती है। इनमें विटामिन ए, बी1, बी2, बी3, बी6, बी12, सी, डी, ई, के, बायोटिन और फोलिक एसिड शामिल हैं। विटामिन के विविध जैवरासायनिक कार्य होते हैं, जैसे-

हॉर्मोन के रूप में (जैसे विटामिन डी)

एंटीऑक्सीडेंट के रूप में (जैसे विटामिन ई)

कोशिका संकेतक, कोशिकाओं के नियमन और ऊतकों की वृद्धि की विभिन्नता में मध्यस्थ का कार्य (जैसे विटामिन ए)।

विटामिन सबसे ज़्यादा (जैसे बी कॉम्प्लेक्स विटामिन) एंज़ाइम कोफ़ैक्टर बायो-मॉलिक्यूल्स (कोएंज़ाइम्स) के लिए अग्रगामी के रूप में कार्य करते हैं, जो चयापचय में उत्प्रेरक के रूप में कार्य करते हैं।

विटामिन सामान्य वृद्धि और विकास के लिए अनिवार्य होते हैं। एक बार वृद्धि और विकास पूरा होने के बाद ये कोशिकाओं, ऊतकों और अंगों की स्वस्थ मरम्मत के लिए अनिवार्य पोषक तत्वों के रूप में बचे रहते हैं।

विटामिन हमारे शरीर को इस तरह समर्थ बनाते हैं कि यह भोजन से मिलने वाली रासायनिक ऊर्जा का प्रभावी रूप से इस्तेमाल करे।

वसा में घुलनशील विटामिन के मुख्य खाद्य स्रोत

विटामिन	खाद्य स्रोत
ए (रेटिनॉल) प्रोविटामिन ए जैसे बीटा कैरोटीन	दूध, पनीर, अंडे का पीला भाग, प्रोविटामिन ए गाजर, हरी पत्तेदार सब्ज़ियाँ, शकरकंद, कद्दू, खुबानी, खरबूजा
डी	मछली का तेल, अंडे की जर्दी, त्वचा पर सूर्यकिरणों की क्रिया से संश्लेषण

ई	वनस्पति तेल, कृत्रिम मक्खन, घी, हरी पत्तेदार सब्ज़ियाँ, गेहूँ के अंकुर, साबुत अनाज उत्पाद, मेवे, अंडे की जर्दी और यकृत।
के	गहरी हरी पत्तेदार सब्ज़ियाँ, यकृत; आँतों में बैक्टीरिया द्वारा भी बनाए जाते हैं।

पानी में घुलनशील विटामिन के मुख्य खाद्य स्रोत

विटामिन	अनाज	फल	सब्ज़ियाँ	माँस और अंडे	फल का गूदा, मेवे व बीज	दूध व दुग्ध उत्पाद
थाइयेमिन	XXX					
रिबोफ़्लेविन	XX					
नियासिन	XXX					
बायोटिन			XXX			
पायरिडॉक्सिन	XXX					
पैंटोथेनिक एसिड	XXXXXX					
विटामिन $बी_{12}$				XX		
फोलिक एसिड	XX					
विटामिन सी		XX				

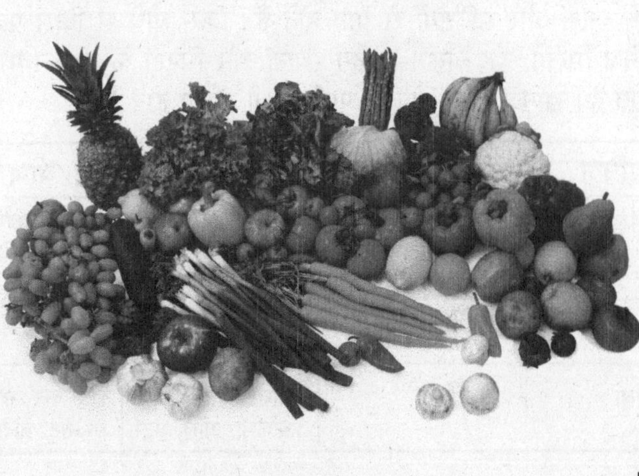

विटामिन के तथ्य

1. फलों और सब्ज़ियों में पाए जाने वाले बहुत सारे विटामिन खेतों से आपकी प्लेट तक पहुँचने के बीच नष्ट हो जाते हैं। आपका आहार बनने से पहले जितने लंबे समय तक भोजन को संग्रहीत किया जाएगा, उसके उतने ही अधिक पोषक तत्व नष्ट होंगे। ऊष्मा, प्रकाश और हवा के संपर्क में आने से विटामिन्स की संख्या घट जाती है। ख़ासकर विटामिन सी, थायमिन और फ़ोलिक एसिड।
2. शोध से पता चला है कि लगभग सभी प्रकार की बीमारियाँ विटामिन, खनिज, एमिनो एसिड्स और अन्य पोषक तत्वों की कमियों से हो सकती हैं। पोषक तत्वों की कमी के लिए सबसे अधिक ज़िम्मेदार कारक भोजन, जैसे- अनाज और शर्करा का तुरत-फुरत प्रसंस्करण और परिष्कृत करना है।
3. भारत के तक़रीबन 25 फ़ीसदी घरों में शरीर की पोषक तत्वों की ज़रूरत के हिसाब से संतुलित भोजन नहीं खाया जाता है।

3. खनिज तत्व (minerals)

मिनरल्स वे पोषक तत्व होते हैं, जो मिट्टी में निर्मित होते हैं और पौधों तथा पशुओं द्वारा संश्लेषित किए जा सकते हैं। लेकिन पौधे, पशु और मानव सभी खनिजों की मदद से स्वस्थ बने रहते हैं। पौधे खनिजों को मिट्टी से अवशोषित करते हैं और हमें वे पौधों से मिल जाते हैं या उन पशुओं से, जिन्हें माँसाहार के रूप में खाया जाता है। हमारे भोजन में शामिल अधिकतर खनिज सीधे फलों और सब्ज़ियों से प्राप्त होते हैं। किस पौधे से किस प्रकार के खनिज मिलेंगे, यह अलग-अलग स्थानों और मिट्टी के संगठन पर निर्भर करता है। खनिज हमारे पीने के पानी में भी मौजूद होते हैं।

खनिज	फल स्त्रोत	स्त्रोत	मेवे/बीज स्त्रोत
कैल्शियम	सन्तरा, सेब, केला, बादाम, मूँगफली, पिस्ता स्ट्रॉबेरी, आड़ू	टमाटर, गाजर, नीबू पालक, मटर	बादाम, अखरोट, काजू, जैतून के बीज, सूरजमुखी के बीज, कद्दू के बीज
ताँबा	सेब, केला,	गाजर, फूलगोभी, ककड़ी, आलू, मटर,	बहुत कम मात्रा में अखरोट, बादाम एवं

खनिज	फल स्त्रोत	सब्ज़ी स्त्रोत	मेवे/बीज स्त्रोत
	अंगूर, संतरा, आड़ू, स्ट्रॉबेरी	टमाटर, नीबू प्याज, पालक, शकरकंद, मक्का, मशरूम, शिमला मिर्च	मूँगफली जैसे सूखे मेवों में होता है
लौह तत्व	सेब, केले, कीवी, अंगूर, स्ट्रॉबेरी	गाजर, मटर, नीबू, मक्का, मशरूम, पालक, शकरकंद, आलू	कम अंश में अखरोट, बादाम, मूँगफली आदि में मिलता है
मैग्नीशियम	सन्तरा, केला, किवी, स्ट्रॉबेरी	गाजर, आलू, मटर, पालक, शकरकंद, मक्का, मशरूम	बदाम, अखरोट, पिस्ता, काजू, सूरजमुखी और कद्दू के बीज
मैंगनीज़	स्ट्रॉबेरी, ब्लैकबैरीज़	मटर, शकरकंद, सेम जैसी फलियाँ	अखरोट, चिलगोज़े
फास्फोरस	केला, सन्तरा, स्ट्रॉबेरी, किवी, आड़ू, ब्लैकबैरीज़	गाजर, फ़ूलगोभी, ककड़ी, आलू, मटर, टमाटर, नीबू, प्याज, पालक, शकरकंद, मक्का, मशरूम, शिमला मिर्च	बदाम, मूँगफली, अखरोट, सिंघाड़ा, काजू, सूरजमुखी और कद्दू के बीज
पोटैशियम	सेब, केला, अंगूर, ब्लैकबैरीज़, सँतरा, आड़ू, स्ट्रॉबेरी	गाजर, फ़ूलगोभी, ककड़ी आलू, मटर, टमाटर, नीबू, प्याज, पालक, शकरकंद, मक्का, मशरूम, शिमला मिर्च	बदाम, मूँगफली, पिस्ता, अखरोट, काजू, सिंघाड़ा, जैतून के बीज, सूरजमुखी के बीज, कद्दू के बीज
सेलेनियम	सेब, केला, अंगूर, ब्लैकबैरीज़, सँतरा, आड़ू, स्ट्रॉबेरी, किवी	गाजर, आलू, मटर, टमाटर,प्याज, पालक, शकरकंद, मक्का, मशरूम	बदाम, मूँगफली, पिस्ता, सिंघाड़ा, अखरोट, काजू, कद्दू के बीज
सोडियम	सभी ताज़े फल	सभी ताज़ी सब्ज़ियाँ	बदाम, मूँगफली, पिस्ता, अखरोट, काजू, सिंघाड़ा, कद्दू के बीज

खनिज	फल स्रोत	सब्ज़ी स्रोत	मेवे/बीज स्रोत
जिंक	किवी	आलू, मटर, शकरकंद मक्का, सेम जैसी फलियाँ	बदाम, अखरोट, पिस्ता, पाइन नट्स, मूँगफली, सूरजमुखी और कद्दू के बीज

4. फ़ायटोन्यूट्रिएंट्स

फ़ायटोन्यूट्रिएंट्स प्राकृतिक पदार्थ होते हैं, जो पौधों से प्राप्त होने वाले आहार में पाए जाते हैं। ये बीमारियों की रोकथाम और उपचार में महत्वपूर्ण हितकारी भूमिका निभाते हैं। हालाँकि फ़ायटोन्यूट्रिएंट्स जीवन के लिए अनिवार्य पोषक तत्व नहीं माने गए हैं, लेकिन ये शरीर और मस्तिष्क को स्वस्थ बनाने में मदद करने वाले उत्कृष्ट स्रोत माने गए हैं। इन महत्वपूर्ण तत्वों से युक्त कुछ फल, सब्ज़ियों और मसालों को रोज़मर्रा के अपने भोजन में शामिल करना सुनिश्चित करें। इससे अपना शारीरिक और मानसिक स्वास्थ्य बनाए रखने में आपको महत्वपूर्ण मदद मिलेगी। फल, सब्ज़ियाँ, अनाज, फलों का गूदा, मेवे, बीज और हरी चाय फ़ायटोन्यूट्रिएंट्स के समृद्ध स्रोत हैं।

फ़ायटोन्यूट्रिएंट्स के कुछ सामान्य वर्ग

1. कैरोटिनॉयड्स
2. आइसोफ़्लेवोन्स (फ़ायटोएस्ट्रोजन्स) सहित फ़्लेवोनॉयड्स (पॉलीफ़िनोल्स)
3. इनोसिटॉल फ़ॉस्फेट्स (फ़ायटेट्स)
4. लिगनैन्स
5. आइसोथियोसाइनेट्स और इन्डोल्स
6. फ़िनोल्स और साइक्लिक यौगिक
7. सैपोनिन्स
8. सल्फ़ोन्स और थियोलेस
9. टर्पेन्स

कैंसर की रोकथाम और हृदयवाहिनी संबंधी कार्य को बेहतर बनाने और नेत्र-दृष्टि की सुरक्षा के लिए कैरोटिनॉयड्स प्रमाणित ऑक्सीकरणरोधी होते हैं। मौजूदा समय तक तक़रीबन 600 ज्ञात कैरोटिनॉयड्स हैं, जिनमें से

50 हमारे भोजन में उपस्थित होते हैं। इनमें से अधिकतर हमें फल और सब्ज़ियों में मिलते हैं।

पॉलीफ़िनोल्स विविध प्रकार के पौधों के प्राकृतिक अवयव होते हैं। ये द्वितीयक चयापचयक भी कहलाते हैं। इन्हें नॉन-फ़्लेवोनॉयड्स और फ़्लेवोनॉयड्स में वर्गीकृत किया गया है।

फ़ायटोन्यूट्रिएंट्स के स्त्रोत और कार्य

फ़ायटोन्यूट्रिएंट्स	खाद्य स्त्रोत	स्वास्थ्य लाभ
एलिसिन और एलिसिक सल्फिडेज़	लहसुन, सभी तरह का प्याज और प्याज वर्ग की चीज़ें	एंटी-बैक्टीरियल, एंटी-फ़ंगल, एंटी-वायरल; उदर और बड़ी आँत के कैंसर का जोखिम कम करते है
एंथोसायनीडिन्स और उसके वैकल्पिक पदार्थ	गहरे अँगूर, बेर, चेरी, अदरक	एंटी-ऑक्सीडेंट, कैपिलरी की दीवारों की प्रत्यास्थता बनाए रखता है, सूजन कम करता है। कैंसर कोशिकाओं का बनना रोकता है।
बायोफ़्लेवोनॉयड्स (क्वेरसेटिन, कीम्पफ़ेरॉल, र्‌यूटिन)	खुबानी, खट्टे फल, बेर, ब्रोकली, चेरी, अंगूर, पपीता, खरबूजा, आलूबुखारा टमाटर	प्रभावी एंटी-ऑक्सीडेंट, एंटी-कार्सिनोजेनिक; विषैले पदार्थों को इकट्ठा करके बाहर निकालता है
कैरोटेनॉयड्स (अल्फ़ा और बीटा कैरोटिन, लिकोपेन, ल्यूटिन)	गाजर, शकरकंद, सभी बेर, अमरूद, जलकुंभी, कद्दू, टमाटर, तरबूज, कोई भी गहरे हरे रंग की सब्ज़ी, स्पिरुलिना, क्लोरेला	महत्वपूर्ण एंटी-एजिंग एंटीऑक्सीडेंट्स, प्रतिरक्षी कार्य को मज़बूत करता है, रक्त शर्करा का संतुलन बनाता है, कार्डियोवैस्कुलर बीमारियों और कैंसर (ख़ासकर प्रोस्टेट कैंसर) का ख़तरा घटाता है
क्लोरोफ़िल	सभी हरी सब्ज़ियाँ, स्पिरुलिना एवं क्लोरेला के उच्च सांद्रण सहित	स्वस्थ रक्त निर्माण में मदद, कैंसर से रक्षा और घावों को जल्द ठीक करने वाला

फ़ायटोन्यूट्रिएंट्स	खाद्य स्रोत	स्वास्थ्य लाभ
कॉमैरिन्स	चुकंदर, गाजर, सेलरी, खट्टे फल, सौंफ़, शिमला मिर्च, अनानास, स्ट्रॉबेरी, टमाटर	एंटी-ट्यूमर गुण होते हैं, प्रतिरक्षी कार्य को मज़बूत करता है और कैंसर के कारण नाइट्रोसैमिन्स के निर्माण को रोकता है।
एलाजिक एसिड	ब्लैकबैरीज़, करौंदा, अंगूर, अमरूद, रसभरी और स्ट्रॉबेरी	इससे पहले कि कार्सिनोजेन डी.एन.ए. को क्षति पहुँचाए, उन्हें मंद कर देता है, कैंसर कारक नाइट्रोसैमिनेस और एफ़्लाटोक्सिन से रक्षा करता है
ग्लूकोसिनोलेट्स	गोभी वर्ग की सब्ज़ियाँ जैसे ब्रोकली, ब्रसेल्स स्प्राउट, कोलाइर्स और केले	महत्वपूर्ण एंटी-कैंसर और लिवर को प्रिय फ़ायटोन्यूट्रिएंट; स्तन कैंसर, कोलोरेक्टम कैंसर का ख़तरा कम करता है लीवर को ज़हरमुक्त कर फेफड़ों और उदर कैंसर का ख़तरा घटाता है
इन्डोल्स और आइसोथायोसाइनेट्स	ब्रोकली, ब्रसेल्स स्प्राउट, पत्तागोभी, फूलगोभी में बहुतायत में। स्ट्रॉबेरी और रसभरी में भी पाया जाता है	कैंसर की आशंका को घटाता है, कैंसर कोशिकाओं को मार देता है और कैंसर के विकास को रोकता है
ल्यूटिन	हरी पत्तेदार सब्ज़ियाँ जैसे पत्तागोभी, पालक, ब्रोकली में। फलों में- अवोकैडो, आम, पपीता, आड़ू, सन्तरा, नाशपाती, आलूबुखारा	सशक्त एंटी-ऑक्सीडेंट जो मैकुलर डिजनरेशन से सुरक्षा करता है
फ़ायटोएस्ट्रोजन	अल्फ़ाल्फ़ा और अंकुरण, सेलरी, खट्टे फल, सौंफ, गूदा, गेहूँ, मुलैठी	यह महिलाओं में स्तन कैंसर और पुरुषों में प्रोस्टेट कैंसर का जोखिम कम करता है। रजोनिवृत्ति के लक्षण और फ़ाइब्रॉयड से सुरक्षा प्रदान करता है

फ़ायटोन्यूट्रिएंट्स	खाद्य स्रोत	स्वास्थ्य लाभ
पॉलीफ़ेनोल्स	ख़ासकर हरी चाय में पाया जाता है। बिलबेरीज़, साइबेरियन जिनसेंग और मधुमक्खी के पराग में भी पाया जाता है।	एंटी-कैंसर गुणों के साथ सशक्त एंटी-ऑक्सीडेंट्स से भरपूर, विटामिन सी और ई से अधिक शक्तिशाली
फ़ायटोस्टेरॉल्स	अधिकांश पौधे, ख़ासकर हरी और पीली सब्ज़ियाँ, बीज, फलियों और दाल में पाया जाता है	कोलेस्टेरॉल बढ़ने से रोकता है और उसे शरीर से स्रावित करता है। इस तरह यह हृदय रोग से सुरक्षा में मदद करता है। स्तन, बड़ी आँत और प्रोस्टेट ग्रंथि में ट्यूमर विकसित होने से भी रोकता है
पॉलीसैकेराइड्स	स्पिरुलिना और क्लोरेला	रेडिएशन के विरुद्ध सुरक्षा प्रदान करता है। विषैली धातुएँ और ज़ीनोबायोटिक्स को अवशोषित कर लेता है और उन्हें शरीर से बाहर निकाल देता है
सल्फ़ोराफ़ेन	ब्रोकली, ब्रसेल्ज़ स्प्राउट, फूलगोभी,	इसके एंटी-बैक्टीरियल अवयव उदर के अल्सर और कैंसर का जोखिम कम कर करते हैं

फ़ायटोन्यूट्रिएंट्स रोगों से किस प्रकार सुरक्षा प्रदान करते हैं?

एक सुनिश्चित आम स्वचालित प्रक्रिया है, जिसके द्वारा फ़ायटोन्यूट्रिएंट्स मानव स्वास्थ्य की रक्षा कर सकते हैं। हालाँकि फ़ायटोन्यूट्रिएंट्स की कार्य-प्रक्रिया को दृढ़ता से स्थापित करने के लिए अधिक शोध की ज़रूरत है। दरअसल, फ़ायटोन्यूट्रिएंट्स गैर-पोषकीय जैव-सक्रिय वानस्पतिक रसायन (non-nutririve bio-active plant chemicals) होते हैं, जो विभिन्न प्रकार के फलों और सब्ज़ियों में मौजूद रहते हैं। इनका मानव की चयापचय क्रिया पर सकारात्मक प्रभाव पड़ता है। अधिकांश फ़ायटोन्यूट्रिएंट्स जीवन के लिए अनिवार्य नहीं हैं, लेकिन स्वास्थ्य की बेहतरी के लिए जरूरी हैं। इसलिए इन्हें माइक्रोन्यूट्रिएंट्स कहना अधिक उचित होगा। फ़ायटोन्यूट्रिएंट्स यह कर सकते हैं -

1. सशक्त एंटी ऑक्सीडेंट्स के रूप में कार्य।
2. प्रतिरक्षा-तंत्र के अवयवों को विभिन्न वर्गों में क्रियाशील कर, प्रतिरक्षा-तंत्र की जवाबदेही बढ़ाना।
3. कोशिकाओं में परस्पर संपर्क बढ़ाना।
4. एस्ट्रोजन चयापचय को रूपांतरित करना।
5. विटामिन ए परिवर्तित करना (बीटा कैरोटीन विटामिन ए में चयापचयित हो जाता है)।
6. कैंसर कोशिकाएँ नष्ट करना (एपोप्टोसिस)।
7. धूम्रपान और अन्य विषैले पदार्थों के संपर्क में आने से डी.एन.ए. को हुई क्षति पूर्ति करना।
8. एंज़ाइम तंत्र को सक्रिय कर कार्सिनोज़न को विष-मुक्त करना।
9. उच्च कोलेस्टेरॉल और ट्राइग्लिसराइड्स को घटाकर, हृदय रोग के ख़तरे कम करना। उन्मुक्त बढ़ोतरी के नुक़सान, प्लैटलेट की चिपचिपाहट और रक्तनली की दीवारों की क्षति कम करने में मदद करना।
10. हॉर्मोन स्तर परिवर्तित कर अधिक हॉर्मोन से कैंसर के ख़तरे कम करना।
11. मेटाबोलिक एंज़ाइम को प्रभावित कर पूरे शरीर को फ़ायदा पहुँचाना।
12. बैक्टीरिया, वायरल, फ़ंगल और पैरासाइट के संक्रमण को रोकना।
13. शरीर की रचना संबंधी अवयवों की रक्षा करना।
14. मैकुलर डिजनरेशन और मोतियाबिंद से रक्षा करना।
15. ऑस्टियोपोरोसिस से रक्षा करना।

महत्वपूर्ण संदेश

पोषक एवं संतुलित आहार की आदत, हमारे भोजन में, विभिन्न प्रकार के वानस्पतिक और खाद्य पूरक पोषक तत्व शामिल रख सकती है। क्योंकि किसी भी एक पोषक तत्व की बनिस्बत, भोजन में विभिन्न पोषक तत्वों का मिश्रण सुरक्षा की दृष्टि से अधिक असरकारक होता है। फ़ायटोन्यूट्रिएंट्स के साथ ही फल और सब्ज़ियाँ प्राकृतिक रूप से एंज़ाइम से भी भरपूर होते हैं। एंज़ाइम कई शारीरिक क्रियाओं के लिए तो महत्वपूर्ण होते ही हैं, लेकिन ये ख़ासकर पाचन क्रिया के लिए ज़्यादा अहम होते हैं। चूँकि ठीक तरह से पाचन के लिए ज़रूरी एंज़ाइम का सिर्फ़ 25 प्रतिशत ही हमारा शरीर

उत्पादित कर पाता है, इसलिए बाक़ी 75 प्रतिशत एंज़ाइम की हमारे खानपान से अपेक्षा की जाती है। पारंपरिक भारतीय भोजन में पर्याप्त कच्चे खाद्य पदार्थ नहीं होते, जिससे बाक़ी एंज़ाइम की पूर्ति हो सके। निःसंदेह इससे स्पष्ट होता है कि क्यों लाखों भारतीय अपच और सीने में जलन आदि से पीड़ित रहते हैं। वैज्ञानिकों का मानना है कि अच्छे स्वास्थ्य की शुरुआत सुपाचन से ही होती है और कई प्रकार की एलर्जी एवं अन्य गंभीर बीमारियों की वजह एंज़ाइम की कमी होती है। अनानास, पपीता और आम पाचक-रस (एंज़ाइम) के प्रचुर स्रोत हैं।

फल और सब्ज़ियों का शोध

1. अधिक मात्रा में फल और सब्ज़ियाँ खाने वाले लोगों को हृदय रोग होने की आशंका 20 फ़ीसदी कम होती है। सिर्फ़ एक फल या सब्ज़ी रोज़ खाने से ख़तरा 4 प्रतिशत तक कम हो जाता है (हार्वर्ड मेडिकल स्कूल में किए गए अध्ययन के अनुसार)।
2. दिन में कम से कम पाँच बार फल और सब्ज़ी खाने वाले लोगों को मधुमेह का ख़तरा 40 प्रतिशत कम हो जाता है। (फ़ेडरल सेंटर्स फ़ॉर डिज़ीज़ कंट्रोल एंड प्रिवेंशन)
3. अधिक मात्रा में फल और सब्ज़ियाँ खाने से बढ़ा हुआ वज़न कम होता है। (स्टेट यूनिवर्सिटी ऑफ़ न्यूयॉर्क)
4. धूम्रपान करने वाले पुरुष यदि ज़्यादा फल खाते हैं, तो उनकी फेफड़ों के कैंसर से मौत की आशंका 40 फ़ीसदी कम हो जाती है।
5. रोज़ दो बार फल और सब्ज़ियाँ खाने वाले लोगों को कोलोरेक्टरल कैंसर होने की आशंका 65 फ़ीसदी कम होती है। (एक स्वीडिश अध्ययन)
6. फल और सब्ज़ियों की मात्रा दोगुनी करने से रक्त की एंटीऑक्सीडेंट शक्ति 13-25 फ़ीसदी बढ़ जाती है।

ओमेगा-3 फैटी एसिड

ओमेगा-3 फैटी एसिड्स को अनिवार्य फैटी एसिड माना गया है। ये मानव स्वास्थ्य के लिए अनिवार्य होते हैं, लेकिन शरीर द्वारा संश्लेषित नहीं किए जा सकते, अतः ओमेगा-3 फैटी एसिड भोजन के ज़रिये लेना ही ज़रूरी है।

ओमेगा-3 फैटी एसिड्स के कार्य क्या हैं?

हमारे शरीर में प्रत्येक कोशिका एक कोशिका झिल्ली से घिरी होती है, जो मुख्य रूप से ओमेगा-3 फैटी एसिड से बनी होती है। यह कोशिका झिल्ली ज़रूरी पोषक तत्वों को पर्याप्त मात्रा में कोशिका में प्रवेश करने देती है और यह सुनिश्चित करती है कि इससे व्यर्थ पदार्थ जल्द से जल्द बाहर निकल जाएँ। सभी खाद्य फैटी एसिड कोशिका झिल्ली से जुड़ जाते हैं और फैटी एसिड का प्रकार बताता है कि कोशिका किस तरह प्रतिक्रिया और वृद्धि करेगी।

ओमेगा-3 फैटी एसिड्स के स्वस्थ स्रोत

खाद्य स्रोत	कितना	मात्रा (ग्राम)	पोषक दर
अलसी	2 चम्मच	3.51	उत्कृष्ट
अखरोट	¼ कप	2.27	उत्कृष्ट
सॉलमन मछली (भुनी या उबली)	4 औंस	2.09	उत्कृष्ट
लौंग	2 चम्मच	0.20	बहुत अच्छी
फूलगोभी (उबली हुई)	एक कप	0.21	बहुत अच्छी
सरसों के बीज	2 चम्मच	0.20	बहुत अच्छी
पत्तागोभी (टुकड़े/उबले हुए)	1 कप	0.17	बहुत अच्छी
सलाद पत्ता	2 कप	0.08	अच्छा
ब्रोकली (भाप से पकी)	1 कप	0.20	बहुत अच्छी
ब्रसल्ज़ स्प्राउट (उबली हुई)	1 कप	0.26	अच्छी

खाद्य स्रोत	कितना	मात्रा (ग्राम)	पोषक दर
टोफ़ू (कच्चा)	4 औंस	0.36	अच्छी
हैलिबट फ़िश (टुकड़े/भुने हुए)	4 औंस	0.62	अच्छी
पालक (उबली हुई)	1 कप	0.15	अच्छा
सोयाबीन (पका हुआ)	1 कप	1.03	अच्छा
शलजम के पत्ते (पके हुए)	1 कप	0.09	अच्छा
कॉड (टुकड़े/उबली)	4 औंस	0.32	अच्छा
स्ट्रॉबेरी	1 कप	0.11	अच्छी
हरी फलियाँ (उबली)	1 कप	0.11	अच्छी
ट्यूना मछली (टुकड़े/भुने हुए)	4 औंस	0.33	अच्छी
रसभरी	1 कप	0.12	अच्छी

अधिक उच्च ओमेगा-3 वाले भोज्य पदार्थ की ज़रूरत के संकेत-

1. अवसाद
2. हृदय रोग
3. मधुमेह (टाइप 2)
4. थकान
5. खुजली वाली शुष्क त्वचा
6. भुरभुरे बाल और नाखून
7. एकाग्रता में कमी
8. जोड़ों में दर्द

इस बारे में व्यापक स्तर पर हुए शोध यह संकेत देते हैं कि ओमेगा-3 फैटी एसिड्स शरीर की ज्वलन कम करते हैं और हृदय रोग, कैंसर, मधुमेह तथा गठिया जैसी बीमारियों से जुड़े जोखिम कारकों से सुरक्षा में मददगार साबित होते हैं।

ओमेगा-3 फैटी एसिड निम्न बीमारियों की रोकथाम और/या उपचार में महत्वपूर्ण भूमिका निभाता है-

1. अल्ज़ाइमर्स
2. दमा
3. अटेंशन डिफ़िसिट डिसऑर्डर
4. बाइपोलर डिसऑर्डर
5. कैंसर
6. कार्डियोवैस्कुलर डिज़ीज़
7. अवसाद
8. मधुमेह
9. एक्ज़िमा
10. उच्च रक्तचाप
11. मोटापा
12. ऑस्टियोआर्थराइटिस
13. ऑस्टियोओरोसिस
14. सोरायसिस
15. माइग्रेन
16. मल्टीपल स्क्लेरोसिस
17. ल्यूपस
18. रिह्यूमेटॉयड ऑर्थराइटिस
19. हनटिन्गटन्स डिज़ीज़

पोषण की कमी के लक्षण

- **वृहद पोषण अपूर्णता**
  - कार्बोहाइड्रेट की कमी
  - प्रोटीन की कमी
  - फैट की कमी
- **सूक्ष्म पोषण अपूर्णता**
  - विटामिन्स की कमी
  - खनिज की कमी

कार्बोहाइड्रेट की कमी के शुरुआती लक्षण

- मुँह, नाक और आँखों से स्राव में कमी।
- माँसपेशियों की दुर्बलता।
- एकाग्रता बनाए रखने में असमर्थता।
- आसानी से चौंक जाना।
- निगलने में कठिनाई।
- तनाव से आवाज़ पर असर होना।

प्रोटीन की कमी के शुरुआती लक्षण

- मुँह, नाक और आँखों से स्राव बढ़ जाना।
- हाथों और पैरों का सूजन।
- माँसपेशीय और/या मासिकधर्म में होने वाली ऐंठन।
- अधिक व्यायाम नहीं कर पाना
- हाथ-पैर ठंडे पड़ना।
- मसूड़ों से खून निकलना।

कार्बोहाइड्रेट और प्रोटीन की कमी के सामान्य लक्षण

- उदासीनता और चिड़चिड़ापन।
- कमज़ोरी, काम करने की क्षमता घटना।
- बोध में कमी और कभी-कभी चेतना खोना।

- डायरिया
- वसा और माँसपेशियों का क्षय होना
- पतली, सूखी, कठोर, कांतिहीन और रूखी त्वचा।
- बालों में रूखापन, आसानी से गिरना, घटना।
- घाव पूरी तरह ठीक न होना।
- संक्रमण की आशंका बढ़ना, ख़ासकर बैक्टीरिया संक्रमण।

लिपिड की कमी के शुरुआती लक्षण

- त्वचा रूखी होना और नाखून चटचटाना। मुँहासे। एक्ज़ीमा।
- शुष्क और बेजान बाल। बाल झड़ना। रूसी होना।
- मुँह सूखना।
- स्थायी शारीरिक थकान, बेचैनी और ऊर्जा की कमी होना।
- शारीरिक सहनशक्ति, ताक़त, प्रेरणा और ऊर्जा की सामान्य कमी।
- भुलक्कड़पन और मानसिक भ्रम बने रहना।
- खुजली और जोड़ों में दर्द (आर्थ्रराइटिस)।
- स्थायी अवसाद।
- स्थायी क़ब्ज़, अपच और पेट की गैस
- सीने में दर्द और उच्च रक्तचाप।
- घाव जल्द ठीक न होना।
- प्रीमैन्सटुअल सिंड्रोम।

विटामिन की कमी

विटामिन्स	कमी	आदर्श लक्षण और बीमारियाँ
विटामिन ए	आहार में 20% कमी	मुँहासे, रूखे बाल, थकान, विकास में कमी, अनिद्रा, शुष्कता, मोटी और रूखी त्वचा, प्रतिरक्षा क्षमता कम होना, रतौंधी, आँखों में सूखापन, अंधापन, वज़न में कमी
विटामिन डी	बुजुर्गों के आहार में	मुँह में जलन महसूस होना, डायरिया, अनिद्रा, घबराहट, ऑस्टियोमैलेशिया,

	62% कमी	ऑस्टियोपोरोसिस, रिकेट्स, सिर से पसीना बहना
विटामिन ई	23% पुरुष एवं 14% महिलाओं के आहार में कमी	चाल में गड़बड़ी, प्रतिक्रिया में कमज़ोरी, दिमाग़ी मौजूदगी में कमी, स्पंदन न होना, लाल रक्त कणिकाओं का जीवन छोटा होना।
विटामिन के	सामान्यत: गर्भवती महिलाओं और नवजात बच्चों में कमी	रक्तस्राव की असामान्यता

विटामिन बी की कमी

1. मानसिक समस्या।
2. हृदय की तेज़ धड़कन।
3. हृदय की असामान्य लय।
4. ख़ून की कमी।
5. कांति रहित त्वचा।
6. मुँह और जीभ पर घाव।
7. अपच।
8. हमेशा बनी रहने वाली थकान, थकावट और माँसपेशीय दुर्बलता।
9. संभ्रान्ति, अनजाना भय, डर लगना कि कुछ भयानक होने वाला है, अधीरता और बेचैनी, सामना करने में असमर्थता
10. सतर्कता की कमी होना, एकाग्रता में असमर्थता और चिड़चिड़ापन।
11. आसानी से घबरा जाना और कुंठित होना।
12. ठीक से सो नहीं पाना और व्याकुलता।
13. हाथ, उँगलियाँ और अँगूठे सुन्न होना।
14. चकत्ते उभरना।
15. पूरे शरीर में पीड़ा होना।
16. याद्दाश्त खोना।
17. वज़न कम होना।

विटामिन्स	कमी कहाँ	आदर्श लक्षण और बीमारियाँ
थायमिन विटामिन बी1	आमतौर पर उम्रदराज़ लोगों में	दुविधा, क़ब्ज़, पाचन समस्या, चिड़चिड़ाहट, लोगों में, भूख ख़त्म होना, याद्दाश्त खोना, घबराहट, अवसाद, हाथ-पैरों में सुन्नता दर्द के प्रति अति संवेदनशीलता, समन्वय की कमी, दुर्बलता
रिबोफ्लैविन विटामिन बी2	आहार में 30% की कमी	धुँधली दृष्टि, अवसाद, डर्माटाइटिस, चक्कर आना, बाल झड़ना, आँखों में सूजन, मुँह में घाव, घबराहट, चेतनाशून्यता, संवेदनशीलता ख़त्म होना, इलेक्ट्रिक शॉक जैसी अति संवेदनशीलता, अचानक दौरा पड़ना या दर्द उठना, प्रकाश के प्रति संवेदनशील होना, अधिक नींद आना, कमज़ोरी, नाखून फटना, समय से पहले बुढ़ापा आना
नियासिन	आमतौर पर उम्रदराज़ लोगों में	साँस में दुर्गंध, मुँह व होंठों में ज़ख़्म होना, दुविधा, अवसाद, डायरिया, भावनात्मक अस्थिरता, थकान, चिड़चिड़ापन, भूख न लगना, मानसिक विभ्रम, माँसपेशीय कमज़ोरी, जी मिचलाना, त्वचा पर दाने उभरना, सूजन आना
पैंटोथेनिक एसिड	आहार में 60% की कमी	पेट में दर्द, पैरों में जलन, अवसाद, एक्ज़ीमा, थकान, बाल झड़ना, प्रतिरक्षा-तंत्र की कमज़ोरी, अनिद्रा, चिड़चिड़ापन, निम्न रक्तचाप, माँसपेशीय ऐंठन, जी मिचलाना,
पायरिडॉक्सिन विटामिन बी6	पुरुषों के आहार में 71% व महिलाओं में 90% कमी	मुँहासे, एनीमिया, गठिया, आँखों में सूजन, अवसाद, चक्कर आना, चेहरे की तैलीय त्वचा, थकान, ज़ख़्म जल्दी ठीक न होना, चिड़चिड़ाहट, भूख न लगना, बाल झड़ना, मुँह में घाव, जी मिचलाना, दुर्गंध वाली श्वास, दंत क्षय, समय पूर्व

विटामिन्स	कमी कहाँ	आदर्श लक्षण और बीमारियाँ
		बुढ़ापा आना, माँसपेशीय कमज़ोरी, एक्ज़ीमा
बॉयोटिन विटामिन बी8		डर्माटाइटिस, आँखों में सूजन, बाल झड़ना, माँसपेशीय नियंत्रण खोना, अनिद्रा, माँसपेशियों की कमज़ोरी, रूसी, बेहद थकान, अवसाद, दुविधा
फोलिक एसिड विटामिन बी9	औसत आहार-60%, किशोर- 48%, उम्रदराज़-100%	ख़ून की कमी, उदासीनता, डायरिया, थकान, सिरदर्द, अनिद्रा, भूख न लगना, भ्रूण में न्यूरल ट्यूब डिफ़ेक्ट्स, पैरानोया, साँस लेने में परेशानी, कमज़ोरी
सायनोकोबैलामाइन विटामिन बी12		एनीमिया, क़ब्ज़, अवसाद, चक्कर आना, थकान, आँतों में बाधा, सिरदर्द, चिड़चिड़ाहट, शरीर में स्पंदन की कमी, पेट में अम्ल की कमी होना, मानसिक बाधा, स्पाइनल कॉड का क्षय होना
क्लोलाइन		लीवर को क्षति, उच्च रक्तचाप, अथेरोस्केलेरोसिस
इनोसिटॉल		गंजापन, एक्ज़ीमा, गैस्ट्राइटिस, फैटी लीवर, उच्च रक्तचाप

विटामिन सी की कमी

सामान्य कमी-

- थकान, कम भूख, पेशियों में दर्द, संक्रमण का ख़तरा, सुस्ती।
- एनीमिया, नर्म मसूड़े, मसूड़ों और त्वचा से रक्तस्राव, घाव धीरे-धीरे भरना, जल्द बुढ़ापा, अवसाद, ज़रा में ज़ख़्म होना, चिड़चिड़ापन, जोड़ों में दर्द, दाँत हिलना, बेचैनी, थकान।
- 20 से 40% आहार में कमी।

विटामिन की कमी से ख़ून की कमी

- थकान
- त्वचा कांतिहीन या पीली होना

- मुँह और जीभ पर ज़ख़्म
- वज़न कम होना
- डायरिया
- हाथ और पैर सुन्न होना
- माँसपेशियाँ कमज़ोर होना
- चिड़चिड़ापन
- अस्थिर गतिविधियाँ।
- मानसिक दुविधा या याद्दाश्त जाना।

विटामिन की कमी आमतौर पर धीरे-धीरे विकसित होती है। इसमें कुछ महीनों से लेकर साल भी लग सकते हैं। विटामिन की कमी के लक्षण शुरुआत में भले सूक्ष्म हो सकते हैं, लेकिन कमी की स्थिति ख़राब होने पर ये बढ़ने लगते हैं।

विटामिन की कमी के आम लक्षण

- थकान
- चिड़चिड़ापन
- घबराहट
- अवसाद
- एलर्जी
- अनिद्रा
- बार-बार हल्का ज़ुकाम या बीमार होना।

विटामिन की कमी का जोखिम किसे?

- जो कभी-कभी फल और सब्ज़ियाँ खाते हैं।
- जो भारी तनाव में जीते हैं।
- जो बीमार महसूस करते हैं और किसी ऑपरेशन के बाद स्वास्थ्य लाभ ले रहे हैं।
- जो धूम्रपान करते हैं और जिन्हें अस्थमा है।
- जो महिलाएँ गर्भवती हैं और दुग्धपान कराती हैं।

- जो पुरुष और महिलाएँ गंभीर रूप से अवसादग्रस्त हैं।
- जो बहुत ज़्यादा एल्कोहल का सेवन करते हैं।
- बुज़ुर्ग व्यक्ति या 6 से 12 महीने के बच्चे।

दो बार के नोबेल पुरस्कार विजेता डॉ. लिनस पॉलिंग के अनुसार, 'प्रत्येक स्वास्थ्य समस्या सीधे तौर पर खनिज तत्वों की कमी से जुड़ी होती है।'

खनिज	**कमी**	**आम लक्षण और बीमारियाँ**
कैल्शियम	औसत आहार में 40 से 50% आर.डी.ए.	नाखून जल्द टूटना, रूखी त्वचा, आँखें फड़कना माँसपेशियों में ऐंठन, माँसपेशी में संकुचन, भ्रम होना, अवसाद, चिड़चिड़ाहट, ऑस्टियोपोरोसिस, अनियमित हृदय धड़कना, दाँतों से जुड़ी बीमारियाँ होना, दंत क्षय, पीठदर्द, दाँतों में पीलापन, उच्च रक्तचाप, पथरी, गर्भपात, एक्ज़ीमा, नींद न आना और असामान्य मासिकधर्म
क्रोमियम	90% आहार की कमी	बेचैनी, थकान, ए.डी.डी./ए.डी.एच.डी., अवसाद, उच्च कोलेस्टेरॉल व ट्राइग्सिराइड, मधुमेह, सी.ए.डी., संतान उत्पन्न न कर पाना, शुक्राणुओं की संख्या में कमी, सीखने में असमर्थता, विलंब से मानसिक व शारीरिक विकास होना
कॉपर	75% आहार की कमी, औसत आहार में 50% आर.डी.ए.	एनीमिया, गंजापन, कमज़ोरी और थकान, डर्माटोसिस, रूखे व भंगुर बाल, ऊतकों में झोल- त्वचा, स्तन, पेट। जल्द बुढ़ापा जैसे बाल सफ़ेद होना, हिंसक व्यवहार, सीखने में असमर्थता, नसें फूलना, आर्थ्राइटिस, पाचन में गड़बड़, अस्थियों में भुरभुरापन
आयरन	सबसे अधिक आम खनिज की कमी (50% भारत में और 70 से 90% गर्भवती महिलाएँ)	खून की कमी, चेहरे पर पीलापन, नाखून जल्द टूटना, दुविधा, क़ब्ज़, अवसाद, चक्कर आना, थकान, कमज़ोरी, सिरदर्द, जीभ में जलन, मुँह में घाव होना, साँस फूलना, चिड़चिड़ाहट
आयोडीन	आम नहीं	थकान, वज़न बढ़ना, सर्दी के प्रति संवेदनशीनता, नाखून जल्द टूटना, थायराइड, माँसपेशियों में दर्द, दर्द व कमज़ोरी, कमज़ोर

		याद्दाश्त व एकाग्रता, चेहरा पर सूजन, बाल गिरना, चिड़चिड़ापन, नींद की कमी, सेक्स में कमज़ोरी, क़ब्ज़, अवसाद, रूखी त्वचा व बाल, शारीरिक व मानसिक विकास विलंब से होना
मैग्नीशियम	आहार में 50 से 85% की कमी, औसत भोजन में 70 से 60% उच्च आरडीए	बेचैनी, भ्रमित होना, अवसाद, दिल का दौरा, धुन में जुटे रहना, नींद की कमी, घबराहट, माँसपेशी में असामान्य खिंचाव-ढिलाई आना, व्याकुलता, कमज़ोरी,रक्तचाप, जल्दी बुढ़ाना
मैगनीज़		शारीरिक विकास में विलंब, चक्कर आना, पाचन में गड़बड़ी, उच्च कोलेस्टेरॉल, श्रवण शक्ति कमज़ोर होना, माँसपेशी से नियंत्रण खोना, कानों में घंटी बजना
सेलेनियम	औसत आहार में 50% आर.डी.ए. होता है	विकास अवरुद्ध होना, जल्दी बुढ़ापा, उच्च कोलेस्टेरॉल, कैंसर की स्थितियाँ बढ़ना, पर्याप्त मात्रा में पाचक एंज़ाइम स्रावित न हो पाना, प्रतिरक्षा प्रणाली कमज़ोर पड़ना, लीवर कमज़ोर पड़ना, नपुंसकता आना
ज़िंक	आहार में 68% की कमी	मुँहासे, याद्दाश्त घटना, उदासीनता, नाखून जल्द टूटना, सेक्स परिपक्वकता देर से होना, अवसाद, डायरिया, एक्ज़ीमा, थकान, विकास गति मंद होना, बाल झड़ना, उच्च कोलेस्टेरॉल, प्रतिरक्षा-तंत्र कमज़ोर पड़ना, दुर्बलता आना, चिड़चिड़ापन, सुस्ती, भूख न लगना, स्वादग्रंथि बेअसर होना, उदर अम्ल में कमी, पुरुष का संतान पैदा करने में असमर्थ होना, कमज़ोर याद्दाश्त, पैरानोया, नाखूनों पर सफेद चकत्ते होना, घाव जल्दी न भरना, रतौंधी, हड्डियों में विकृतियाँ पनपना

अच्छा मल्टीविटामिन मल्टीमिनरल पूरक तत्व कैसे चुनें?

1. ऐसा पूरक पोषक तत्व चुनें, जो वास्तविक भोजन स्रोत (प्राकृतिक स्रोत) से नज़दीक से नज़दीक का हो ।
2. ऑर्गेनिक रूप से उगाए गए फलों और सब्ज़ियों को प्राथमिकता दें।

3. पूरक पदार्थ में पोषक तत्व आर.डी.ए. के मुताबिक़ होना चाहिए।
4. सभी अनिवार्य विटामिन और मिनरल किसी एक पूरक तत्व में शामिल हो जाना चाहिए।
5. फ़ायटोन्यूट्रिएंट्स और एंटीऑक्सीडेंट्स की मात्रा अच्छी हो।

सिंथेटिक बनाम प्रकृति

आप क्या चुनेंगे

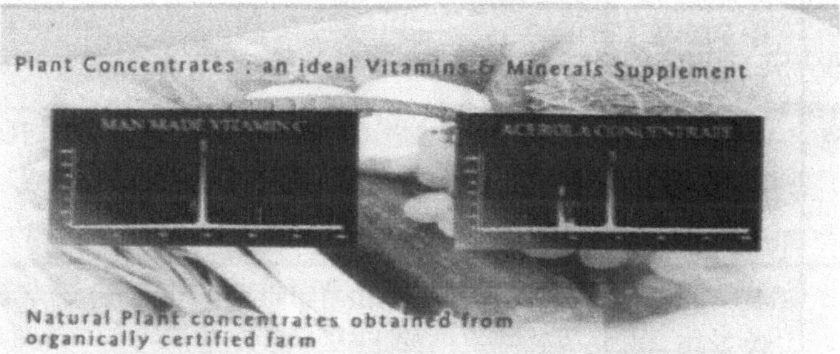

अम्लीय/क्षारीय संतुलन : बेहतर स्वास्थ्य की कुंजी

अम्ल बनाने वाले भोजन, उच्च वसा, म्यूकस बनाने वाले भोजन और विषैले भोज्य पदार्थों के अवशेष के परिणामस्वरूप जब शरीर बहुत अधिक अम्लीय हो जाता है, तो बीमारियाँ और संक्रमण प्रचुर मात्रा में उत्पन्न होने लगते हैं।

25 से 75% का अम्लीय/क्षारीय संतुलन बेहतर शारीरिक-क्रिया की स्थिति मानी गई है, जिसमें हमारे शरीर की सभी कोशिकाएँ ठीक प्रकार से कार्य करती हैं। शीर्ष डॉक्टरों और वैज्ञानिकों के मुताबिक़, आपकी कोशिकाओं, ऊतकों और शरीर में 'अम्ल की अत्यधिकता' सैकड़ों सामान्य स्वास्थ्य समस्याओं और लक्षणों से जुड़ी होती हैं।

विशेषज्ञ सहमत हैं : बहुत अधिक अम्ल आपके स्वास्थ्य को बर्बाद कर सकता है!

- ख़राब स्वास्थ्य विषैले अम्लों की अधिकता से जुड़ा है...

द जनरल ऑफ़ लॉन्जिविटी

- अम्ल की अधिकता पूरे शारीरिक तंत्र को कमज़ोर कर देती है...

नेचुरल हेल्थ स्कूल

- अम्ल की अधिकता जल्द बुढ़ापे की ओर पहला क़दम है...

कम्प्लीट हेल्थ इंस्टिट्यूट

- अधिक अम्ल से प्रतिरक्षा क्षमता बड़े पैमाने पर कमज़ोर पड़ जाती है...

द एसिड-अल्कलाइन डाइट

आपकी कोशिकाओं, ऊतकों और शरीर में 'अम्ल की अधिकता' सैकड़ों सामान्य स्वास्थ्य समस्याओं और लक्षणों से जुड़ी होती हैं-

- स्थायी थकान और ऊर्जा की कमी
- जल्द बुढ़ापा आना
- कैंसर कोशिकाओं के लिए उच्च अम्लीय परिवेश अनुकूल होता है।
- जोड़ों में कड़कपन आना और माँसपेशियों में तकलीफ़ होना।
- आसानी से तनाव में आ जाना।
- सिरदर्द और आलस्य।
- चेहरे पर पीलापन आना।
- पलकों और कॉर्निया में जलन होना।
- शरीर के लिए हितकर मूल तत्वों का क्षरण।
- याद्दाश्त खोना और नींद आने में परेशानी।
- दिमाग़ का सही काम नहीं करना।
- असामान्य रूप से वज़न बढ़ना, मोटापा और मधुमेह।
- सेक्स में रुचि ख़त्म होना।
- मवाद नहीं निकल पाना।
- रोग-प्रतिरोधक क्षमता कमज़ोर पड़ना।
- उत्साह, जोश ख़त्म होना और हताशावादी प्रवृत्ति होना।
- पाचन संबंधी समस्याएँ, जैसे- भूख, धीमी गति से पाचन होना, सीने में जलन, गैस की परेशानी, मतली, उल्टी, कब्ज़ और वात-रोग।

- हड्डियाँ कमज़ोर होना, ऑस्टियोपोरोसिस।
- हॉर्मोन संबंधी समस्याएँ।
- बार-बार संक्रमण या एलर्जी होना।
- साँस लेने में समस्याएँ।
- मुँह और पेट का अल्सर होना।
- दाँत ढीले या उनमें दर्द होना, मसूढ़ों में सूजन और ज़रा में ठंडा-गर्म चुभना तथा होंठ फटना।
- त्वचा में खिंचाव और रूखापन।
- बेजान और दो मुँहे बाल, आसानी से झड़ना।
- नाखूनों में दरार और पतलापन होना।
- दिल की धड़कनें और ख़ून के दौरे की गड़बड़ियाँ।
- पथरी और अन्य मूत्र संबंधी समस्याएँ।

शुरुआती लक्षण

1. मुँहासे
2. ज़्यादा हिलना-ढुलना, व्यर्थ काम, भय रहना और हमेशा सिरदर्द होना।
3. माँसपेशी और जोड़ों में दर्द होते रहना।
4. हाथ-पैर ठंडे पड़ना।
5. चक्कर आना, ऊर्जा में कमी होना।
6. मासिकधर्म की चिंता सताना, अवसाद और संकुचन।
7. अजीब स्वाद, पेट फूलना, सीने में जलन, डायरिया, खानपान से एलर्जी होना और क़ब्ज़।
8. गर्म और तेज़ गंध वाला मूत्र।
9. दिल की धड़कन तेज या अनियमित होना।
10. जीभ पर सफ़ेद पर्त चढ़ना।
11. सेक्स में रुचि ख़त्म होना।
12. सुबह जागने में समस्या होना।
13. कफ जमना, जुकाम होना।

मध्यम लक्षण

1. सूखा फोड़ा (चर्मरोग हरपीज़ 1 और 2)
2. अवसाद, याद्दाश्त खोना, एकाग्रता न रहना, अनिद्रा और माइग्रेन।
3. गंध, स्वाद, दृष्टि और सुनने में अवरोध।
4. अस्थमा, ब्रोन्काइटिस, जुकाम, इन्फ़्लूएंजा, साइनुसाइटिस और हे फ़ीवर।
5. बैक्टीरिया और फंगल संक्रमण।
6. गैस की समस्या, बड़ी आँत की सूजन।
7. मूत्र संबंधी संक्रमण।
8. बालों का अत्यधिक गिरना, चर्मरोग।
9. सुन्न होना और चुभन।
10. भगरंध्र (शौच-स्थान) की झिल्ली में सूजन आना।
11. हकलाहट।

बढ़े हुए लक्षण

1. सभी प्रकार के कैंसर
2. क्रोहन्स डिज़ीज़
3. स्किट्ज़ोफ्रेनिया
4. सिस्टेमिक ल्यूपस इरेथेमाटोसस, ह्यूमेटॉयड आर्थराइटिस, स्केलेरोडरमा और मल्टीपल स्क्लेरोसिस।
5. ट्यूबरकुलोसिस।
6. ल्यूकेमिया, हॉजकिन्स डिसीज़ और सार्कायॅडोसिस।
7. मायस्थीनिया ग्रेविस।
8. सिखने में मुश्किल होना।

अपने शरीर की अम्लीयता या क्षारीयता पीएच स्ट्रिप से जानें

यह अनुशंसा की जाती है कि आप अपने पीएच स्तर की जाँच कराएँ, ताकि यह पता चल सके कि आपके शरीर की पीएच ज़रूरत को तत्काल सतर्कता की आवश्यकता तो नहीं है। पीएच जाँच स्ट्रिप (लिटमस पेपर) की मदद से आप तुरंत और आसानी से घर बैठे ही अपना पीएच फ़ैक्टर पता कर सकते

हैं। पीएच की जाँच करने का सबसे अच्छा वक़्त है भोजन से क़रीब एक घंटा पहले और दो घंटे बाद।

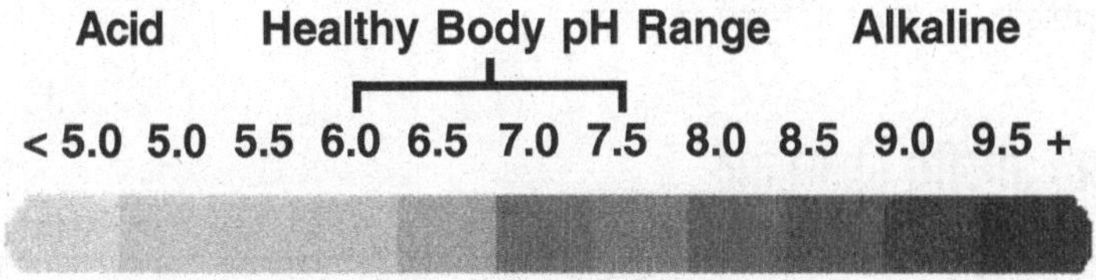

लार का पीएच परीक्षण

एक लिटमस पेपर के टुकड़े को अपनी लार या थूक से गीला करें। आमतौर पर रक्त से अधिक अम्लीय होने पर लारमय पीएच रक्त के आईने की तरह कार्य करता है और हमें बताता है कि शरीर में क्या है। यह स्वास्थ्य के अतिरिक्त कोशिकीय द्रव्य और उनके क्षारीय मिनरल भंडार का संकेत होता है। लार के लिए आदर्श पीएच 6.4 से 6.8 है। 6.4 से कम मात्रा अपर्याप्त क्षारीय भंडार का संकेत है। भोजन के बाद लार का पीएच बढ़कर 7.5 या अधिक हो जाता है। लारमय आदर्श पीएच से अधिक समय तक विचलित रहना बीमारी को न्योता देना है। यदि आपकी लार का पीएच 6.5 और 7.5 के बीच स्थायी हो जाता है, तो समझिए आपका शरीर स्वास्थ्य के दायरे में कार्य कर रहा है।

मूत्र का पीएच परीक्षण

मूत्र का पीएच यह बताता है कि शरीर रक्त के पीएच को बनाए रखने के लिए किस तरह कार्य कर रहा है। मूत्र क्षारीय (बिल्डिंग-एनाबोलिक) और अम्लीय (टियरिंग डाउन-केटाबोलिक) चयापचय चक्र का खुलासा करता है। मूत्र का पीएच गुर्दे, एड्रीनल्स, फेफड़ों और गोनाड्स के ज़रिये शरीर के प्रयास को प्रदर्शित करता है कि उसने बफ़र साल्ट और हॉर्मोन के द्वारा पीएच को नियमित करने के लिए कितना कार्य किया है। मूत्र शरीर-रसायन का सटीक चित्र उपलब्ध करा सकता है, क्योंकि गुर्दे पीएच नियमितीकरण के

बफ़र सॉल्ट को फ़िल्टर करती हैं और इस आधार पर आँकड़े उपलब्ध कराती हैं कि शरीर क्या बाहर निकाल रहा है। मूत्र की पीएच 4.5 से 9.0 उच्चतम तक अलग-अलग हो सकती है, लेकिन आदर्श रेंज 6.0 से 7.0 के बीच है। यदि आपका मूत्र पीएच 6.0 से 6.5 के बीच सुबह और 6.5 से 7.0 के बीच रात के भोजन से पहले रहता है, तो समझिए आपका शरीर स्वास्थ्यवर्धक दायरे में कार्य कर रहा है।

क्षार : अम्लीय भोजन चार्ट

भोजन श्रेणी	उच्च क्षारीय	क्षारीय	निम्न क्षारीय	निम्न अम्लीय	अम्लीय	उच्च अम्लीय
सेम, सब्ज़ियाँ और मटर फलियाँ	सब्ज़ियों का जूस, पारसले कच्चा पालक, ब्रोकली, सेलरी, लहसुन, जौ	गाजर, हरी फली, चुकंदर सलाद पत्ते, ज़ूकीनी	शरबत, शतावर, टमाटर, ताज़ा मक्का, मशरूम, प्याज़, पत्तागोभी, मटर, फूलगोभी, शलजम, चुकंदर, आलू, जैतून सोयाबीन, टोफू	शकरकंद, पका हुआ पालक, राजमा/ लोबिया	बीन्स,	पिकल्ड सब्ज़ियाँ
फल	सूखी अंजीर, किशमिश	खजूर, ब्लैककरंट अंगूर, पपीता, किवी, बेर, सेब, नाशपाती	नारियल, चटपटी चेरी सन्तरा, चेरी, अनानास, आड़ू, अवाकाडो, मौसमी, आम, स्ट्राबेरी, पपीता, नींबू तरबूज़, नीबू	ब्लूबेरी, करौंदे, केले, आलूबुखारा, प्रसंस्कृत फलों का जूस	डिब्बाबंद फल	

अनाज और धान			एमरैंथ, मसूर, मीठी मक्का, वाइल्ड राइस, क्विनोआ, बाजरा, कूटू	राई, ब्रेड, साबुत अनाज, जई, ब्राउन राइस	सफ़ेद चावल, सफ़ेद ब्रेड, पेस्ट्रीज़, बिस्किट, पास्ता	
माँस				लीवर, घोंघा अंगों का माँस	मछली, पेरू पक्षी या एक प्रकार की मुर्गी, चिकन, मेमना	माँस, सुअर, बछड़े का माँस, शेलफ़िश, डिब्बाबंद ट्यूना, और सारडाइन
अंडे और दुग्ध उत्पाद		माँ का दूध	सोया पनीर, सोया दूध, बकरी का दूध, बकरी के दूध का पनीर, छाछ, मठा	दूध, घी, दही, पनीर, क्रीम, आइस्क्रीम	अंडे, पनीर, हार्ड चीज़	प्रसंस्कृत पनीर
मेवे और बीज		हेज़लनट बादाम	अखरोट, ब्राजील्स, नारियल	कद्दू, तिल, सूरजमुखी	पेकेंस, काजू, पिस्ता	मूँगफली, अखरोट
तेल			पटसनी, पटुआ का तेल, जैतून का तेल, कैनोला का तेल	मक्का का तेल, सूरजमुखी का तेल बनावटी मक्खन, सुअर की चर्बी		
पेय पदार्थ चाय	जड़ी-बूटी की चाय, नींबू पानी	हरी चाय	अदरक वाली चाय	कोकोआ	वाइन	काली चाय, कॉफ़ी,बीयर, मदिरा
मिठाई, मीठा करने वाले पदार्थ और चटनी	स्टेविया	मेपल अर्क, चावल का अर्क	कच्चा शहद, कच्ची शकर	सफ़ेद शकर, प्रसंस्कृत शहद	मिल्क चॉकलेट्स, चाशनी, केचप, सरसों, आम, अंगूर, गन्ने का रस	कृत्रिम रूप से मीठा करने वाले पदार्थ

यह साबित हो चुका है कि अच्छा स्वास्थ्य शरीर का सही पीएच बनाए रखने पर निर्भर करता है। इसलिए ज़रूरी है कि रोज़ाना ख़ूब सारी सब्ज़ियाँ तथा फल खाएँ और अधिक मात्रा में दूध या दूध से बने पदार्थ, अनाज, अंडे, माँस और मछली न खाएँ। याद रहे कि आपको अम्ल बनाने वाले सभी भोज्य पदार्थों को नहीं छोड़ना है, क्योंकि कुछ तो ज़रूरी हैं। आपका आहार पर्याप्त प्रोटीन और कुछ अन्य पोषक तत्वों से मिलकर बना होना चाहिए, जो अम्लीय भोजन में मुश्किल से पाए जाते हैं। हालाँकि क्षारीय भोजन का अधिक प्रयोग समझदारी से ही करें। अत्यधिक अम्ल बनाने वाले भोजन से दूर रहें, जो कि आज फास्ट फूड संस्कृति और आधुनिक जीवनशैली की पहचान बन गया है।

खाने योग्य रेशे *(भुला दिए गए पोषक तत्व)*

ये वानस्पतिक भोजन होते हैं। पाचन-प्रतिरोधक हैं।

खाने योग्य रेशे दो तरह के होते हैं।

1. अघुलनशील रेशे (अपाच्य और पानी में अघुलनशील)
2. घुलनशील रेशे (अपाच्य और पानी में घुलनशील)

अघुलनशील रेशे	स्रोत
सेल्यूलोज़	गेहूँ का आटा, चोकर और सब्ज़ियाँ
हेमीसेल्यूलोज़	चना और चोकर।
लिगनिन	गेहूँ, पकी सब्ज़ी और फल।

घुलनशील रे़शे	स्रोत
गोंद	ग्वार, जई, सेम या मटर जैसी फ़लियाँ
पैक्टीन	सेब, अमरूद, गाजर, खट्टे फल और स्ट्रॉबेरी।
म्यूसिलेज	सूखी फ़लियाँ, जई का आटा और ओट्स।

पोषक रेशे जीवनशैली की गड़बड़ियों से पैदा होने वाली अनेक बीमारियों से बचाने में महत्वपूर्ण भूमिका निभाते हैं और स्वास्थ्यवर्धक होते हैं। ताज़ा शोध संकेत देते हैं कि आहार में 25-30 ग्राम रेशे हृदय रोग, मोटापा, बड़ी

आँत के कैंसर, मधुमेह, इरिटेबल बाउल सिंड्रोम, वेरीकोज़ वेंस से बचाने में मदद करता है।

बीमारियाँ और उनके लिए फ़ायदेमंद रेशे

बीमारी	रेशे का प्रकार
1. क़ब्ज़	अघुलनशील रेशे
2. इरिटेबल बाउल सिंड्रोम	सेल्यूलोज़।
3. डायवर्टिक्यूलाइटिस	अनाज का भूसा
4. पाइल्स (हेमोरेजिया)	अघुलनशील रेशे
5. बड़ी आँत का कैंसर	अघुलनशील रेशे
6. हृदय रोग	घुलनशील रेशे
7. गाल स्टोन	ग्वारगम, सेम, फ़ल और सब्ज़ियाँ
8. डायबिटिक मेलिटस	घुलनशील रेशे
9. मोटापा	घुलनशील रेशे, सेम व मटर जैसी फलियाँ और बीज।

पोषक रेशे प्राकृतिक भूख दबाने वाले होते हैं। ये परिपूर्णता और संतुष्टि का एहसास कराते हैं। कोलेस्टेरॉल और अन्य लिपिड का स्तर भी कम करते हैं। रेचक की तरह कार्य करते हैं और बड़ी आँत से विषैले पदार्थों को घटाते हैं। मधुमेह के दौरान उदर द्वारा ग्लूकोज़ के अवशोषण की गति को धीमा करके इंसुलिन की आवश्यकता को कम करते हैं।

सबसे तेज़ गति से बढ़ते वैश्वीकरण में हमारा आहार बदल गया है और हमारे रोज़मर्रा के खानपान से बड़ी संख्या में अनिवार्य पोषक तत्व ग़ायब हो गए हैं, जो कि सभी जीवनशैली संबंधी बीमारियों के पीछे का कारण है। यह गंभीर और ख़तरनाक स्थिति है, जिसे बड़े पैमाने पर रोका जा सकता है।

सुपाच्य भोजन और सेहत के लिए नई रोशनी : भोजन आनंद तथा औषधि दोनों हो सकता है

सुपाच्य भोजन न सिर्फ़ बीमारियों से बचाता है, दीर्घ और स्वस्थ जीवन जीने में भी उसकी महत्वपूर्ण भूमिका होती है

माइक्रोन्यूट्रिएंट के परस्पर जुड़ाव का चार्ट

परस्पर निर्भरता की श्रृंखला

(सहभागिता)

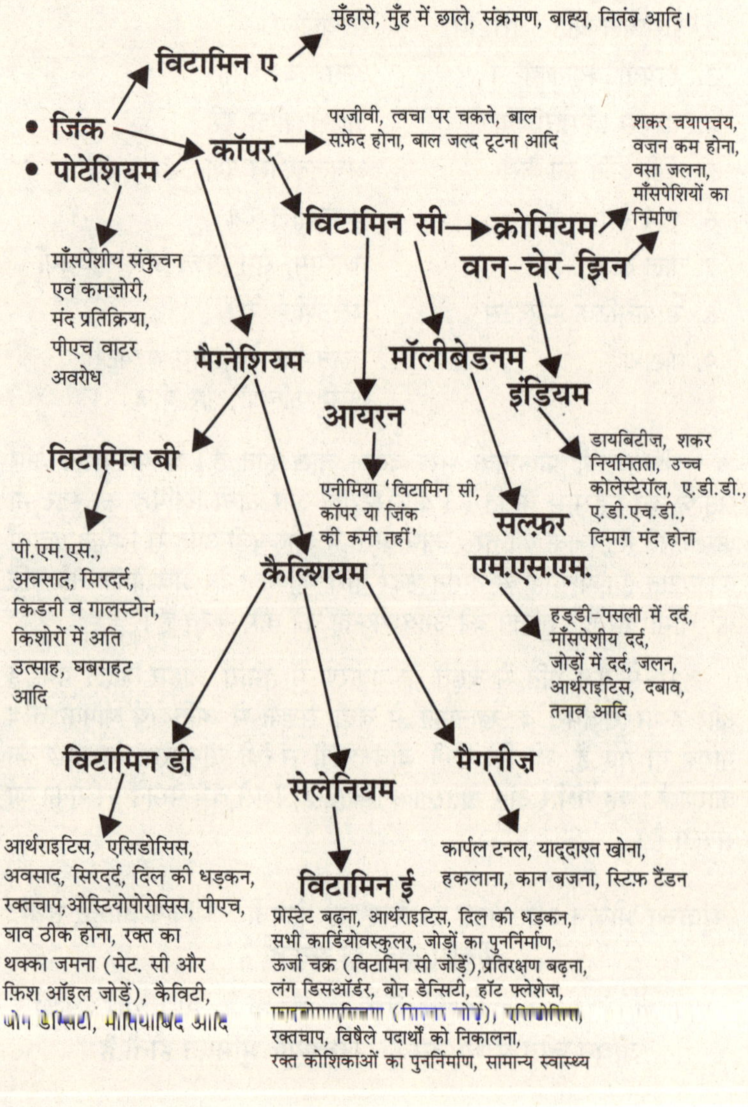

माइक्रोन्यूट्रिएंट के परस्पर जुड़ाव का चार्ट

परस्पर निर्भरता की श्रृंखला

(सहभागिता)

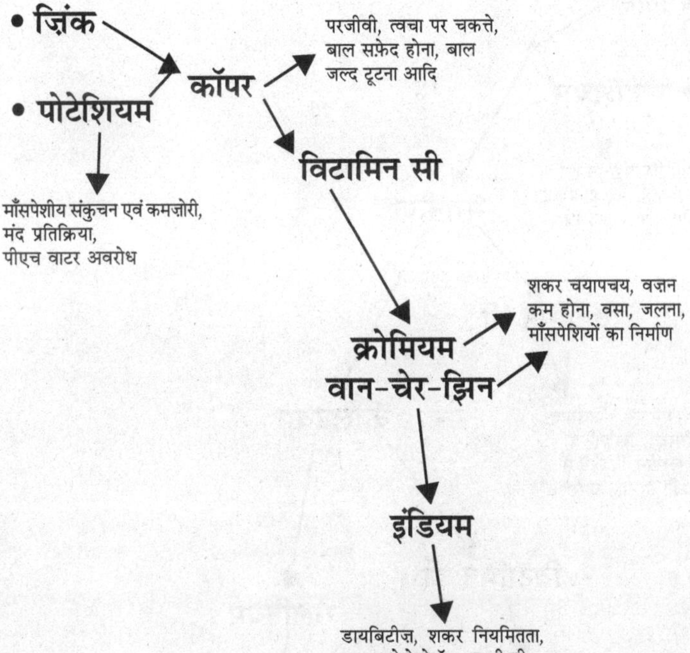

माइक्रोन्यूट्रिएंट के परस्पर जुड़ाव का चार्ट

परस्पर निर्भरता की श्रृंखला

(सहभागिता)

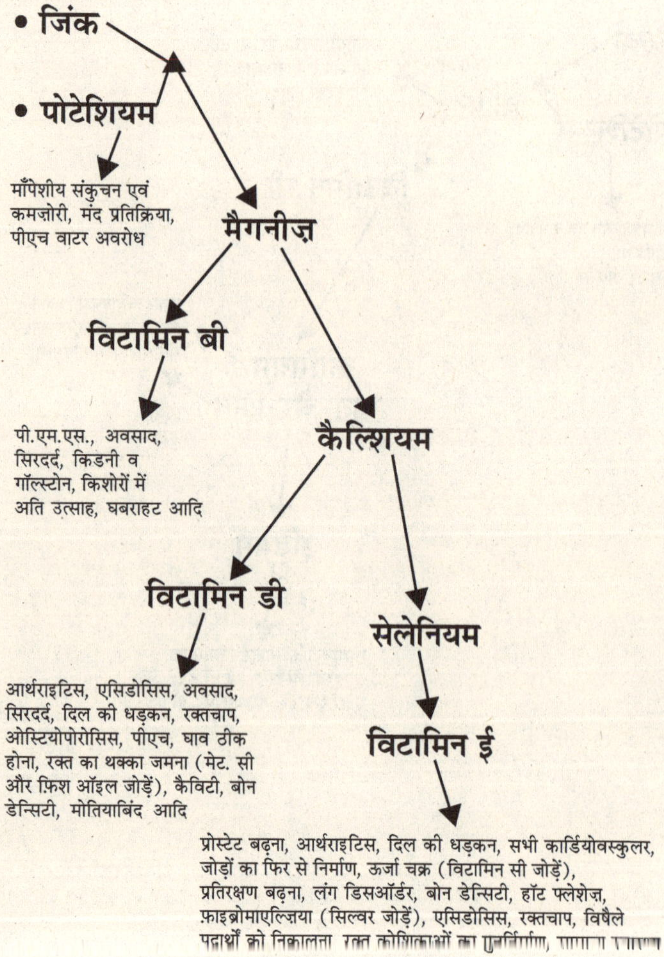

माइक्रोन्यूट्रिएंट के परस्पर जुड़ाव का चार्ट

परस्पर निर्भरता की श्रृंखला

(सहभागिता)

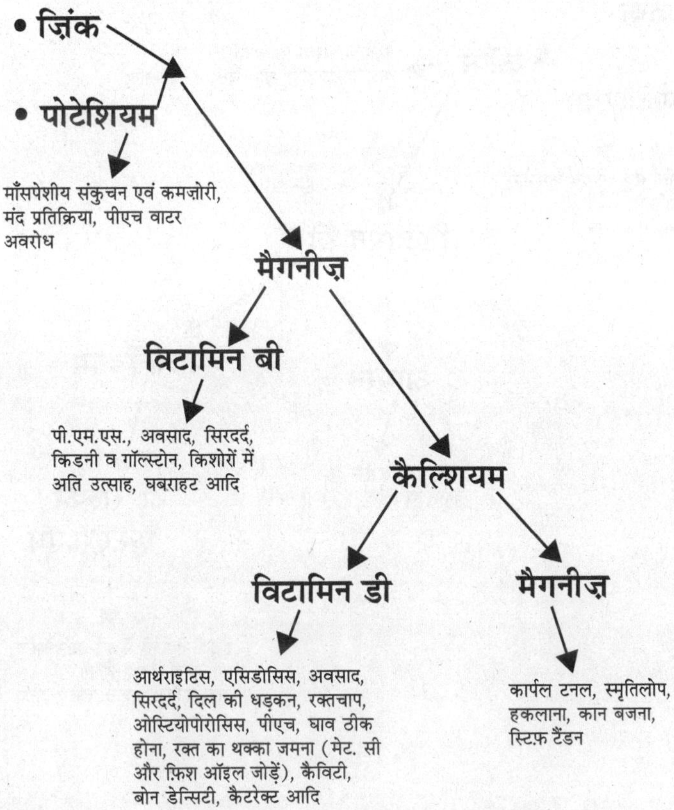

माइक्रोन्यूट्रिएंट के परस्पर जुड़ाव का चार्ट

परस्पर निर्भरता की श्रृंखला

(सहभागिता)

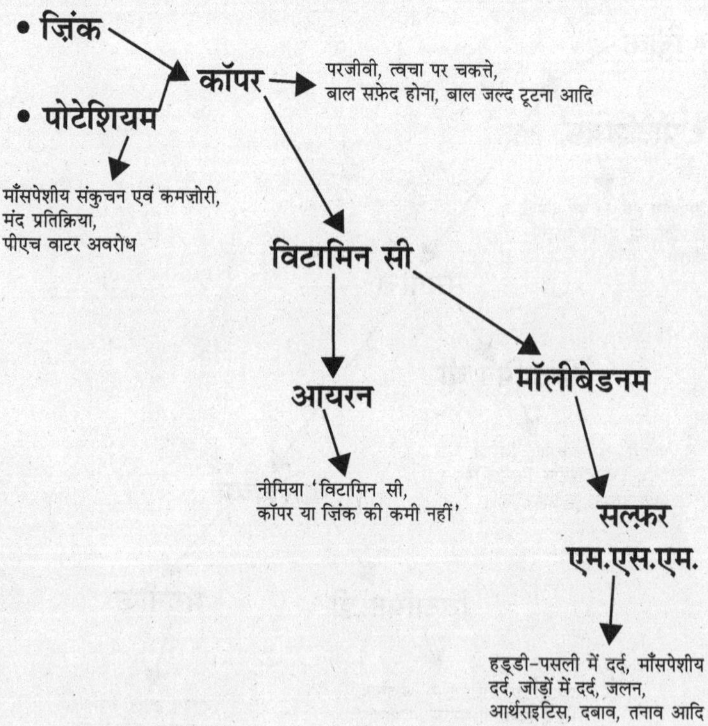

माइक्रोन्यूट्रिएंट के परस्पर जुड़ाव का चार्ट

परस्पर निर्भरता की श्रृंखला

(सहभागिता)

- **ज़िंक** → **विटामिन ए** → मुँहासे, जुकाम, फोड़ा, संक्रमण, बाह्य, नितंब आदि
- **पोटेशियम** → माँसपेशीय संकुचन एवं कमज़ोरी, मंद प्रतिक्रिया, पीएच वाटर अवरोध

इंद्रधनुष के सभी रंगों वाले सारे भोज्य पदार्थ खाएँ

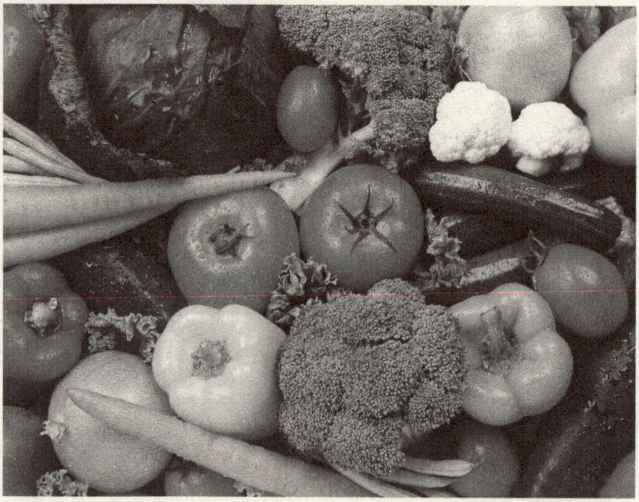

लाल: टमाटर, सेब, स्ट्रॉबेरीज़, सेम, मिर्च, रसभरी और क्रैनबेरीज़

नारंगी: गाजर, संतरा, शकरकंद, आम, आड़ू, कद्दू, खुबानी और खरबूजा।

पीला: नींबू, केले, अनानास, अंगूर, मक्का, सेम फली, मशरूम, अंडे, बिना पॉलिश के चावल, अखरोट, बादाम, अदरक, काजू, मूँगफली और तिल्ली।

हरा: पालक, पत्तागोभी, मिर्च, सेम, नाशपाती, अवाकाडो, अंगूर, अजवाइन।

बैंगनी: चुकंदर, लाल बंदगोभी, जामुन, ब्लैकबेरीज़।

सफ़ेद: फूलगोभी, आलू, अदरक, प्याज़, साबूत जई और टोफ़ू।

मिथक, जो टूटना चाहिए!

बहुत से लोगों का मानना है कि जब तक वे विटामिन सप्लीमेंट ले रहे हैं, तब तक सभी '**बुरे**' भोज्य पदार्थ खा सकते हैं। लेकिन आप सिर्फ सप्लीमेंट्स के ही भरोसे नहीं रह सकते। एक योजनाबद्ध एवं विविधतापूर्ण आहार अनिवार्य है।

4

बीमारियों का बदलता परिदृश्य

पिछले 30 साल में बीमारियों का परिदृश्य संक्रामक बीमारियों की प्रबलता से असंक्रामक बीमारियों (जीवनशैली से जुड़ी बीमारियाँ) पर आ गया है। जीवनशैली से जुड़ी बीमारियों की संख्या घातक रूप से बढ़ी हैं, जैसे- मधुमेह, उच्च रक्तचाप, हृदय रोग, पक्षाघात, गठिया, कैंसर, ऑस्टियोपोरोसिस, दमा और बड़ी संख्या में दीर्घस्थायी व क्षयकारी बीमारियाँ। संक्रामक बीमारियों, जैसे- मलेरिया, टाइफ़ाइड, तपेदिक आदि से हटकर, जीवनशैली से जुड़ी बीमारियाँ बढ़ाने और फैलाने के अहम कारणों में, अनियमित एवं असंतुलित आहार, व्यायाम की कमी, घर और बाहर बेतहाशा फैलता प्रदूषण और धूम्रपान आदि हैं।

जैसा कि नाम से ही ज़ाहिर होता है, जीवनशैली से जुड़ी बीमारियाँ हमारे जीवन जीने के तरीक़े का परिणाम होती हैं। इन्हें दीर्घजीवी और सभ्यता की बीमारियाँ भी कहा गया है। दरअसल जीवनशैली संबंधी बीमारियाँ, अपने परिवेश से तालमेल न बैठा पाने का नतीजा होती हैं।

हाल के वर्षों में इन बीमारियों का अधिक विस्तार हुआ है, क्योंकि औद्योगीकरण के साथ लोगों की उम्र बढ़ गई है। जिस तरह से ये बीमारियाँ शुरू होती हैं, वह काफ़ी ख़तरनाक है। इन्हें विकसित होने में सालों लगते हैं और इसके बाद ये हमारे जीवन का इतना बड़ा हिस्सा बन जाती हैं कि आधुनिक दवाओं से भी इनका उपचार नहीं हो पाता। तथ्य यह है कि हमारा आहार दिन-प्रतिदिन बदलता जा रहा है। अब हमारा भोजन उच्च पौष्टिक आहार से जंक फ़ूड में बदल गया है और इसने जीवनशैली संबंधी बीमारियों में भारी योगदान दिया है।

शारीरिक गतिविधि और व्यायाम की कमी ने भी इसमें आग में घी का काम किया। तंबाकू, धूम्रपान और मद्यपान आदि चीज़ों का सेवन भी जीवन में आगे जाकर गंभीर बीमारियों का ख़तरा पैदा कर सकता है, लेकिन दूसरी बीमारियों के बजाय, ग़लत जीवनशैली से पनपने वाली बीमारियों से बचा जा सकता है। हम अपनी जीवनशैली बदलकर, खानपान सुधारकर और अपने आसपास का वातावरण दुरुस्त कर, इनका प्रभाव कम कर सकते हैं।

^द स्कूल चाइल्ड हेल्थ, वेलनेस एंड लाइफ़स्टाइल सर्वे 2009 अपोलो हॉस्पिटल ग्रुप* द्वारा, 50 स्कूलों के, कक्षा 6 से 12 तक के 40,000 से अधिक बच्चों पर किए गए स्वास्थ्य सर्वेक्षण से खुलासा हुआ है कि स्वास्थ्य के अधिकतर पहलुओं में भारतीय स्कूली बच्चे भारतीय वयस्कों से कम सेहतमंद हैं। एक पीढ़ी में, जीवनशैली संबंधी दीर्घस्थायी बीमारियों का जोखिम बढ़कर 21.91 फ़ीसदी हो चुका है। यह भी ग़ौर करने लायक़ बात है कि जब तक कुछ बदलाव किए जाएँगे, तब तक वर्तमान पीढ़ी के भारतीय बच्चे, वयस्क होने पर, वर्तमान पीढ़ी के भारतीय वयस्कों के मुक़ाबले कम सेहतमंद रहेंगे। यह आश्चर्यजनक है कि अधिसंख्य नगरीय बच्चे माँसाहारी हैं और अपेक्षाकृत रूप से पोषक आहार कम मात्रा में लेते हैं।

जीवनशैली संबंधी बीमारियाँ, लोगों के अपने परिवेश से अनुचित संबंधों का परिणाम होती हैं। इन बीमारियों का आक्रमण बिल्कुल गुपचुप तरीक़े से होता है। लंबे समय तक व्यक्ति को इनका क़तई अंदाज़ ही नहीं लगता। इन्हें विकसित होने में सालों लगते हैं और एक बार घर कर लेने के बाद इनका आसानी से उपचार नहीं हो पाता।

नेशनल न्यूट्रिशन मॉनिटरिंग ब्यूरो के सर्वेक्षण से पता चलता है कि भारतीय घरों में अनाज, ज्वार, बाजरा (470 ग्राम) को छोड़कर अधिकांश भोजन की रोज़मर्रा की खपत आर.डी.ए. के मानक से बहुत कम है। भारतीय घरों में जो भोजन दिया जाता है, उसमें संरक्षक खाद्य पदार्थ, जैसे- दालें (29 ग्राम) और सब्ज़ियाँ नगण्य मात्रा में होती हैं। हरी पत्तेदार (10 ग्राम से कम) और अन्य सब्ज़ियों (70-80 ग्राम) की ख़पत अपर्याप्त होती है, जबकि इनमें ज़रूरी माइक्रोन्यूट्रिएंट्स प्रचुर मात्रा में होते हैं।

घरों में ऊर्जा की कमी का अनुपात क़रीब 48% है, जबकि प्रोटीन की कमी क़रीब 20% है। 50% वयस्क और 82% बच्चों में पोषण की कमी होती है।

ये सभी बातें वैश्वीकरण के प्रभाव से सामने आई हैं, जिसके कारण सघन कार्बोहाइड्रेट व संतृप्त वसा की उच्च ख़पत होती है। यही नहीं भोजन पकाने की ख़राब आदतों के साथ प्रसंस्करित व जंक फूड भी इसमें योगदान देते हैं। इस तरह ये सब स्थितियाँ मिलकर संतुलित और पोषक आहार की कमी को बढ़ा देती हैं।

पारंपरिक आहार	**मौजूदा आहार**
ढेर सारा	अभिरुचि योग्य
कम ऊर्जा घनत्व	ऊर्जा सघन
धीरे-धीरे पाचन	तेज़ी से पाचन
प्रोटीन ↑ वसा ↓	प्रोटीन↑ वसा↑
असंतृप्त वसा ↑	संतृप्त वसा↑
जटिल कार्बोहाइड्रेट्स↑	परिष्कृत आहार↑
रेशे ↑	रेश↓
विटामिन/खनिज ↑	विटामिन/खनिज ↓
फ़ायटोन्यूट्रिएंट्स↑	फ़ायटोन्यूट्रिएंट्स↓
ग्लायसेमिक इंडेक्स↓	ग्लायसेमिक इंडेक्स↑
एनए/के अनुपात↓	एनए/के अनुपात↓
कैल्शियम↑	कैल्शियम↓

(स्रोत : आई.सी.एम.आर.)

आधुनिक व्यक्ति का आहार

आज वैश्वीकरण के साथ उच्च कैलोरी वाला फ़ास्ट फ़ूड मशहूर हो गया है। इसी के साथ खाद्य प्रसंस्करण तकनीकों, खाद्य रसायनों (एडिटिव्ज़, परिरक्षक और रंग) के आने से और मिट्टी में पोषक तत्वों के लगातार गिरते स्तर से आधुनिक व्यक्ति के लिए कमज़ोर पोषकीय स्थिति बनती जा रही है।

1. परिष्कृत आटा-

(अ) गेहूँ में पाए जाने वाले पौष्टिक पदार्थों में 80% कमी।

(ब) विटामिन और खनिज में 75% कमी।

(स) खाने योग्य रेशों में 7% कमी।

2. प्रसंस्कृत तेल-

(अ) आधुनिक प्रसंस्करण तकनीकें वसा को ऑक्सीकृत या बदबूदार होने से रोकने में इस्तेमाल होती हैं। इस वजह से उसमें मौजूद स्वास्थ्यकारी ज़रूरी फैटी एसिड्स नष्ट हो जाते हैं और सिर्फ़ अस्वास्थ्यकारी वसा बचता है।

(ब) औसत व्यक्ति ऐसी 12 ग्राम वसा का उपभोग करता है, जबकि इसकी अनुशंसित मात्रा 4 ग्राम से भी कम है।

(स) रोज़ाना 4 से 5 ग्राम ट्रांस फैटी एसिड का 14 साल तक उपभोग हृदय रोग का ख़तरा 100% तक बढ़ा देता है।

3. सामान्य शकर-

(अ) आधुनिक खानपान में शीतल पेय ही परिष्कृत शकर के अकेले सबसे बड़े स्रोत हैं।

(ब) औसत व्यक्ति रोज़ाना क़रीब 20 चम्मच अतिरिक्त शकर का उपभोग करता है, यानी अनुशंसित मात्रा का दोगुना।

4. खाद्य रसायन-

(अ) एडिटिव्ज़, परिरक्षक पदार्थ और रंगों का इस्तेमाल भोजन की उम्र बढ़ाने, बेहतर दिखने और सुगंध बढ़ाने के लिए किया जाता है।

(ब) इस प्रकार के कई खाद्य रसायनों से स्वास्थ्य को गंभीर ख़तरा होता है। इन ख़तरों में कैंसर भी शामिल है।

5. मिट्टी में पौष्टिक पदार्थों की कमी-

(अ) प्रयोगशाला के परीक्षण इस बात की पुष्टि करते हैं कि आज के फल, सब्ज़ियाँ, अनाज, अंडे, दूध और यहाँ तक कि माँस में भी वह तासीर नहीं रह गई है, जो कुछ पीढ़ियों पहले हुआ करती थी। वर्तमान में कोई भी व्यक्ति पर्याप्त फल और सब्ज़ियाँ नहीं खा सकता, जिससे उसके तंत्र को बेहतर स्वास्थ्य के लिए आवश्यक पौष्टिक पदार्थों की आपूर्ति हो सके।

(ब) एशियाई मिट्टी की गुणवत्ता में 100 साल पहले के मुक़ाबले 76% की कमी आई है। इसी प्रकार यूरोप की मिट्टी में 72%, अमेरिका व कनाडा में 85%, दक्षिणी अमेरिका में 76% और ऑस्ट्रेलिया की मिट्टी में 55% की कमी आई है।

आहार में गुणवत्ता और मात्रा संबंधी इस कटौती के साथ अन्य कारक, जैसे- तनाव, धूम्रपान, तंबाकू, मद्यपान, रेडिएशन, दवाओं के अत्यधिक उपयोग, पानी, हवा तथा भोजन प्रदूषण, सूर्य की पराबैंगनी किरणें, कृषि में रसायनों के अत्यधिक इस्तेमाल सहयोगी की भूमिका निभाते हैं और इन्हीं के साथ, 70 प्रकार से अधिक दीर्घस्थायी गंभीर बीमारियों और जीवनशैली से जुड़ी बीमारियों का कारण बनते हैं।

इन सभी कारकों के कारण उच्च प्रतिक्रियाशील स्वतंत्र तत्वों (highly reactive free radicals) (ऑक्सीजन के अणु में से एक इलेक्ट्रॉन घटाने पर) का उत्पादन होता है, जो इन भयंकर बीमारियों के ज़िम्मेदार होते हैं और जिनका आधुनिक चिकित्सा में कोई उपचार नहीं है। हम इस तथ्य से इंकार नहीं कर सकते कि पोषण और जीवनशैली में बदलाव जीवनशैली संबंधी रोगों की रोकथाम तथा नियंत्रण में सर्वाधिक निर्णायक भूमिका निभाते हैं।

वर्तमान युग से पहले तक अधिकतर मौतें आकस्मिक बीमारियों (संक्रामक बीमारियों) से होती थी। इस तरह की बीमारियों का आधुनिक चिकित्सा के ज़रिये आसानी से उपचार हो जाता है। आज, उन बीमारियों से ज़्यादा मौतें हो रही हैं, जो कई सालों में हमारी उम्र के साथ-साथ धीरे-धीरे विकसित होती हैं। दबे पाँव आने वाली ये घातक बीमारियाँ आधुनिक चिकित्सा के त्वरित उपचार के आगे हथियार नहीं डालतीं।

बीमारियों के तमाम कारणों को जानने के पीछे उद्‌देश्य यह है कि संशोधन या सुधार के लिए इनका परिमाण ज्ञात किया जाए और इन्हें प्राथमिकता में जमाया जाए, जिससे बीमारी की रोकथाम हो या इन्हें नियंत्रित किया जा सके।

वर्तमान दौर में दुनिया में सबसे ख़तरनाक और जानलेवा 80% बीमारियों की उत्तरदायी आधुनिक जीवनशैली ही है। ऑल-इंडिया इंस्टिट्यूट ऑफ़ मेडिकल साइंसेज़ के कॉर्डियोलॉजी विभाग के प्रोफ़ेसर डी. प्रभाकरण कहते हैं, 'भारत में जीवनशैली संबंधी बीमारियाँ जानलेवा बीमारियों की सूची में सबसे आगे हैं।'

बीमारियों का बदलता परिदृश्य

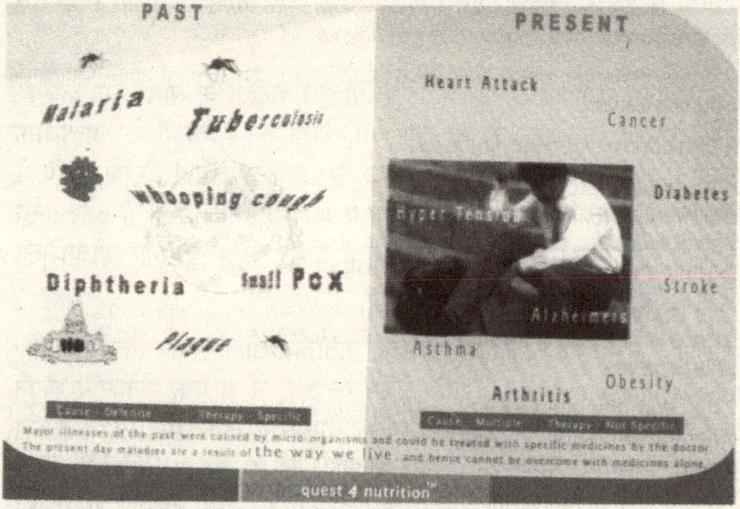

'भारत में क़रीब 13 करोड़ लोग हृदय संबंधी बीमारियों से जूझ रहे हैं।'

स्रोत : डेक्कन हेराल्ड

'हृदयाघात से दुनियाभर में मरने वाले 72 लाख लोगों में से 15 लाख से अधिक भारत के हैं।'

स्रोत : डब्ल्यू.एच.ओ. रिपोर्ट

'भारत में हर 30 सेकंड में हृदय संबंधी बीमारियों से 1 व्यक्ति की मौत होती है।'

स्रोत : डब्ल्यू.एच.ओ. रिपोर्ट

भारतीयों का आनुवंशिक रूप से हृदय संबंधी बीमारियों की ओर झुकाव है। सन् 2011 तक दुनिया के कुल हृदय रोगियों में से 60% भारत में होंगे।

स्रोत : डब्ल्यू.एच.ओ. रिपोर्ट

- चक्रीय हृदय रोगों (coronary heart disease) भारत में मृत्यु का सबसे बड़ा कारण है। 26.5% पुरुषों और 17.1% महिलाओं की मृत्यु इसी के कारण होती है।

– डॉ. के. श्रीनाथ रेड्डी,
कॉर्डियोलॉजी के प्रमुख, ए.आई.आई.एम.एस.

- सी.ए.डी. बचपन की समस्या है और इसकी रोकथाम बचपन से ही शुरू हो जाना चाहिए।

– डॉ. डी.एस. सक्सेना, प्रमुख,
कॉर्डियोथोराकिक और वस्कुलर सर्जरी, बॉम्बे हॉस्पिटल।

- 10 सालों में हृदयाघात के 5000 मामलों पर शोध किया गया। इनमें 16% मामले 40 साल से कम उम्र के लोगों के थे (पश्चिम में केवल 4%)

– डॉ. बी.के. गोयल, मुंबई

- हृदय रोग से वर्ष 2000 से 2030 के दौरान 34% कामकाजी आयु वाली आबादी की मौतों की आशंका जताई गई है।

– डॉ. रवि कासलीवाल, कॉर्डियोलॉजिस्ट,
इंद्रप्रस्थ हॉस्पिटल, नई दिल्ली. (स्रोत डब्ल्यू.एच.ओ.)

- पोषण की कमी वाले भ्रूण में सी.ए.डी., उच्च रक्तचाप, मधुमेह और डिस्लिपेडिमिया का अधिक ख़तरा रहता है।

– डॉ. प्रेम सेठ,
सीनियर पीडियाट्रिशन, बॉम्बे हॉस्पिटल

ऊपरी दूध पीने वाले बच्चों के मुक़ाबले माँ का दूध पीने वालों में सी.ए.डी., उच्च रक्तचाप, मधुमेह और उच्च कोलेस्टेरॉल का ख़तरा कम होता है।

- सी.ए.डी. का सबसे बड़ा जोखिम है 'जीवनशैली'।

– डॉ. बी.के. गोयल, मुंबई।

- डब्ल्यू.एच.ओ. के आकलन के मुताबिक़, भारत में सन् 2011 तक 1 करोड़ हृदय रोगी होंगे।

- उच्च रक्तचाप से पीड़ित लोगों की संख्या सन् 2025 तक 21.35 करोड़ तक बढ़ने का अनुमान है, जबकि सन् 2000 में यह आँकड़ा 11.82

करोड़ था। हर 25 साल में इसमें 80% की बढ़ोतरी हो रही है।

- सी.ए.डी. के कारण मृत्युदर 50 से 300% है, जो कि अमेरिका, यूरोप, चीन और जापान में सी.ए.डी. से होने वाली मौतों से कहीं अधिक है।
- प्रारंभिक रोकथाम के लिए सबसे अधिक ध्यान पोषण, वज़न नियंत्रण, एरोबिक एक्सरसाइज और धूम्र एवं मद्यपान निषेध पर होना चाहिए।
- सन् 2003 में 55000 कोरोनरी बायपास ऑपरेशन किए गए। भारतीयों में सी.ए.डी. की दर उच्चतम है।

हमारी 54% आबादी युवा है। लेकिन इस उजली तस्वीर पर एक काला दाग़ भी है और वह है युवाओं के बीच तेज़ी से बढ़ते हृदय रोगों की दर। हृदयघात की औसत उम्र 40 वर्ष से घटकर 30 वर्ष पर आ गई है।

विश्व स्वास्थ्य संगठन का अनुमान

'सन् 2015 तक हृदय संबंधी बीमारियों के कारण भारत की अर्थव्यवस्था को 236 बिलियन डॉलर का नुक़सान झेलना होगा।'

अगले दशक में भारतीय विटामिन और असंक्रामक उपचार के बजाय जीवनशैली संबंधी बीमारियों के उपचार पर ज़्यादा खर्च करेंगे।

सी.आई.आई.मैकिंसे

हृदय को ख़तरा

- हृदय रोगियों में भारतीय अव्वल: 10% प्रभावित, अमेरिका/यूरोप दूसरे नंबर पर हैं: दोनों में प्रत्येक 7%, चीन : 4%।
- वर्ष 2015 तक भारत में हृदय रोग अकेला सबसे बड़ा 'क़ातिल' होगा (डब्ल्यू.एच.ओ.)।
- भारत में 5 करोड़ लोग हृदय रोगों से पीड़ित हैं। वर्ष 2011 तक यह संख्या दोगुनी होने का अनुमान है।
- सबसे अधिक वृद्धि युवा एक्ज़ीक्यूटिव के बीच है: 8 में से एक 40 साल से कम उम्र का है।
- भारतीय एक्ज़ीक्यूटिव में हृदयघात वैश्विक औसत उम्र से 10 साल जल्दी है: बचाव 20 की उम्र के शुरुआती दशक में ही शुरू करने की ज़रूरत है।

- पिछले दशक में कॉरपोरेट एक्ज़ीक्यूटिव्ज़ में सी.ए.डी.17.4%से बढ़कर 35% हो गया, यानी दोगुनी वृद्धि।
- हृदयघात हर 10 में से 1 भारतीयों को मार देता है।

सबसे ज्यादा मधुमेह रोगियों वाले देश

व्यक्तियों की संख्या (करोड़ में)

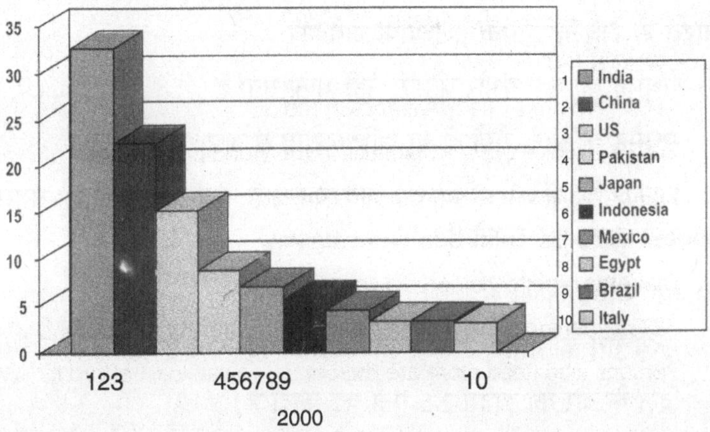

कस्टमर प्रोफ़ाइल- प्रेरणा में बदलाव

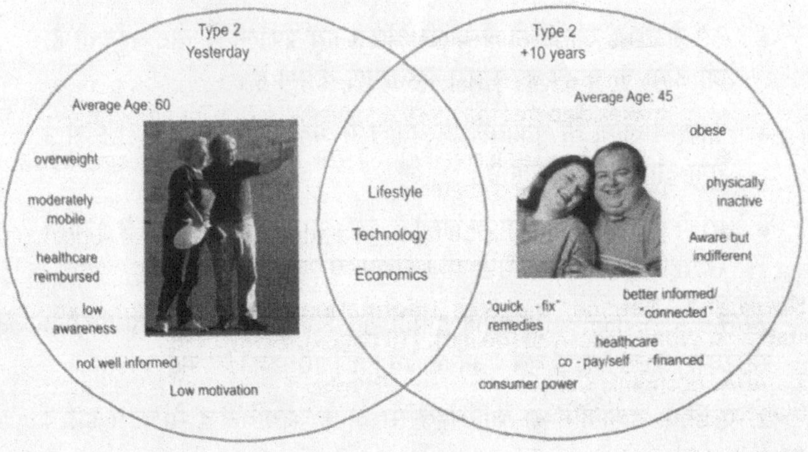

'मधुमेह के 58% वैश्विक मामलों का ज़िम्मेदार 21 किग्रा/मी^{2} से ऊपर का बॉडी मास इंडेक्स है।'

स्रोत : *आई.डी.एफ़. प्रेस रिलीज 25 अगस्त, 2003* एवं डब्ल्यू.एच.ओ.और आई.एफ़.डी.।

- 2000- भारत में 3 करोड़ 17 लाख मधुमेह रोगी थे।
- 2005- दुनिया के प्रत्येक 4 में से 1 मधुमेह रोगी भारत का था।
- 2030- भारत में 7 करोड़ 94 लाख मधुमेह रोगी होने का अनुमान।

भारत में मधुमेह : एक देशव्यापी सर्वेक्षण

- मधुमेह को एक गंभीर बीमारी नहीं माना गया है।
- मधुमेह के 38% रोगी दो या अधिक रोगों से जूझ रहे हैं।
- जिन व्यक्तियों को अधिक की आवश्यकता है, वे ऐसे लोग हैं, जो सबसे कम वहन कर सकते हैं।

मधुमेह पीड़ित लोगों में

- हृदय रोग का ख़तरा 2 से 4 गुना अधिक बढ़ जाता है।
- दिल के दौरे का ख़तरा 2.5 गुना बढ़ जाता है।
- सबसे बड़ी आशंका बढ़ते बच्चों में अंधेपन की होती है।
- 60 से 65% को उच्च रक्तचाप होता है।
- 60 से 70% लोगों को वैस्कुलर और स्नायु प्रणाली में चोट पहुँचती है, जो अंगों के कटने का सबसे महत्वपूर्ण कारण है।
- सामान्य लोगों के मुक़ाबले अस्पताल में भर्ती होने का ख़तरा 1.5 से 3 गुना अधिक बढ़ जाता है।
- 10 से 15 साल उम्र कम हो जाती है, जो आम आबादी से कम है (समय से पहले मौत का ख़तरा 3 से 4.5 गुना बढ़ जाता है।)

स्रोत : 1. नेशनल डायबिटीज़ इन्फ़ॉर्मेशन क्लियरिंग हाउस। डायबिटीज़ स्टैटिक्स। वर्ल्ड वाइड वेब [ऑनलाइन] : [10 पेज], 7 मई 1998

2. ए.डी.ए. इकोनॉमिक्स कॉन्सिक्वेंसेस ऑफ़ डायबिटीज़ मेलिटस इन द

यू.एस. इन 1997, डायबिटीज़ केयर, फ़रवरी 1998 पेज 296-109

मोटापा/मधुमेह

- 31% शहरी भारतीय या तो अत्यधिक वज़न वाले या सामान्य से अधिक मोटे हैं।
- वास्तव में मोटापा, हृदय रोग से तीन गुना ज़्यादा ख़तरनाक हो सकता है।
- दुनिया के सर्वाधिक मधुमेह रोगियों वाले देशों में भारत भी शामिल है। वर्तमान में यहाँ क़रीब 3 करोड़ मधुमेह के रोगी हैं और यह संख्या दिन-ब-दिन बढ़ती जा रही है।
- एक ताज़ा शोध में अनुमान लगाया गया है कि भारत की 15 साल से ऊपर की क़रीब 11% शहरी आबादी और 3% ग्रामीण आबादी मधुमेह से पीड़ित है।

तनाव/उच्च रक्तचाप/लिपिड्स

- उच्च रक्तचाप और तनाव (ख़ासकर कार्य से होने वाले) से 50% से अधिक हृदय की बीमारियों होती हैं।
- भारत के 100 करोड़ लोग उच्च रक्तचाप से पीड़ित हैं।
- भारत में प्रत्येक तीन में से दो व्यक्ति तनाव के शिकार हैं।
- 40% से अधिक शहरी भारतीयों में उच्च लिपिड स्तर (कोलेस्टेरॉल और ट्राइग्सिराइड) पाया गया है, जो हृदय रोगों का प्रमुख जोखिम कारक है।

68% भारतीय कामकाजी महिलाएँ (21 से 52 वर्ष) जीवनशैली संबंधी बीमारियों से पीड़ित हैं।

- इनमें से 53 प्रतिशत महिलाएँ कार्य के दबाव और सीमित समय के कारण पूरा अक्सर भोजन नहीं करती और जंक फ़ूड खाती हैं।
- जीवनशैली संबंधी बीमारियों, जैसे- मोटापा, अवसाद, पुराना कमरदर्द, मधुमेह और उच्च रक्तचाप।

स्रोत : आई.डी.ए., 2008

डब्ल्यू.एच.ओ. का अनुमान है कि भारत को हर साल मधुमेह और हृदय रोगों से मौतें तक़रीबन **210 बिलियन डॉलर** की पड़ती हैं। इसके अगले दस सालों में यह राशि बढ़कर **335 बिलियन डॉलर** होने का अनुमान है।

तनाव और बीमारियाँ

तनाव अब जीवन की रोज़मर्रा की बात बन गया है। सरल शब्दों में, तनाव किसी बदलाव के प्रति प्रतिक्रिया/जवाबदेही है। यह भिन्न-भिन्न परिस्थितियों में शारीरिक और भावनात्मक जवाबदेही है। लंबे समय का तनाव शरीर के विभिन्न तंत्रों पर दबाव डालता है, जिससे कई बीमारियाँ होती हैं। इस तरह की बीमारियों को मनोदैहिक ख़ामियाँ कहा जाता है। ये विकार हैं-

• मुँहासे (फुन्सी)	त्वचा की बीमारियाँ।
• एलर्जी	डायबिटीज़ मेलिटस
• दमा	क्रोनिक पैन सिंड्रोम
• एंजाइना पेक्टोरिस	असामान्य तीव्र हृदय धड़कन (palpitation)
• दिल का दौरा	रिह्यूमेटॉयड आर्थराइटिस
• पेप्टिक अल्सर	अल्सरेटिव कोलाइटिस
• उच्च रक्तचाप	हर्पीज़
• इरीटेबल बाउल सिंड्रोम	अर्टिकेरिया
• सिरदर्द जैसे माइग्रेन	जी मिचलाना, उल्टी होना
• तनाव से सिरदर्द	अनियमित दिल की धड़कन
• मोटापा	पीड़ादायक मासिकधर्म
• हाइपरथाइरॉयडिज़्म	सैक्रोइलियक पीड़ा

क्या करें?

1. त्वरित उपाय

- तनावपूर्ण परिस्थिति से तुरंत बाहर आ जाएँ और एक गिलास पानी पिएँ।
- इस तरह की अवस्था में कोई फ़ैसला न करें।
- अपने बारे में कोई नकारात्मक निर्णय न लें।
- अपने व्यक्तित्व की सकारात्मक विशेषताओं के बारे में विचार करें।
- धूम्रपान, मद्यपान या किसी ड्रग्स की मदद लेने की कोशिश न करें।

- ख़ुद को आसान कार्यों में लगाएँ, जैसे अपनी अलमारी की सफाई, किताबों को अलमारी में व्यवस्थित करना, पेंटिंग करना आदि। यह ध्यान रखें कि जो भी काम आप शुरू करें, उसे पूरा ज़रूर करें।
- अपने किसी नज़दीकी से फ़ोन पर बात करें, जैसे कोई मित्र आदि। उससे अपनी समस्या के बारे में बात करें। यदि आप ऐसा न करना चाहें, तो अपने दिमाग़ में आने वाली सभी बातें बग़ैर किसी काँटछाँट के किसी काग़ज़ पर लिख डालें।

2. लंबी अवधि के उपाय

- नियमित व्यायाम और हास्य, तनाव ख़त्म करने वाले बड़े उपाय हैं।
- व्यायाम उन तनाव के कारण उत्पन्न होने वाली अन्य जैव-रासायनिक समस्याओं को ख़त्म कर देता है।
- हँसना आंतरिक व्यायाम की तरह है।
- शिथिलीकरण और ध्यान क्रिया।
- पौष्टिक आहार से आपके हाव-भावों पर बहुत प्रभाव पड़ता है, क्योंकि यह व्यक्ति पर शारीरिक और मानसिक रूप से असर डालता है। उचित पोषण और खानपान की स्वास्थ्यवर्द्धक आदतें ऐसी स्थितियों के लिए प्रतिरोधक क्षमता बढ़ाती है।
- संतुलित और सेहतमंद भोजन करें, जिसमें जटिल कार्बोहाइड्रेट, उच्च प्रोटीन और निम्न वसा, विभिन्न प्रकार की सब्ज़ियाँ और फल शामिल हों।
- शरीर का वज़न बनाए रखें।
- उत्तेजकों, जैसे- कॉफ़ी, ब्लैक टी, कोला, चॉकलेट्स, एल्कोहल, सिगरेट आदि से बचें।
- अपने खानपान में समुचित मात्रा में प्राकृतिक मल्टीविटामिन और मल्टीमिनरल पूरक पदार्थ शामिल करें।
- साइबेरियन जिनसेंग एक बेहतरीन एंटी ऑक्सीडेंट्स है, साथ ही यह तनाव से लड़ने में भी बहुत मददगार है।

जीवनशैली संबंधी प्रमुख बीमारियाँ

भारत में इनकी स्थिति अत्यंत ख़तरनाक हो चुकी है। बीमारियों का खाका तेज़ी से बदल रहा है। विश्व स्वास्थ्य संगठन (डब्ल्यू.एच.ओ.) ने भारत की पहचान ऐसे देशों में की है, जहाँ निकट भविष्य में जीवनशैली संबंधी विकार सबसे अधिक होंगे। इन दिनों, न सिर्फ़ जीवनशैली संबंधी विकार आम बात हो गई है, बल्कि ये युवा आबादी पर भी दुष्प्रभाव डालने लगे हैं। यही वजह है कि अब ख़तरा 40+ से ख़िसककर 30+ पर पहुँच गया है।

मधुमेह के मामले में पहले से ही दुनिया की राजधानी माना जाने वाला भारत, अब अविश्वसनीय रूप से जीवनशैली संबंधी अधिकतर बीमारियों की राजधानी बनने की ओर तेज़ी से बढ़ रहा है।

ऑल इंडिया इंस्टिट्यूट ऑफ़ मेडिकल साइंसेज़ और मैक्स हॉस्पिटल के संयुक्त अध्ययन से पता चला है कि उच्च रक्तचाप, मोटापा और दिल की बीमारियों के मामले ख़तरनाक रूप से बढ़ रहे हैं, ख़ासकर शहरी युवाओं में। डॉक्टरों का मानना है कि उच्च वसा वाले खाद्य पदार्थ और एल्कोहल का उपभोग बढ़ने के साथ ही गतिहीन जीवनशैली के कारण मोटापा, मधुमेह और उच्च रक्तचाप जैसी बीमारियाँ हो रही हैं।

नाम	टिप्पणी
अल्ज़ाइमर्स डिज़ीज़ दिमाग़ की बीमारी का एक प्रकार	कोई भी इसका ठीक-ठीक कारण नहीं जानता, लेकिन दिमाग़ की कोशिका ज़रूर नष्ट होती है। इसका कोई इलाज नहीं है, लेकिन अच्छे पौष्टिक भोजन से इस जीवनशैली संबंधी बीमारी की प्रगति धीमी और असर मंद किया जा सकता है।
आर्टेरियोस्क्लेरोसिस कई बीमारियों के लिए एक सामान्य शब्द। इस बीमारी में धमनियों की दीवारें मोटी हो जाती हैं और उनकी प्रत्यास्थता ख़त्म हो जाती है। इसमें एथीरोस्क्लेरोसिस सबसे आम और गंभीर वस्कुलर बीमारी है।	प्लाक़ (एथीरोमास) धमनियों की दीवारों में जमा होने लगता है। इसी से हृदय रोग, सीने में दर्द (एंजाइना पेक्टोरिस), दिल का दौरा और सर्कुलेशन संबंधी अन्य विकार होते हैं। एथीरोस्क्लेरोसिस आमतौर पर उम्र बढ़ने के साथ होता है। यह अधिक वज़न, उच्च रक्तचाप और मधुमेह से जुड़ा है।
कैंसर : इसकी पहचान कोशिकाओं की असामान्य [illegible]	कैंसर को निश्चित रूप से मानव सभ्यता की नंबर 1 बीमारी माना जाता है। कैंसर 150 अलग-अलग तरह के होते हैं और उनके भी कई कारण होते हैं।

<table>
<tr><td rowspan="3"></td><td colspan="2">5 प्रमुख कैंसर रोग</td></tr>
<tr><td>पुरुष</td><td>महिला</td></tr>
<tr><td>1. प्रोस्टेट (28%)
2. फेफड़ों का कैंसर (17%)
3. कोलोरेक्टल (12%)
4. ब्लैडर (07%)
5. नॉन हॉकिंस लिम्फ़ोमा (04%)</td><td>1. स्तन कैंसर (30%)
2. फेफड़ों का कैंसर (13%)
3. कोलोरेक्टल (12%)
4. यूटेरस (06%)
5. ओवरीज़ (04%)</td></tr>
<tr><td>क्रॉनिक लीवर डिज़ीज़/सिरोसिस
लीवर के विकार के समूह की कोई भी बीमारी।</td><td colspan="2">लीवर की बीमारी के लक्षण हैं- पीलिया, भूख न लगना, लीवर का बढ़ना, द्रव्य पदार्थ संचित होना और चेतना दुर्बल होना।</td></tr>
<tr><td>क्रॉनिक ऑब्स्ट्रक्टिव पल्मोनरी डिज़ीज़ (सी.ओ.पी.डी.) : धीमे बढ़ने वाली बीमारी, साँस छोड़ने में श्वासनली में बाधा उत्पन्न होना</td><td colspan="2">इसके लक्षण हैं : व्यायाम करते समय श्वास लेने में परेशानी होना, भीतर या बाहर गहरी साँस लेने में परेशानी होना और कभी-कभी लंबे समय तक कफ़ रहना। इस परिस्थिति के बाद पुरानी ब्रांगकाइटिस, एम्फ़ाइज़िमा, अस्थमा या पुरानी ब्रोन्कियोलाइटिस बीमारी के रूप में भी नतीजे सामने आ सकते हैं। धूम्रपान तथा वायु प्रदूषण से स्थिति और बिगड़ सकती है।</td></tr>
<tr><td>मधुमेह : शरीर द्वारा इस्तेमाल की जाने वाली शर्करा को प्रभावित करने वाली बीमारी</td><td colspan="2">डायबिटीज़ मेलिटस के मुख्य रूप से चार प्रकार होते हैं। टाइप1 डायबिटीज़ को इन्सुलिन-डिपेंडेंट डायबिटीज़, जुवेनाइल-ऑनसेट डायबिटीज़, ब्रिटल डायबिटीज़ या केटोसिस-प्रोन डायबिटीज़ कहा जाता है। टाइप टू डायबिटीज़ को नॉन-इन्सुलिन-डिपेंडेंट डायबिटीज़, एडल्ट-ऑनसेट डायबिटीज़, केटोसिस-रेसिस्टेंट डायबिटीज़ या स्टेबल डायबिटीज़ भी कहा जाता है। टाइप 2 डायबिटीज़ अक्सर अधिक वज़न वाले वयस्कों को होती है। टाइप 3 या गेस्टेशनल डायबिटीज़, गर्भावस्था में कुछ महिलाओं को होती है। टाइप 4, जिसमें अन्य प्रकार की डायबिटीज़ भी शामिल हैं, पैंक्रियाज़, हॉर्मोन बदलाव, दवाओं के दुष्प्रभाव या जन्मजात होती है।</td></tr>
<tr><td>हृदय रोग : कई असामान्यताओं में से कोई भी, जो हृदय माँसपेशियों या हृदय के रक्त नलिकाओं को प्रभावित करती है।</td><td colspan="2">हृदय रोग मृत्युदर और अस्वस्थता का सबसे पहला कारण है।
इस जीवनशैली संबंधी बीमारी के दो दर्जन से अधिक रूप हैं। हृदय रोग और कार्डियोवस्कुलर बीमारी कॅन्जेस्टिव हार्ट फ़ैल्युअर हो सकती है। यह एक ऐसी अवस्था होती है, जिसमें हृदय शरीर की आवश्यकता अनुसार पर्याप्त मात्रा में रक्त पंप नहीं कर पाता।</td></tr>
<tr><td>नेफ्राइटिस/सी.आर.एफ़ : गुर्दों की कोई भी बीमारी, जिसका लक्षण सूजन व असामान्य कार्यान्वयन हो।</td><td colspan="2">गुर्दे की बीमारियों के लक्षणों में शामिल है- रक्त मिश्रित मूत्र, मूत्र में स्थायी रूप से प्रोटीन, मूत्र में मवाद, मूत्र में परेशानी और पीठ में दर्द।</td></tr>
<tr><td>पक्षाघात : मस्तिष्क को पहुँचने वाली ऑक्सीजन में कमी से पैदा होने वाली स्थिति, जिससे रिवर्सिबल या इर्रिवर्सिबल पैरालिसिस होता है।</td><td colspan="2">पक्षाघात बुढ़ापे, उच्च रक्तचाप, कमज़ोर परिसंचरण के पूर्व में आए हल्के दौरे, धूम्रपान, हृदय विकार,एम्बोलिज़्म, परिवार में पक्षाघात का इतिहास होने, बर्थ-कंट्रोल पिल्स का सेवन, डायबिटीज़, व्यायाम की कमी, अधिक वज़न, उच्च कोलेस्टेरॉल आदि से जुड़ा हुआ है।</td></tr>
</table>

अगले एक दशक में पुरानी बीमारियाँ, जैसे- मधुमेह, उच्च रक्तचाप, कैंसर और एड्स, भारत में होने वाली 65% से अधिक मौतों की ज़िम्मेदार होंगी, जबकि सन् 2005 में यह आँकड़ा 53% था। एक अध्ययन के मुताबिक़, वर्ष 2020 तक, इन पुरानी बीमारियों के कारण भारत में क़रीब 7.63 लाख लोगों की मौतें अनुमानित हैं, जबकि वर्ष 1990 में यह आँकड़ा 3.78 लाख था।

5

रोगमुक्त जीवन जिएँ अपनी जीवनशैली बदलें

रोगमुक्त जीवन जीना इन दिनों अधिकतर लोगों की इच्छाओं की सूची में सबसे ऊपर होता है। सूचना के इस युग में लोग तेज़ी से इस तथ्य के प्रति जागरूक हो रहे हैं कि जीवनशैली संबंधी जानलेवा बीमारियों का समाधान आधुनिक चिकित्सा तंत्र में नहीं मिल सकता। अब यह तथ्य साबित हो चुका है कि पौष्टिक खानपान और नियमित व्यायाम आपको स्वस्थ रखने और लंबा जीवन जीने में मदद करते हैं।

ऐसे बहुत से आरोग्य सिद्धांत हैं, जिनका अनुसरण करने और जिनके उदाहरणों पर ग़ौर करने की ज़रूरत है, ताकि यह सुनिश्चित हो सके कि जीवनशैली संबंधी बीमारियों का ख़तरा कम है।

अच्छे स्वास्थ्य के आठ स्तंभ

1. जोखिम कारणों को घटाना।
2. नियमित व्यायाम।
3. पर्याप्त पोषण।
4. प्राकृतिक पूरक पोषक तत्व।
5. पर्याप्त मात्रा में आराम और नींद।
6. सकारात्मक मानसिक नज़रिया।
7. अच्छी चिकित्सा देखभाल।
8. साफ़ हवा-पानी, सफ़ाई और सेहत का ध्यान।

चिकित्सा विज्ञान में जोखिम घटकों का मूल्यांकन करना ज़रूरी हो गया है, ख़ासकर बीमारियों को रोकने और स्वास्थ्य को बढ़ावा देने में।

स्वास्थ्य के ख़तरों को पहचानने का प्रयास, और यदि संभव हो, तो उसे कम करना उतना ही प्राचीन है, जितनी कि अपने आप में चिकित्सा। एक बार जोखिम के कारण पहचान लिए जाने के बाद आपका अगला काम है, अपने आसपास का परिवेश बदलना और लोगों को उनकी जीवनशैली बदलने के लिए शिक्षित करना। हालाँकि आनुवंशिक प्रवृत्ति, नस्लीय झुकाव जैसे कुछ ऐसे भी घटक हैं, जो नहीं बदलते, लेकिन अब भी यदि आप अन्य ख़तरों पर ध्यान देते हैं, तो इस बात के अवसर हैं कि जीवनशैली बीमारियाँ नगण्य हो जाएँगी।

ख़तरे के कारणों में सिनर्जी और विभिन्न जीवनशैली संबंधी बीमारियों को फैलाने की प्रवृत्ति होती है। अधिकतर जीवनशैली बीमारियों के जोखिम के लक्षण एक जैसे होते हैं, इसलिए सिर्फ़ मधुमेह या उच्च रक्तचाप से बीमार व्यक्ति में हृदयघात की आशंका अधिक होती है, लेकिन अच्छी ख़बर यह है कि जब आप जोखिम के कारणों की परवाह करने लगते हैं, तब आपकी कई जीवनशैली बीमारियाँ स्वयं ही कम होने लगती हैं।

हृदय रोग के ख़तरे के कारण

अपरिवर्तनीय ख़तरे के कारण

उम्र।

लिंग।

आई.एच.डी. का पारिवारिक इतिहास।

आनुवांशिक कारण।

रजोनिवृत्ति के बाद।

धमनियों में संकीर्णता।

खतरे के परिवर्तनीय कारण

◈ **जीवनशैली संबंधी कारण**

1. संतृप्त वसा और कैलोरी से भरपूर भोजन फल, सब्ज़ी, ओमेगा-3 फैटी एसिड्स व रेशों की कमी वाला भोजन।
2. गतिहीन जीवनशैली (व्यायाम की कमी)।

3. तनाव और सकारात्मक सोच का अभाव (अवसाद)।
4. मोटापा।
5. धूम्रपान।
6. अधिक मात्रा में मद्यपान
7. गर्भनिरोधक गोली का इस्तेमाल।
8. भोजन।

◈ जैव-रासायनिक और शरीरविज्ञान संबंधी कारण

1. बढ़ा हुआ प्लाज़्मा कोलेस्टेरॉल।
2. बढ़ा हुआ रक्तचाप।
3. बढ़ा हुआ प्लाज़्मा ट्राइग्लिसराइड।
4. बढ़ा हुआ होमोसिस्टीन।
5. निम्न प्लाज़्मा एच.डी.एल. कोलेस्टेरॉल।
6. मधुमेह।
7. थ्रॉम्बोजेनिक संबंधी कारण।
8. हाइपोथाइरॉयडिज़्म।

◈ भोजन संबंधी घटक

1. उच्च कार्बोहाइड्रेट और उच्च वसा (प्रचुर मात्रा में संतृप्त वसा और ट्रांस फैटी एसिड।)
2. शीतलपेय का अधिक उपभोग।
3. प्रोटीन और ओमेगा-2 फैटी एसिड की कम खपत।
4. अनिवार्य विटामिन, खनिज और फ़ायटोन्यूट्रिएंट्स का कम उपभोग।
5. साबुत अनाज और रेशे युक्त भोजन का बहुत कम उपभोग।
6. ताज़ा हरी सब्ज़ी, फल, मेवे और कम वसा वाले डेयरी उत्पाद का बहुत कम उपभोग।

हृदय संबंधी खतरे के विभिन्न कारण

1. आनुवांशिक
   - परिवार के किसी सदस्य को हृदय संबंधी समस्या न होना- 0 अंक।

- परिवार के एक सदस्य को हृदय संबंधी समस्या होना- 10 अंक।
- परिवार के एक से अधिक सदस्य को हृदय संबंधी समस्या होना- 20 अंक।

2. मौजूदा हृदय संबंधी समस्या

- हृदय संबंधी समस्या न होना- 0 अंक।
- हृदय संबंधी समस्या होना- 10 अंक।
- बॉर्डर लाइन ईसीजी या थकान आदि के कारण अधूरा टी.एम.टी- 15 अंक।
- असामान्य ईसीजी/टीएमटी/ईको - 20 अंक।

3. उच्च रक्तचाप

(अ) सिस्टोलिक (मर्करी मिमी. में)

- 110 से नीचे - 0 अंक।
- 120 तक - 5 अंक।
- 130 तक - 10 अंक।
- 140 तक - 15 अंक।
- 150 तक - 20 अंक।
- 150 से ऊपर - 25 अंक।

(ब) डायस्टोलिक (मर्करी मिमी. में)

- 70 से नीचे - 0 अंक।
- 80 तक - 0 अंक।
- 85 तक - 10 अंक।
- 90 तक - 15 अंक।
- 95 तक - 20 अंक।
- 95 से ऊपर - 25 अंक।

4. उच्च रक्त शर्करा (रक्त के प्रति 100 मिली. में मिग्रा.)

(अ) खाली पेट

- 115 तक - 0 अंक।

- 115 से ऊपर – 20 अंक।

(ब) अनियमित/पीपी

- 180 तक – 0 अंक।
- 180 से ऊपर – 20 अंक।

(स) जी.टी.टी. (एक घंटा)

- 200 तक – 0 अंक।
- 200 से ऊपर – 20 अंक।

(द) जी.टी.टी. (दो घंटे)

- 140 तक – 0 अंक।
- 140 से ऊपर – 20 अंक।
- कोई संकेत नहीं, कोई विवरण उपलब्ध नहीं– 10 अंक।
- संकेत मिले, लेकिन कोई विवरण उपलब्ध नहीं– 15 अंक।
- प्रति मधुमेह चिकित्सा, भले ही मात्रा सामान्य हो– 15 अंक।

5. उच्च कोलेस्टेरॉल

(अ) कुल कोलेस्टेरॉल

- 200 तक – 0 अंक।
- 240 तक – 10 अंक।
- 280 तक – 15 अंक।
- 320 तक – 0 अंक।
- 320 से ऊपर – 25 अंक।

(ब) एच.डी.एल.

- 35 से नीचे – 25 अंक।
- 40 तक – 20 अंक।
- 45 तक – 15 अंक।
- 50 तक – 10 अंक।
- 55 तक – 5 अंक।

- 55 से ऊपर - 0 अंक।

(स) एल.डी.एल.

- 130 से नीचे - 0 अंक।
- 159 तक - 10 अंक।
- 190 तक - 20 अंक।
- 190-25 अंकों से ऊपर।

(द) ट्राइग्लिसेराइड्स

- 100 से नीचे - 0 अंक।
- 200 तक - 10 अंक।
- 300 तक - 15 अंक।
- 400 तक - 20 अंक।
- 450 तक - 25 अंक।

(इ) कुल/एच.डी.एल. अनुपात

- 3.5 से नीचे - 0 अंक।
- 4.0 तक - 10 अंक।
- 4.5 तक - 15 अंक।
- 5.0 तक - 20 अंक।
- 5.0-25 अंकों से ऊपर।
- संकेत नहीं मिले, कोई विवरण उपलब्ध नहीं- 10 अंक।
- कोलेस्टेरॉल की दवा लेना, भले ही मात्रा सामान्य हो- 20 अंक।
- संकेत मिले, लेकिन कोई विवरण उपलब्ध नहीं- 20 अंक।

6. धूम्रपान

- धूम्रपान न करने वाले- 0 अंक।
- असरकारक धूम्रपान करने वाले- 10 अंक।
- रोज़ 10 सिगरेट से कम- 20 अंक।
- रोज़ाना 10 या अधिक सिगरेट- 25 अंक।

7. गतिहीन जीवन

- गतिहीन-20 अंक
- हाथ से काम/3 या उससे कम दिन व्यायाम करना- 10 अंक।
- 6 दिन व्यायाम करना- 20 अंक।

8. अधिक वज़न

- सही वज़न- 0 अंक।
- अधिक वज़न- 10 अंक।
- मोटापा- 20 अंक।

9. तनाव

- कोई तनाव नहीं- 0 अंक।
- कुल मिलाकर कम तनाव- 10 अंक।
- टाइप ए व्यक्तित्व- 20 अंक।

10. उम्र

(अ) पुरुष

- 40 साल से कम- 0 अंक।
- 40 साल से ऊपर- 10 अंक।

(ब) महिला

- 50 साल से कम- 0 अंक।
- 50 साल से ऊपर या रजोनिवृत्ति- 10 अंक

(स) पुरुष/महिला

- 70 साल से ऊपर - 25 अंक।
- 60 साल से ऊपर- 20 अंक

11. दिल की धड़कन

- 72 धड़कन प्रति मिनट तक- 0 अंक।
- 86 धड़कन प्रति मिनट तक- 5 अंक।

- 86 धड़कन प्रति मिनट से ऊपर- 10 अंक।

12. उच्च वसायुक्त भोजन

- मक्खन, चीज़, घी, अंडे और अन्य पदार्थ खाना हफ़्ते में दो बार से कम- 10 अंक।
- मक्खन, चीज़, घी, अंडे और अन्य पदार्थ रोज़ खाना- 20 अंक।

इन अंकों को जोड़ना है और प्रारंभिक कार्डियक ख़तरे के कारणों, यानी मधुमेह, उच्च रक्तचाप और कोलेस्टेरॉल के निम्न अंकों के आधार पर पेनल्टी अंकों को जोड़ें (यदि इनमें से एक 10 अंक हो, यदि इनमें से दो 20 अंक हो, यदि तीनों 30 अंक हों)।

- 35 या कम अंक-1% जोखिम
- 35 से अधिक 45 से कम अंक- 3% जोखिम
- 45 से अधिक 55 से कम अंक- 7% जोखिम
- 55 से अधिक 65 से कम अंक- 17% जोखिम
- 65 से अधिक 70 से कम अंक- 27% जोखिम
- 70 से अधिक 75 से कम अंक- 40% जोखिम
- 75 से अधिक 80 से कम अंक- 56% जोखिम
- 80 से अधिक 90 से कम अंक- 65% जोखिम
- 90 अंक- 75% जोखिम

अब क्या किया जाना चाहिए?

1. खानपान में परिवर्तन

- सिर्फ़ 5% संतृप्त वसा के स्थान पर असंतृप्त वसा लेने से दिल के दौरे का ख़तरा 40% तक कम हो जाएगा।
- 24 ग्राम रेशे/दिन- उच्च रक्तचाप का 50% कम ख़तरा।
- प्रतिदिन साबुत अनाज का एक पूरा कटोरा- दिल के दौरे का ख़तरा 37% तक कम।
- रक्षक खाद्य पदार्थ जैसे सोया प्रोटीन, विभिन्न रंगों के ताज़े फल व सब्जियों को शामिल कर भोजन संतुलित किया जा सकता है।

- 25 ग्राम सोया प्रोटीन अपने प्रतिदिन के कम संतृप्त वसा और कोलेस्टेरॉल वाले भोजन में शामिल करने से हृदय रोग का खतरा कम होता है। (अमेरिकन मेडिकल एसोसिएशन, यू.के.एफ़.डी.ए. के अनुसार)।
- अपने खानपान में जैविक भोज्य पदार्थों की मात्रा बढ़ाएँ।
- प्राकृतिक पूरक पोषक तत्वों का सेवन करें।
- ओमेगा-3 फैटी एसिड्स में इतनी क्षमता है कि यह सभी दिल के दौरे की तरफ़ ले जाने वाले सभी छह क़दमों को रोक देता है।
- विटामिन बी वाले पूरक पोषक तत्वों का सेवन करें, ख़ासकर फ़ॉलिक एसिड।
- विटामिन सी और ई वाले पूरक पोषक तत्वों का सेवन करें।
- कैल्शियम, मैग्नीशियम, सेलेनियम, क्रोमियम, जिंक, मैगनीज़ और ताँबे के पूरक पोषक तत्वों का सेवन करें।
- को-एंजाइम क्यू 10 का सेवन करें।
- प्राकृतिक लहसुन के पूरक पोषक तत्वों की ख़ुराक लें।
- घुलनशील (8 ग्राम) और अघुलनशील (20 से 25 ग्राम) रेशों की पर्याप्त ख़ुराक ले।
- फायटोन्यूट्रीएंट्स बॉयोफ़्लैवेनॉयड्स और बीटा कैरोटीन की पर्याप्त ख़ुराक ले।

आहार-पूरक पदार्थों की भूमिका

1. सोया आइसोलेट प्रोटीन

- एंटी थ्रोम्बोटिक
- ऑक्सीकरण रोधी
- विटामिन सी का अवशोषण बढ़ाते हैं।
- एल.डी.एल. का ऑक्सीकरण रोकते हैं।
- कोलेस्टेरॉल और ट्राइग्लिसेराइड कम करते हैं।
- वज़न कम करने में मदद करते हैं।

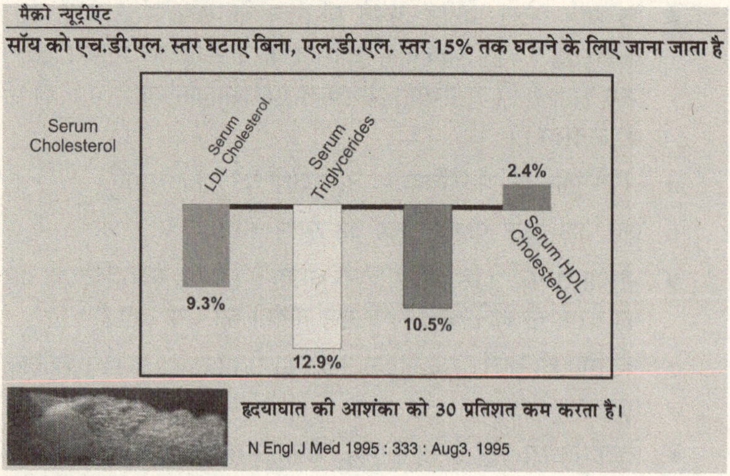

2. ओमेगा-3 फैटी एसिड

- वेंट्रीक्यूलर एरिदमिया के प्रति हृदय की अतिग्रहणशीलता घटाता है।
- एंटी थ्रोम्बोजेनिक
- हाइपोट्राइग्लिसेराइडेमिक (ख़ाली पेट और भोजन के बाद)
- एथीरोस्क्लेरोसिस प्लॉक की वृद्धि को रोकता है।
- प्लैटलेट के वृद्धि घटक को कम करता है।
- एंडोथीलियल शिथिलीकरण में नाइट्रिक ऑक्साइड प्रेरित करता है।
- रक्तचाप घटाता है।
- हृदय संकुचन की दक्षता बढ़ाता है।
- वज़न घटाने में मदद करता है।
- **मृत्युदर में 29% की कमी करता है।**

3. **विटामिन बी 6, बी 12 और फ़ोलिक एसिड, होमोसिस्टीन को घटाते हैं।**
4. **नियासीन (विटामिन बी 3) : कोलेस्टेरॉल को घटाता है और साथ ही दूसरी बार दिल के दौरे की आशंका को भी 30% घटाता है।**
5. **विटामिन ई : दिल के दौरे की आशंका को 37% तक घटाता है।**

- रक्षक एच.डा.एल. का बढ़ाता है।

- विटामिन ई प्रतिरक्षा तंत्र और हृदय की पेशियों को मज़बूत करता है, रक्त संचरण को सुधारता है और स्वतंत्र तत्वों को ख़त्म करता है।
- रक्त के थक्कों से बचाव करता है और घोल देता है।
- रक्त नलिकाओं को चौड़ा करता है और रक्त का प्रवाह बढ़ाता है।

6. **विटामिन सी**

- उच्च रक्तचाप को घटाता है और धमनियों के कड़ेपन को कम करता है।
- कोलेस्टेरॉल को कम करता है (प्रकृति का आदर्श स्टैटिन)
- सशक्त ऑक्सीकरण
- विटामिन ई और ग्लूटेथियॉन का स्तर बढ़ाता है।

7. **कैल्शियम**

- हृदय की सामान्य क्रिया।
- रक्तचाप को नियंत्रित करता है।
- कोलेस्टेरॉल को नियंत्रित करता है।

8. **मैग्नीशियम**

- अच्छे एच.डी.एल. को बढ़ाता है।
- रक्तचाप को नियंत्रित करता है।
- कैल्शियम के अवशोषण को बढ़ाता है।
- कोलेस्टेरॉल को बढ़ने से रोकता है।
- लेसीथिन को संश्लेषित करता है।
- विटामिन बी और ई का इस्तेमाल करता है।
- अवसाद से लड़ता है।

9. **सेलेनियम, जिंक, मैगनीज़ और कॉपर :** ऑक्सीकरण रोधी

10. **क्रोमियम :** एच.डी.एल. कोलेस्टेरॉल का स्तर 10% बढ़ाता है।

एच.डी.एल. में 6% की वृद्धि से सी.ए.डी. का जोखिम 20% तक घट जाएगा।

11. **कोएंजाइम क्यू 10 :** धमनियों में रक्त का थक्का जमाने वाले पदार्थ का ख़तरा कम कर देता है।

12. बायोफ्लैवेनॉयड और बीटा कैरोटीन ऑक्सीकरण रोधी होते हैं। बायो-फ्लैवेनॉयड, कोलेस्टेरॉल का ऑक्सीकरण और रक्त का थक्का जमने से रोकता है।

13. लहसुन से एक हफ़्ते में 40% मरीजों का रक्तचाप कम हो गया। यह रक्त नलिकाओं में कोलेस्टेरॉल को तोड़ने में मदद करता है, कोलेस्टेरॉल व एल.डी.एल. को कम करता है और एच.डी.एल को बढ़ाता है।

14. रेशेयुक्त भोजन कोलेस्टेरॉल को 7.6% और एल.डी.एल. को 10.8% घटा देते हैं।

शारीरिक गतिविधि और भारत में कोरोनरी हृदय रोगों का ख़तरा

- गतिहीन जीवनशैली या शारीरिक रूप से असक्रियता के कारण कोरोनरी हृदय रोगों का ख़तरा 1.5 से 2.4 गुना तक बढ़ जाता है।
- नियमित शारीरिक गतिविधियों से मोटापे, रक्त लिपिड असामान्यता, उच्च रक्तचाप और सामान्य मधुमेह का ख़तरा कम हो जाता है।
- रोज़ 35-40 मिनट तेज़ चलने से कोरोनरी हृदय रोगों का ख़तरा कम होता है।

जैविक रचना

रक्तचाप का घटना।

एच.डी.एल. में बढ़ोतरी।

इन्सुलिन संवेदना बढ़ना।

एंडोथेलियल कार्यों में बेहतरी।

अथेरोस्क्लेरोसिस में कमी।

व्यायाम के प्रभाव बनाम मृत्युदर

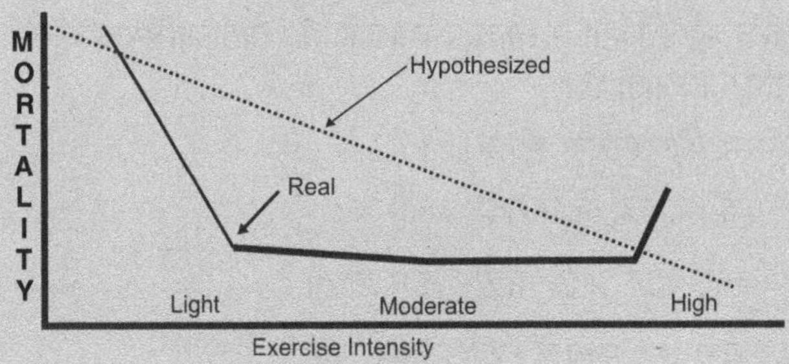

तनाव और दिल का दौरा

- टाइप ए पर्सनैलिटी प्रतिस्पर्धात्मक कार्य, व्याकुलता, दुश्मनी, बेसब्री, अत्यावश्यकता की अनुभूति।
- अवसादग्रस्त व्यक्तित्व।

समाधान : पर्याप्त आराम और भरपूर नींद। ध्यान, योगा और तनाव घटाने की अन्य तकनीकें।

मोटापा और कोरोनरी हृदय रोग

हृदय रोगों में 33% वृद्धि।

समाधान : वज़न घटाएँ, आदर्श बी.एम.आई.– <25, कुल शरीर वसा प्रतिशत को सामान्य दायरे में रखें।

धूम्रपान और दिल का दौरा

- वर्ष 2000 में धूम्रपान करने वालों में 1,690,000 लोगों की हृदय रोग से अकाल मौत हो गई। इसके विपरीत, फेफड़ों के कैंसर से 'सिर्फ़' 850,000 मौतें हुईं। प्रत्येक सिगरेट आपसे आपकी ज़िंदगी के पाँच मिनट छीन लेती है।
- हृदय रोगों से 1.7 गुना अधिक मौतें हुई। हर 40 सेकंड में एक मृत्यु।
- बायपास सर्जरी करवाने वाले 10 में से 9 व्यक्ति धूम्रपान करने वाले/

धूम्रपान त्याग चुके लोग हैं।

- **जैविक रचना**

कार्बन मोनोऑक्साइड से एथीरोजेनेसिस प्रेरित होता है।

निकोटिन की उत्तेजना से रक्तचाप बढ़ता है और मायोकार्डियल ऑक्सीजन की माँग बढ़ जाती है।

यह सीरम कोलेस्टेरॉल भी बढ़ाता है।

रक्षित एच.डी.एल. में गिरावट आती है।

एंडोथेलियल द्वारा प्रदत्त आराम कम करता है।

समाधान : धूम्रपान छोड़ दें। ख़ुशख़बरी यह है कि...

- 20 मिनट के भीतर, आपका रक्तचाप और धड़कन अपनी सामान्य स्थिति में आ जाएगी।
- 24 घंटे के भीतर, आपको दिल का दौरा पड़ने और पक्षाघात होने की संभावना कम होना शुरू हो जाती है।
- 10 सालों के भीतर, आपको हृदय रोग का उतना ही ख़तरा होगा, जितना किसी धूम्रपान न करने वाले व्यक्ति को होता है।

अत्यधिक मद्यपान और दिल का दौरा

प्रतिदिन 75 ग्राम या अधिक सेवन कोरोनरी हृदय रोगों का जोखिम घटक है।

समाधान : मद्यपान करना बंद कर दें या कम कर दें।

उच्च रक्तचाप और मधुमेह (डायबिटीज़ मेलिटस)

ये दो स्थितियाँ दिल के दौरे के 40% मामलों के लिए ज़िम्मेदार होती हैं।

समाधान : रक्तचाप और रक्त शर्करा को नियंत्रण में रखें। इन्सुलिन प्रतिरोधक का ध्यान रखें।

कैंसर के कारण

- आनुवांशिक कारण
- धूम्रपान
- व्यायाम की कमी

- मोटापा
- तनाव।
- उच्च संतृप्त वसा युक्त खाद्य।
- अपर्याप्त मात्रा में फलों व सब्ज़ियों का सेवन।
- अधिक मद्यपान।
- विटामिन डी की कमी।
- अधिक मात्रा में नमक का सेवन।
- लंबे समय तक गर्भनिरोधक गोली का सेवन।
- औद्योगिक और वाहनों का प्रदूषण।
- धुएँदार या झुलसे हुए भोजन का सेवन।
- अधिक मात्रा में सूर्य के प्रकाश और रेडिएशन का सामना करना।
- कुछ वायरल और अन्य संक्रमण।

  एच.पी.वी., हेपेटाइटिस बी व सी, साइटोमेगालोवाइरस, एच.आई.वी., ई–बी वायरस।

1. धूम्रपान से जुड़े कैंसर

- मुँह
- गर्भाशय ग्रीवा
- पाचक ग्रंथि
- मूत्राशय
- गुर्दे
- बड़ी आँत
- गला
- नासिका मार्ग
- ग्रासनली
- फेफड़े

2. मोटापे संबंधी कैंसर

- गुर्दा

- गर्भाशय
- स्तन
- बड़ी आँत
- पित्ताशय

3. उच्च संतृप्त वसा आहार संबंधी कैंसर

- प्रोस्टेट
- गर्भाशय
- स्तन
- बड़ी आँत
- फेफड़े

4. फल व सब्ज़ी की अपर्याप्त मात्रा के कारण होने वाला कैंसर

- मुँह और गला
- ग्रासनली
- फेफड़े
- पेट
- पाचक ग्रंथि
- यकृत
- बड़ी आँत
- अंडाशय
- गर्भाशय ग्रीवा
- प्रोस्टेट
- थायरॉयड
- किडनियाँ
- स्तन
- मूत्राशय

5. मद्यपान से होने वाला कैंसर

- मुँह और गला

- ग्रासनली
- यकृत
- बड़ी आँत/मलाशय
- स्तन
- पाचक ग्रंथि

पुरुषों में : फेफड़े, पेट, यकृत, बड़ी आँत, मलाशय, ग्रासनली, मुँह, गला, प्रोस्टेट और लिम्फ़ोमा।

महिलाओं में : स्तन, पेट, बड़ी आँत, मलाशय, गर्भाशय ग्रीवा, फेफड़े, अंडाशय, ग्रासनली, यकृत और गर्भाशय।

वर्तमान स्थिति

- हर साल कैंसर के 5 लाख नए मामले सामने आते हैं।
- हर साल कैंसर से 3 लाख मौतें होती हैं।
- किसी भी समय 15 लाख रोगियों को निदान और उपचार सुविधाओं की ज़रूरत।

क्या किया जाए?

1. खानपान में फेरबदल करें। भोजन में पर्याप्त मात्रा में रक्षात्मक पदार्थ, जैसे-ताज़े फल व सब्ज़ियों को शामिल करें। साथ ही उच्च वसा भोजन, जंक फ़ूड, अचार-मुरब्बा व प्रसंस्कृत भोज्य पदार्थों, धूम्रपान, माँस-मछली और प्रति पोषक तत्वों को हटाएँ।
2. यदि आपका वज़न अधिक है या आप अत्यधिक मोटे हैं तो वज़न घटाएँ।
3. धूम्रपान छोड़ें, पान मसाला व तंबाखू खाना बंद कर दें।
4. मद्यपान कम या बंद कर दें।
5. व्यक्तिगत साफ़-सफाई का ख़ास ख़्याल रखें। सफाई की कमी से कई बार गर्भाशय ग्रीवा में कैंसर की संभावना पैदा हो जाती है।
6. कैंसर कारक रसायनों से दूर रहें।
7. भोजन, दवाओं और कॉस्मेटिक्स का कार्सीनोजेन्स के लिए परीक्षण करना चाहिए।
8. वायु प्रदूषण को नियंत्रित करें।

9. नियमित रूप से व्यायाम करें।
10. सूर्य की रोशनी और विकिरणों के सीधे संपर्क से बचें।
11. तनाव कम करें।
12. कॉफ़ी का सेवन घटाएँ और सैक्रीन का इस्तेमाल बंद करें। ये दोनों ही मूत्राशय के कैंसर का कारण बनते हैं। कॉफ़ी के बहुत अधिक सेवन से पाचक ग्रंथि का कैंसर भी हो सकता है।

पूरक पोषक आहार की भूमिका

1. **विटामिन ए, सी और ई** सशक्त ऑक्सीकरण रोधी हैं और सभी प्रकार के कैंसर से सुरक्षा प्रदान कराते हैं। ये ट्यूमर की बढ़ोतरी को रोकने में भी मदद करते हैं।
2. **सेलेनियम** भी अपने ऑक्सीकरण रोधी गुणों के चलते मददगार होता है।
3. **खाद्य रेशे** बड़ी आँत या कोलोन कैंसर के विकास के विरुद्ध सुरक्षा प्रदान करते हैं।
4. **फ़ाइटोन्यूट्रिएंट्स** सब्ज़ियों और फलों से प्राप्त होते हैं। इनमें भी सभी प्रकार के कैंसर के प्रतिरोधात्मक गुण होते हैं।
5. कैंसर रोगी की ऊर्जा व प्रोटीन ज़रूरत 20% बढ़ जाती है। इसलिए शरीर के वज़न के अनुसार प्रोटीन 1.2 से 1.5 ग्राम/किग्रा और 30 से 35 कैलोरी/किग्रा दिया जाना चाहिए।
6. आदर्श पोषण बनाए रखने के लिए सभी विटामिन बी और ओमेगा-3 फैटी एसिड दिए जाने चाहिए।
7. लहसुन में कैंसर रोधी गुण होते हैं, इसका नियमित सेवन करें।

मधुमेह के कारण

1. आयु और लिंग
2. आनुवंशिकता
3. जीवनशैली संबंधी तत्व-

- अधिक संतृप्त वसा और उच्च कैलोरी वाला, कम फल, सब्ज़ियाँ, ओमेगा-3 फैटी एसिड्स और रेशों वाला भोजन।

- गतिहीन जीवनशैली (व्यायाम की कमी)
- तनाव और सकारात्मक विचारों की कमी (अवसाद)
- मोटापा
- धूम्रपान
- अधिक मात्रा में एल्कोहल
- बढ़ा हुआ सी-रिएक्टिव प्रोटीन
- इन्सुलिन प्रतिरोध का बढ़ना।

क्या किया जाए?

1. मधुमेह रोगी के लिए भोजन

मधुमेह के उपचार में भोजन नियंत्रण अनिवार्य हिस्सा है। मिश्रित कार्बोहाइड्रेट श्रेष्ठ रहते हैं और प्रतिदिन की कुल कैलोरी ख़पत का 40% होना चाहिए। निम्न ग्लायसेमिक सूचकांक और उच्च रेशा युक्त खाद्य, रक्त शर्करा का स्तर सामान्य दायरे के भीतर बनाए रखने में मदद करता है। साधारण शर्करा से दूर रहना ज़रूरी होता है। शीतल पेय, चाय और कॉफ़ी नुक़सानदायक हैं।

मधुमेह रोगियों के लिए उच्च प्रोटीन वाला भोजन बेहतर है, क्योंकि यह ऊतकों की मरम्मत के लिए अनिवार्य एमिनो एसिड उपलब्ध कराता है। उच्च प्रोटीन वाला भोजन भूख घटाता है और संतुष्टि बढ़ाता है, जिससे मधुमेह रोगियों को वज़न कम करने में मदद मिलती है।

भोजन में वसा का अंश प्रतिदिन की कुल कैलोरी आवश्यकता का 15 से 26% होना चाहिए। इसमें पॉलीअनसैचुरेटेड फैटी एसिड की मात्रा अधिक होनी चाहिए। संतृप्त वसा, जंक फ़ूड और प्रसंस्कृत चीज़ें न खाएँ।

खाने योग्य रेशे (25 से 30 ग्राम प्रतिदिन) इन्सुलिन प्रतिरोधकता को कम करते हैं और कोलेस्टेरॉल और ट्राइग्लिसेराइड्स का स्तर कम करने में मदद करते हैं। यह वज़न कम करने और ब्लडप्रेशर को कम करने में भी मदद करते हैं।

2. **नियमित व्यायाम और वज़न नियंत्रण** मधुमेह के नियंत्रण में बहुत बड़ी भूमिका निभाते हैं। पूर्ण व्यायाम कार्यक्रम से बहुत लाभ होंगे, जो कि निम्नानुसार हैं-

- एरोबिक व्यायाम- 30 मिनट रोज़। कम से कम हफ़्ते में 5 बार।

- बल बढ़ाने के लिए हल्के वज़न से व्यायाम- 3 से 4 बार हर हफ़्ते।
- लचीलापन बढ़ाने के लिए व्यायाम- 5 से 10 मिनट रोज़।

वज़न घटाने के लाभ

(चिकित्सा से संबद्ध नहीं)

- 5 किग्रा

  - मधुमेह बढ़ने के ख़तरे में 50% कमी।

- 10 किग्रा

  - मधुमेह संबंधी सभी प्रकार की मौतों में 44% कमी।
  - मोटापे संबंधी कैंसर के कारण होने वाली मौतों में 35% कमी।
  - सी.वी. से होने वाली मौतों में 10% गिरावट।
  - कुल मृत्युदर में 20% की गिरावट।

स्त्रोत : 1.विलियमसन डीएफ़. एम जे इपिडेमॉयल 1995;141:1141-2. कोल्डिज़ जी.ए. एन इन्टर्न मेडिकल 1995;122:481-486.3. 'ओबेसिटी इन स्कॉटलैंड', गाइडलाइन्स 1996

3. तनाव प्रबंधन

यदि आप मधुमेह पर अच्छी तरह नियंत्रण करना चाहते हैं, तो तनाव को यथोचित दायरे में सीमित करना बहुत कठिन है।

4. धूम्रपान और मद्यपान

इन दोनों जीवनशैली संबंधी बीमारियों के ख़तरे के कारण सम्मिलित हैं। इन्हें छोड़ने और इनकी मात्रा घटाने से कई गुना लाभ हो जाएँगे।

पूरक पोषक आहार की भूमिका

ऐसे कई पोषक तत्व हैं, जो शरीर के लिए पैदा होने वाले ख़तरों के कारणों और इन्सुलिन ग्रहणशीलता को दुरुस्त करने में महत्वपूर्ण भूमिका निभाते हैं।

- सोया प्रोटीन मोटापे, हाइपरलाइपेडिमिया और उच्च रक्तचाप तीनों की सामूहिकता ख़त्म करने में मदद करता है। यह इन्सुलिन ग्रहणशीलता बढ़ाता है और वज़न घटाने में भी मदद करता है।
- ओमेगा-3 फैटी एसिड इन्सुलिन ग्रहणशीलता बढ़ाता है और वज़न घटाने

में मदद करता है।

- सूक्ष्म पोषक तत्व क्रोमियम और वैनेडियम को भी इन्सुलिन ग्रहणशीलता बढ़ाने वालों के रूप में जाना जाता है।
- शक्तिशाली ऑक्सीकरण रोधी विटामिन सी और ई स्वतंत्र तत्वों की क्षति को रोकते हैं। इस तरह मधुमेह और अन्य जीवनशैली संबंधी बीमारियों के ख़तरे कम हो जाते हैं।
- खाने योग्य रेशे इन्सुलिन ग्रहणशीलता को बढ़ाते हैं और ग्लूकोज़ के अवशोषण की प्रक्रिया को धीमा कर इन्सुलिन की ज़रूरत को घटाते हैं। इस तरह ये मधुमेह को नियंत्रित करने में मददगार होते हैं।

व्यायाम

व्यायाम एक योजनाबद्ध और नियमित गतिविधि है, जो फ़िटनेस और सेहत सुधारने के लिए बनाई गई है। इस तरह के व्यायाम दो प्रकार के होते हैं-

1. एरोबिक व्यायाम

इन व्यायामों में बड़ी माँसपेशियाँ इस्तेमाल होती हैं। यह प्रकृति से तालबद्ध होता है और नियमित किया जा सकता है।

उदाहरण : चलना, दौड़ना, तैरना, नाचना, रस्सी कूदना, साइकिल चलाना आदि।

लाभ

- हृदय और फेफड़ों की कार्यक्षमता बढ़ती है।
- रक्तचाप कम करता है।
- एल.डी.एल. कोलेस्टेरॉल को कम करता है और एच.डी.एल. कोलेस्टेरॉल को बढ़ाता है।
- इन्सुलिन-प्रतिरोध कम कर मधुमेह रोकते/नियंत्रित करते हैं।
- शरीर की चर्बी कम कर वज़न नियंत्रित करने में सहायक होते हैं।
- संक्रमण के प्रति शरीर की प्रतिरोधक क्षमता बढ़ाते हैं।
- तनाव और चिंता कम करते हैं।
- बढ़ती उम्र के प्रभाव को कम करते हैं।

2. एनेरोबिक व्यायाम

इसमें कम समयावधि का परिश्रम होता है, जिसके बाद आराम किया जाता है। इससे माँसपेशियों का द्रव्यमान बढ़ता है।

उदाहरण : वज़न उठाना, दंड-बैठक लगाना आदि।

लाभ

- हड्डियाँ मज़बूत करने में मदद मिलती है, इससे ऑस्टियोपोरोसिस का ख़तरा टाला जा सकता है।
- कमर से नीचे के दर्द और थकान से मुक्ति मिलती है।

किसी भी विस्तृत व्यायाम और फ़िटनेस कार्यक्रम में मूल रूप से तीन बुनियादी सिद्धांत होते हैं, जिन्हें शुरुआत से पहले समझना बहुत ज़रूरी है-

1. व्यायाम के लिए चिकित्सीय मत

30 वर्ष से अधिक उम्र के व्यक्तियों को व्यायाम शुरू करने से पहले डॉक्टर से सलाह लेनी चाहिए। और जो 30 वर्ष से कम उम्र के हैं और पहले से ही व्यायाम कर रहे हैं व जिन्हें कोई परेशानी नहीं है, उन्हें भी साल में एक बार अपनी शारीरिक जाँच ज़रूर करा लेना चाहिए। लेकिन जो लोग व्यायाम नहीं कर रहे हैं, उन्हें ऐसी जाँच महीने में एक बार ज़रूर कराना चाहिए।

2. कार्यक्रम के भाग

- वॉर्म अप और कूलिंग डाउन (20 से 30 मिनट)
- क्षमता बढ़ाने के लिए व्यायाम (20 से 30 मिनट)- एरोबिक गतिविधियाँ।
- ताक़त बढ़ाने के लिए।
- लचीलापन और गतिशीलता।
- विशेष गतिविधियाँ और समन्वय को बढ़ाने के लिए कौशल आदि।

3. व्यायाम की आवृत्ति, तीव्रता और अवधि

सामान्यतः एक व्यायाम कार्यक्रम आदर्श रूप से 45 मिनट का होता है। हालाँकि इसकी अवधि तय करने में कई कारको की भूमिका होती है-

- शुरुआत में वॉर्म अप करने में आम तौर पर 10 मिनट लगाते हैं और सामान्य होने में 5 मिनट।

- मुख्य व्यायाम कार्यक्रम में एरोबिक्स या वज़न प्रशिक्षण या योग शामिल होते हैं, जिनमें 30 से 45 मिनट का समय लगता है।
- तीव्रता जितनी अधिक होगी, अवधि उतनी ही कम होगी। इसी प्रकार तीव्रता जितनी कम रहेगी, अवधि उतनी ही अधिक होगी।
- यदि व्यायाम दिन में दो बार करते हैं, तो एक सत्र की अवधि 30 से 45 मिनट होती है।

तनाव को कम कैसे करें?

नींद, आराम और यौवन

आज की दुनिया में, तनाव जीवनशैली संबंधी विकारों के लिए प्रमुख रूप से ज़िम्मेदार है। ख़ासकर युवाओं के जीवन में तनाव के कारण होने वाली समस्याएँ आम हो गई हैं। ऐसे में नींद, आराम तथा यौवन बनाए रखना अधिक प्रासंगिक बनते जा रहे हैं। शारीरिक, मानसिक और सामाजिक बेहतरी के संदर्भ में इन बलवर्द्धक, सुधारात्मक और युवा बने रहने की स्थितियों का प्रभाव तथा प्रक्रियाएँ चमत्कारिक हैं। आप नींद, आराम और यौवन के बग़ैर ख़ुशहाली तथा सेहतमंद जीवन की कल्पना नहीं कर सकते।

1. नींद हृदय को स्वस्थ रखती है

नींद की कमी रक्तचाप और कोलेस्टेरॉल की बुरी स्थिति से जुड़ी है, जो हृदय रोग तथा पक्षाघात के ख़तरों की वजह हैं। यदि आप हर रात 7 से 9 घंटों की नींद लें, तो आपका हृदय सेहतमंद होगा।

2. नींद कैंसर से बचा सकती है

रात की पाली में काम करने वाली महिलाओं में स्तन कैंसर व पुरुषों को बड़ी आँत के कैंसर का ख़तरा अधिक होता है। शोधकर्ताओं का मानना है कि उन लोगों में ऐसा मेलाटोनिन के विभिन्न स्तरों के कारण होता है, क्योंकि उनका सामना रात में प्रकाश से होता है। दरअसल, प्रकाश की उपस्थिति के कारण मेलाटोनिन का स्तर घटता है। यह एक हॉर्मोन होता है, जो नींद लाता है और हमारी कैंसर से रक्षा करता है। मेलाटोनिन उत्सर्जित होकर ट्यूमर की वृद्धि को दबाता है। इसलिए यह सुनिश्चित करें कि आपके शयनकक्ष में पर्याप्त अंधेरा हो, ताकि आपके शरीर को उसकी ज़रूरत मुताबिक़ मेलाटोनिन उत्पादित करने में मदद मिले।

3. नींद तनाव कम करती है

जब आपकी नींद पूरी नहीं हो पाती है, तब शरीर तनाव की स्थिति में चला जाता है। शरीर के कार्यों को हाईअलर्ट पर रख दिया जाता है, जिसके कारण रक्तचाप में बढ़ोतरी होती है और तनाव हॉर्मोन का उत्पादन होने लगता है। उच्च रक्तचाप पक्षाघात का ख़तरा बढ़ा देता है। बदक़िस्मती से तनाव हॉर्मोन भी आपके लिए सोना मुश्किल कर देता है। तनाव के प्रभावों का मुक़ाबला करने के लिए आराम की तकनीकें सीखें। नींद लाने के लिए भी तनाव कम करने की तकनीकें मौजूद हैं।

4. नींद शोथ कम करती है

तनाव हॉर्मोन का बढ़ा हुआ स्तर आपके शरीर में शोथ (inflammation) का स्तर भी बढ़ाता है। इससे जहाँ हृदय संबंधी बीमारियों का ख़तरा बढ़ता है, वहीं कैंसर और मधुमेह का ख़तरा भी बढ़ जाता है। शोथ को उम्र बढ़ने के साथ शरीर के क्षय का भी एक कारण समझा जाता है।

5. नींद आपको फुर्तीला बनाती है

रात की अच्छी और भरपूर नींद आपको ऊर्जावान महसूस कराती है और अगले दिन के लिए आप अधिक फुर्ती महसूस करते हैं। कार्य में लगे रहने और सक्रिय रहने से आप न केवल अच्छा महसूस करते हैं, बल्कि इससे रात की एक और अच्छी नींद के अवसर भी बढ़ जाते हैं। जब आप जागते हैं, तो तरोताज़ा महसूस करते हैं, उस ऊर्जा का दिन के कार्यों में इस्तेमाल करते हैं, सक्रिय कार्य करते हैं और अपनी दुनिया में मस्त रहते हैं। आप अगली रात अच्छी नींद सोते हैं और प्रतिदिन का ऊर्जा स्तर बढ़ जाता है।

6. नींद आपकी याद्दाश्त बढ़ाती है

नींद के दौरान याद्दाश्त दृढ़ीकरण की प्रक्रिया होती है। आमतौर पर जब आपका शरीर आराम की अवस्था में होता है, तब भी वह आपके दिन के कार्यों, घटनाओं, संवेदी सूचनाएँ ग्रहण करने, महसूस करने और स्मृतियों के बीच संबंध जोड़ने के प्रयास में व्यस्त रहता है। आपके सपने और गहरी नींद आपके दिमाग़ के लिए महत्वपूर्ण समय होते हैं। ऐसे समय वह स्मृतियों और कड़ियों को जोड़ता है। अधिक गहरी नींद आपको याद रखने और चीज़ों को बेहतर तरीक़े से करने में मदद करती है।

7. नींद आपका वज़न घटाने में भी मदद कर सकती है

शोधकर्ताओं ने यह भी पाया है कि जो लोग हर रात सात घंटे से कम सोते हैं, उनके अधिक वज़न या मोटा होने की संभावना अधिक होती है। समझा जाता है कि नींद की कमी शरीर में हॉर्मोन के संतुलन को प्रभावित करती है, जिससे भूख प्रभावित होती है। घ्रेलिन और लेप्टिन नामक हॉर्मोन्स भूख के नियमितीकरण के लिए ज़रूरी होते हैं, नींद की कमी से इनका विघटन होने लगता है। इसलिए यदि आप वज़न को नियंत्रित या कम करने में दिलचस्पी रखते हैं, तो रात को अच्छी नींद लेना न भूलें।

8. झपकी आपको चुस्त-दुरुस्त बनाती है

दिन के दौरान झपकी न सिर्फ़ कैफ़ीन का प्रभावी और तरोताज़ा रखने वाला विकल्प है, बल्कि यह आपकी सेहत की सुरक्षा भी करती है और ज़्यादा उत्पादक बनाती है। 24,000 यूनानी लोगों के शोध से पता चला कि जिन लोगों ने सप्ताह में कई बार झपकी ली, उन्हें हृदय रोग से मरने का ख़तरा कम था। जो लोग काम के दौरान झपकी लेते हैं, उन्हें तनाव कम होता है। झपकी याद्दाश्त, बोध और मूड भी बढ़ाती है।

9. नींद अवसाद का ख़तरा कम कर सकती है

नींद आपके शरीर के कई रसायनों को प्रभावित करती है, जिनमें सेरोटोनिन भी शामिल है। जिन लोगों में सेरोटोनिन की कमी होती है, उन्हें अवसाद से पीड़ित रहने की आशंका अधिक रहती है। आप हर रात 7 से 9 घंटे के बीच उचित मात्रा में नींद सुनिश्चित कर अवसाद की स्थिति से बच सकते हैं।

10. नींद शरीर की मरम्मत करने में मदद करती है

नींद ऐसे समय होती है, जब शरीर तनाव, पराबैंगनी किरणों और अन्य हानिकारक संपर्कों से हुए नुक़सान की मरम्मत करता है। जब आप सो रहे होते हैं, तब आपकी कोशिकाएँ अधिक मात्रा में प्रोटीन उत्सर्जित करती हैं। ये प्रोटीन अणु कोशिकाओं के लिए नींव का निर्माण करते हैं, जिससे क्षति की मरम्मत होती है।

आराम के पलों का आनंद लें

जब लोगों ने सबसे पहले आराम का निष्कर्ष निकाला, तब वे अक्सर भौतिक

आराम महसूस करते थे : माँसपेशियों का शिथिल होना, श्वास और हृदय गति धीमी होना। जबकि अन्य को अद्‌भुत अनुभूति होती थी, जैसे भारीपन, गर्माहट, झुनझुनी यहाँ तक कि अस्थिरता भी। कई लोग दिमाग़ को शांत करना मुश्किल काम समझते थे, जो विचारों से विचारों तक ऐसे विचरण करता है, जैसे इसका ख़ुद का कोई जीवन हो। धीरे-धीरे अभ्यास के साथ दिमाग़ को शांत रखने और ध्यान केंद्रित करने में सुधार होता जाता है। इससे विचार का सिलसिला धीमा होता जाता है और फिर मंद पड़ जाता है।

संपूर्ण ढंग से आराम करने पर आप महसूस कर सकते हैं कि आप वास्तव में जाग या सो नहीं रहे हैं। आप अपने आसपास की जागरूकता, विचार या मानसिक ध्यान केंद्रण (mental focusing device) खो भी सकते हैं और नींद की अवस्था में प्रवेश कर सकते हैं। यदि ध्यान रोज़मर्रा के विचारों पर लौटने लगे, तो तब तक मानसिक ध्यान केंद्रण पर लौटते रहें, जब तक कि दिमाग़ फिर से शांत न हो जाए।

शुरुआत में, आप कुछ समय के लिए ही आराम कर सकते हैं। हालाँकि कुछ ही हफ़्तों में शरीर आराम को समायोजित कर लेता है। तनाव वाले हॉर्मोन कम प्रतिक्रियाशील हो जाते हैं और आराम का प्रभाव आगे बढ़कर दिनभर के विचारों तक पहुँच जाता है। जैसे-जैसे तनाव कम होता है, आपको बेहतर तरीक़े से नींद आती है।

आराम कैसे करें?

आराम करने की मुख्य रूप से दो तकनीकें हैं-

1. जेकोब्सन का प्रगतिशील आराम

आराम की सबसे चर्चित और इस्तेमाल होने वाली आसान विधियों में से एक प्रगतिशील आराम है। प्रगतिशील आराम की कुंजी है शरीर की हर माँसपेशी में तनाव और इसकी अनुकूल स्थिति (आराम) के प्रति जागरूक होना। एक बार जब आप दोनों के अंतर को जान जाएँगे, तब आप एक बार में ही माँसपेशियों को आराम देना सीख जाएँगे। धीरे-धीरे आपका पूरा शरीर आरामदायक नींद में जाने के लिए तैयार हो जाएगा।

2. आराम पर बेन्सन का जवाब

आराम की प्रक्रिया का टेप बजाना अच्छा होगा। जिससे आप निर्देशों का पालन टेप के अनुसार क़दम-दर-क़दम कर सकें। आप ख़ुद का

टेप भी बना सकते हैं या पेशेवर तरीक़े से बनाया गया कोई टेप ख़रीद भी सकते हैं। टेप चालू करें और निर्देशों का पालन करें। अपनी आँखें बंद करें और मानसिक रूप से उन्हें दोहराएँ।

आराम हमारे लिए अच्छा क्यों है?

1. अपनी ऊर्जा दोबारा संग्रहीत करने के लिए

हम अक्सर यह भूल जाते हैं कि हमारे पास ख़र्च करने के लिए ऊर्जा सीमित मात्रा में है और हम रोज़ ख़ुद को इस दहलीज़ के पार धकेलते हैं। हालाँकि ऊर्जा के लगातार उत्पादन के लिए हमें अपने शरीर को आराम की ज़रूरत होती है। रात में पूरी नींद और सुस्ताकर हम अपनी बैटरी को रिचार्ज कर लेते हैं और अपने कार्य तथा मनोरंजक गतिविधियों के लिए अधिक ऊर्जा उत्पादित करते हैं।

2. हमारे शरीर के ऊतकों की मरम्मत के लिए

इंसान का शरीर इस तरह बनाया गया है कि वह रोज़मर्रा की ऊतकों की टूटफूट की ख़ुद ही मरम्मत करता है और यह अक्सर तब होता है, जब हम आराम करते हैं। अगर हम लगातार गतिशील अवस्था में रहेंगे और आराम नहीं करेंगे, तो शरीर पर्याप्त मात्रा में ऊर्जा नहीं बना पाएगा। ऐसे में हम थक जाएँगे और बीमार पड़ जाएँगे। ख़ुद को आराम का समय देकर हम अपने शरीर को, ऊर्जा को यह निर्देशित करने का अवसर देते हैं कि वह उपचार कर उसकी मरम्मत करे।

आराम के पहले हल्का आहार लेना अच्छा होता है, क्योंकि भारी भोजन के पाचन के लिए अधिक ऊर्जा आवश्यक होती है। कम, पौष्टिक पदार्थों वाला हल्का भोजन करके, हम न सिर्फ़ अपने शरीर को पाचन (जो उपचार और मरम्मत कार्य के लिए अधिक ऊर्जा उत्सर्जित करता है) के त्वरित कार्य से मुक्त रहने देते हैं, बल्कि हम गुणवत्तापूर्ण ईंधन के रूप में अधिक ऊर्जा भी उपलब्ध करा रहे होते हैं। इस ईंधन का इस्तेमाल भी अच्छी सेहत बनाने के लिए किया जा सकता है।

3. हमारे विचारों को शांत कर एकाग्रता बढ़ाने के लिए

जब भी हम अपने शरीर को उसकी सीमा से ज़्यादा खींचते हैं, तब हमारा मस्तिष्क भी सतत् रूप से गतिशील रहता है। अत्यधिक सोचने से दिमाग़ भी शरीर की तरह थकावट महसूस करता है। अधिक चिंता

भी हमें थका सकती है, क्योंकि इस मामले में मस्तिष्क लगातार विचार करता है। जब भी हम सुस्ताने के लिए थोड़ा समय निकालें, तब हमें अपने विचारों को भी छोड़ने पर ध्यान केंद्रित करना चाहिए और दिमाग़ को मुक्त छोड़ देना चाहिए। यह आराम के शारीरिक पहलू की अपेक्षा सामान्य स्थिति लाने के लिए अधिक कारगर तरीक़ा है। दूसरा महत्वपूर्ण प्रभाव यह पड़ता है कि मस्तिष्क की शांत अवस्था से हमारी एकाग्रता बढ़ती है और हम अधिक बेहतर तरीक़े से ध्यान केंद्रित कर पाते हैं।

4. हमारे मूड को बदलने के लिए

आराम हमें ख़ुश महसूस करने में भी मदद कर सकता है। भले ही हम अपने विचारों को बग़ैर उद्देश्य कितनी ही गहराई में जाने दें या कोई अच्छी पुस्तक पढ़ें या मनपसंद संगीत सुनें, आराम की इस क्रिया से हमारा तनाव दूर होता है और हमें स्थिर महसूस होने में मदद मिलती है।

वैकल्पिक रूप से हम ऐसी चीज़ों के बारे में सोचने का चयन कर सकते हैं, जो हमें ख़ुश महसूस कराती हों, जैसे अपने प्रियजनों, मित्रों, या पालतू जानवर का साथ। हम अच्छे समय के गर्मजोश लम्हों को याद कर सकते हैं या सुंदर सूर्यास्त की कल्पना कर सकते हैं। याद रखें, आमतौर पर हमारा मूड हमारे विचारों से तय होता है। यदि हम ख़ुशनुमां विचार रखेंगे, तो प्रसन्नता महसूस करेंगे।

5. हमारे रचनात्मक प्रोत्साहन के लिए

रचनात्मकता उन गुणों में से एक है, जिन पर हम जितना अधिक ध्यान एकाग्र करते हैं, वे उतने ही मजबूत होते जाते हैं। लेकिन तनाव और व्यस्तता हमें अपने भीतर की रचनात्मक-शक्ति से अलग-थलग करते हैं। अंततः जब हम दौड़-भाग बंद कर देते हैं और अपनी चिंताओं को दरकिनार कर देते हैं, तब अपनी रचनात्मकता के फलने-फूलने के लिए एक सामंजस्यपूर्ण वातावरण बनाते हैं।

ऐसा कुछ कारणों से होता है : पहला, हम बाहरी उकसावे से इतने व्याकुल नहीं होते और फिर से सोचने के लिए ख़ुद की सुन सकते हैं। हम रचनात्मक अंतर्दृष्टि के प्रति अधिक उदार हो जाते हैं। दूसरा, निष्क्रियता से हम अपने भीतर से अधिक जुड़ाव महसूस करते हैं, जो

हमारी रचनात्मक ऊर्जा का स्रोत होता है।...और आख़िर में, रचनात्मकता ऊर्जा का ही एक रूप है, जो आराम करने और सुस्ताने पर अधिक बढ़ती है।

हालाँकि व्यस्त दिनचर्या के बीच सुस्ताने के लिए अलग से वक़्त निकालना संभव नहीं होता, लेकिन ऐसा करने से वास्तव में हमारी उत्पादकता बढ़ने में मदद मिलती है। हम कम समय में अधिक पा लेते हैं और हम पूरी तरह ख़ुश महसूस करते हैं।

सुस्ताने को अपनी रोज़मर्रा की दिनचर्या बनाना

आपको सुस्ताने के महत्वपूर्ण लाभ प्राप्त करने के लिए इसका लगभग रोज़ अभ्यास करने की ज़रूरत है। आप जितनी दृढ़ता से सुस्ताने का अभ्यास करेंगे, आपको इसके नींद, स्वास्थ्य और रोज़मर्रा की ज़िंदगी में बड़े लाभ मिलेंगे।

यहाँ कुछ उपाय दिए जा रहे हैं, जिनका आप इस्तेमाल कर सकते हैं।

- 10 से 20 मिनट रोज़ाना ज़रूर सुस्ताएँ। आमतौर पर लोग सुस्ताते नहीं हैं और दिमाग़ को कम ही शांत छोड़ते हैं। जैसे-जैसे अधिक अनुभव मिलता जाएगा, आराम करना आसान होगा।
- आराम का अभ्यास आरामदायक मुद्रा और शांत स्थान पर करें, जहाँ कोई वाधा न डालें।
- दिन का ऐसा समय खोजें, जब आप सबसे अच्छा काम करते हों। इसके बाद इस समय को नियमित रूप से आराम के लिए तय कर दें।

दवाओं से अधिक लाभदायक है ध्यान

- ध्यान से दिमाग़ का ख़ुशी पैदा करने वाला हिस्सा सशक्त होता है।
- अवसादरोधी दवा के मुक़ाबले प्रतिदिन 30 मिनट का ध्यान मूड बेहतर करने का अच्छा विकल्प है।
- कल्पनाशक्ति का इस्तेमाल कैंसर रोगियों के लिए मददगार होता है।
- सकारात्मक दृष्टिकोण रखने वाले उम्रदराज़ 9% तेज़ चलते हैं और लंबा जीवन जीते हैं।

(हृदय रोग से मृत्यु का 23% कम और 55% सभी कारणों से कम ख़तरा)

1400 से अधिक रासायनिक प्रतिक्रियाएँ और 30 हार्मोन्स एवं न्यूरोट्रांसमीटर्स, तनावपूर्ण उत्तेजना के उत्तरदायी बन जाते हैं। हम अपने सोच के तरीक़े, महसूस करने के तरीक़े, कार्य करने के तरीक़े के ज़रिये तनाव कम कर अपनी कोशिकाओं में चेतन रूप से फेरबदल कर सकते हैं, क्योंकि ये सब हमारे शरीर में आनुवंशिक अभिव्यक्ति और रासायनिक संयोजन में बदलाव के कारण होता है। प्रतिदिन, हर मिनट!!

बदलाव की ज़रूरत

उचित (असरदार) उपचार को क़ीमत के रूप में न देखें, बल्कि इसे 'सेहत के मूलधन' के रूप में एक निवेश समझें।

प्रोफ़ेसर डेविड कटलर, हार्वर्ड यूनिवर्सिटी

6

मोटापा और वज़न नियंत्रण का सच

अधिक वज़न और मोटापा कोई सौंदर्य समस्या नहीं है। मोटापे को कई जीवनशैली संबंधी बीमारियों, जैसे- दिल का दौरा, मधुमेह, कैंसर, उच्च रक्तचाप, गठिया आदि के लिए बड़े ख़तरे के रूप में चिन्हित किया गया है। इससे न सिर्फ़ आत्म-गौरव कम होता है, बल्कि कामकाज की उत्पादकता भी घटती है। मोटापे के सबसे अधिक शिकार भारत के मध्यम वर्ग के 35 करोड़ लोगों में से हैं, जिनमें से 35% यानी क़रीब 12 करोड़ लोग मोटापे के ख़तरनाक स्तर पर पहुँच गए हैं। डब्ल्यू एच ओ के एक अध्ययन के अनुसार भारतीयों में मोटापा बढ़ने के लक्षण अनुवांशिक हैं।

मोटापे की इस महामारी के पीछे मुख्य कारण हैं- जीवनशैली में बदलाव और समृद्धि, जिसके कारण लोग अस्वास्थ्यकर खानपान करने लगे। नियमित व्यायाम की कमी (गतिहीन जीवनशैली) भी इससे जुड़ी हुई है। रक्षात्मक भोज्य पदार्थ, जैसे- प्रोटीन, फल व हरी पत्तेदार सब्ज़ियाँ, रेशों आदि की अनुपलब्धता ने इस समस्या को और गंभीर बना दिया है।

संयुक्त राष्ट्र के खाद्य और कृषि संस्थान के मुताबिक़, वर्ष 1970 के बाद से भारत में माँस और वर्ष 1970 के बाद से वसा व शक्कर की ख़पत दोगुनी हो चुकी है।

हाल के वर्षों में भारतीय फ़ास्ट फ़ूड इंडस्ट्री में रिकॉर्ड 40% की वृद्धि हुई है।

हम बहुत उच्च कैलोरी भोजन तो खा रहे हैं, लेकिन इसे पर्याप्त व्यायाम से ख़र्च नहीं कर रहे हैं। शरीर पर 1 किग्रा. वसा चढ़ाने के लिए 7800

अतिरिक्त कैलोरी की आवश्यकता होती है। यदि आप रोज़ाना 80 कैलोरी अतिरिक्त खा रहे हैं, तो एक साल में आपका 3.6 किग्रा वज़न बढ़ जाएगा।

आनुवंशिक कारक भी वज़न बढ़ने में अहम भूमिका निभाते हैं। भावनात्मक कारण भी इसमें अपनी भूमिका निभाते हैं। लोग जब अवसादग्रस्त, चिंतित या तनाव में होते हैं या ऊबते हैं, तो उनमें अधिक खाने की प्रवृत्ति विकसित होने लगती है। अधिक समय तक टेलीविज़न देखने की आदत के चलते भी आवश्यकता से अधिक खाने की प्रवृत्ति बढ़ती है।

कुछ चिकित्सीय स्थितियाँ जैसे हाइपोथॉयरॉइडिज़्म, कुशिंग सिंड्रोम, प्रैडर-विलि सिंड्रोम, पॉलीसिस्टिक ऑवेरियन सिंड्रोम और कुछ दवाओं, जैसे- स्टेरॉयड, अवसादरोधी दवाओं के कारण भी वज़न अधिक होता है।

मोटापे के बारे में कुछ तथ्य

1. मोटापे के मामले में भारत दुनिया के शीर्ष 10 देशों में शामिल है।
2. लगभग 12 करोड़ भारतीय गंभीर रूप से मोटे हैं।
3. 35 वर्ष से अधिक उम्र की लगभग 50% शहरी महिलाएँ अधिक वज़न के कारण बेडौल हैं।
4. हर 10 वाँ शहरी बच्चा अधिक वज़न वाला है।
5. औसत भारतीय पुरुष आदर्श वज़न से 3 किग्रा. अधिक वज़न वाले होते हैं। जबकि भारतीय महिलाओं में यही आँकड़ा 7 किग्रा. का है।

इस प्रश्नावली से जाने कि क्या आप अपना वज़न नियंत्रित कर रहे हैं?

1. क्या आम तौर पर आप अपनी प्लेट का सारा खाना ख़त्म कर देते हैं?

   (अ) नहीं, आम तौर पर मैं ख़त्म करने की कोशिश नहीं करता।

   (ब) हाँ, और उसके बाद मैं कुछ नहीं खाता हूँ।

   (स) हाँ, और उसके बाद मैं और भोजन की माँग करता हूँ।

2. क्या आपके भोजन में फल और सब्ज़ियाँ नियमित रूप से शामिल हैं?

   (अ) हाँ, रोज़ क़रीब 6-9 चीज़ें।

   (ब) रोज़ 5 चीज़ों से कम।

   (स) नहीं, हफ़्ते में सिर्फ़ कुछ बार ही।

3. क्या आप हफ़्ते में कम से कम 3 बार व्यायाम करते हैं?

   (अ) हाँ और कभी-कभी अधिक बार भी।

   (ब) नहीं, लेकिन मैं एक सक्रिय जीवनशैली जी रहा हूँ।

   (स) नहीं, मैं बमुश्किल ही व्यायाम करता हूँ।

4. क्या आप जब भी रेस्तराँ में भोजन करते हैं, तो हमेशा ज़्यादा खाते हैं?

   (अ) बमुश्किल ही।

   (ब) कभी-कभी, लेकिन अक्सर नहीं।

   (स) हमेशा।

5. क्या आप कम वसा स्तर वाले दुग्ध उत्पाद खाते हैं?

   (अ) हाँ, मैं हमेशा कम वसा स्तर वाले दुग्ध उत्पाद ही चुनता हूँ।

   (ब) हाँ, एक दिन में कुछ ही बार।

   (स) नहीं, या हफ़्ते में सिर्फ़ कुछ ही बार।

6. क्या आप कम वसा वाले भोजन को प्राथमिकता देते हैं?

   (अ) हाँ, मैं हमेशा कम वसा वाला भोजन ही चुनता हूँ।

   (ब) हाँ, सिर्फ़ कभी-कभी।

   (स) नहीं, मैं उच्च वसा वाला भोजन चुनता हूँ।

7. आप प्रतिदिन कितने घंटे टेलीविज़न देखते हैं?

   (अ) आम तौर पर 1 घंटे से कम।

   (ब) 2-3 घंटे प्रतिदिन।

   (स) रोज़ 4 घंटे से अधिक।

8. क्या आप अपनी मिठाई की ख़ुराक सीमित रखते हैं?

   (अ) हाँ, मैं मिठाई के स्थान पर फल चुनता हूँ।

   (ब) हाँ, लेकिन मैं कभी-कभी मिठाई खा लेता हूँ।

   (स) नहीं, मैं लगभग रोज़ ही मिठाई खाता हूँ।

9. क्या आप मीठे पेय पदार्थ के स्थान पर पानी को प्राथमिकता देते हैं?

   (अ) हाँ, मैं पानी या कम कैलोरी वाला कोई पेय पदार्थ लेता हूँ।

(ब) हाँ, लेकिन मैं मीठे पेय पदार्थ और फलों का जूस भी लेता हूँ।

(स) नहीं, मैं शीतलपेय (कोला) को प्राथमिकता देता हूँ।

(स्कोर - अ-1, ब-2, स-3)

आपका स्कोर कार्ड

9 से 13 अंक- आप अच्छा प्रयास कर रहे हैं और अपने वज़न को नियंत्रित करने के प्रति सजग हैं।

14 से 20 अंक- आप पर्याप्त से कम कोशिशें कर रहे है। आपको नतीजे मिलने में थोड़ा समय लगेगा। जिन मामलों में आप अच्छा प्रदर्शन कर रहे हैं, उनमें थोड़ा बेहतर प्रयास करें।

21 से 27 अंक- आप मोटापे की ओर बढ़ रहे हैं। धीरे-धीरे शुरुआत करें, छोटे बदलावों के लिए निरंतर प्रयास करें और डटे रहें। इससे आपको अपना वज़न नियंत्रित करने में मदद मिलेगी।

आपका आदर्श वज़न कितना है?

भारतीय वयस्कों की ऊँचाई - वज़न तालिका

ऊँचाई	ऊँचाई	पुरुष	वज़न (किग्रा में)	महिला	वज़न (किग्रा में)
सेंटीमीटर	फ़ीट व इंच	न्यूनतम	अधिकतम	न्यूनतम	अधिकतम
1525-055654555					
1555-156664656					
1575-257674757					
1605-358684858					
1625-459694959					
1655-560705060					
1675-661715161					
1705-762725262					
1725-863735363					
1755-964745464					
1775-1065755565					
1805-1166765666					
1826-067775767					

वज़न की अधिकता प्रतिशत में	मोटापे की स्थिति
1. मानक वज़न से 10% ऊपर	अधिक वज़न
2. मानक वज़न से 20% ऊपर	मोटापा
3. मानक वज़न से 50% ऊपर	अत्यंत मोटापा
4. मानक वज़न से 100% ऊपर	स्थूल मोटापा

ब्रोकस इंडेक्स

आदर्श वज़न = सेंटीमीटर में ऊँचाई - 100

यह इंडेक्स पुरुषों और महिलाओं में अधिकतम वज़न के रूप में प्रासंगिक है। आदर्श वज़न निकालने के लिए इस सूत्र में 5 किग्रा. घटा दें।

बॉडी मास इंडेक्स

$$\text{बी.एम.आई.} = \frac{\text{वज़न किग्रा. में}}{\text{ऊँचाई वर्गमीटर में}}$$

बी.एम.आई. की व्याख्या

1. बी.एम.आई. <16	ग्रेड 3 का छरहरापन
2. बी.एम.आई. 16.0 से 16.9	ग्रेड 2 का छरहरापन
3. बी.एम.आई. 17.0 से 18.49	ग्रेड 1 का छरहरापन
4. बी.एम.आई. 18.5 से 24.99	सामान्य श्रेणी
5. बी.एम.आई. 25.0 से 29-99	ग्रेड 1 का अधिक वज़न
6. बी.एम.आई. 30.0 से 39.99	ग्रेड 2 का अधिक वज़न
7. बी.एम.आई. >40.0	ग्रेड 3 का अधिक वज़न

स्किन फ़ोल्ड माप (टोटल बॉडी फ़ैट प्रतिशत के लिए)

स्किन फ़ोल्ड एक माप है, जो कैलिपर्स की मदद से भुजा के ऊपरी हिस्से के पीछे, भुजा के ऊपरी हिस्से के आगे (मध्य), पेट (कूल्हे के ऊपर) और पीठ के ऊपरी हिस्से (subscapular region) से ली जाती है। मिलीमीटर में चारों मापों का योग ही शरीर में मोटापे का प्रतिशत होता है।

सारणी इस प्रकार है –

स्किन फ़ोल्ड माप	**बॉडी फ़ैट प्रतिशत**
1. 15 से 45 मिमी	8 से 22%
2. 46 से 75 मिमी	23 से 30%
3. 76 से 150 मिमी	31 से 40%
4. 151 से 170 मिमी	41 से 45%

स्पष्टीकरण

1. सामान्य बॉडी फ़ैट प्रतिशत	पुरुष– 22% तक महिलाएँ– 30% तक
2. ग्रेड 1 मोटापा	40% तक
3. ग्रेड 2 मोटापा	45% तक

अपना वज़न देखें- आपके लिए है इनका ख़तरा

- मधुमेह
- हृदय रोग
- पक्षाघात
- उच्च कोलेस्टेरॉल
- कैंसर
- गठिया
- यकृत रोग
- पित्ताशय रोग
- पाचन संबंधी समस्याएँ
- नींद के दौरान श्वास रुकना

नेशनल हेल्थ एंड न्यूट्रिशन इंस्टिट्यूट यू.एस.ए.

(मोटापे और वज़न प्रबंधन के लिए मार्गदर्शिका)

1. खाद्य पदार्थों के लिए मार्गदर्शिका-

   कैलोरी को घटाए बिना केवल वसा को घटाने से अपेक्षित परिणाम नहीं मिलेंगे। इसलिए निम्न कैलोरी, निम्न वसा के साथ सभी अनिवार्य पौष्टिक तत्वों और उच्च फ़ाइबर वाला आहार ही वज़न प्रबंधन कार्यक्रम को सफल बनाने के लिए आवश्यक है।

2. शुरुआती लक्ष्य आधार रेखा से क़रीब 10% शारीरिक वज़न घटाने पर होना चाहिए। इसके लिए उचित समयावधि 6 माह होनी चाहिए, जिसमें हर हफ़्ते 1/2 से 1 किग्रा. वज़न घटे।
3. मध्यम श्रेणी की शारीरिक गतिविधि (व्यायाम), 30 मिनट या अधिक की प्रगति के साथ हफ़्ते के सभी दिनों में करें।
4. जीवनशैली थैरेपी प्रभावी वज़न प्रबंधन कार्यक्रम की नींव है।
5. पहले 6 माह के बाद वज़न रखरखाव प्राथमिकता होना चाहिए।
6. डॉक्टर द्वारा बताई गई मेडिशनल थैरेपी अंतिम उपाय के तौर पर सुरक्षित रखी जानी चाहिए और छह माह के पहले शुरू नहीं की जानी चाहिए।
7. वज़न घटाने के लिए, दूसरे सभी कामों के साथ सर्जरी करना, गंभीर मोटापे से ग्रस्त रोगियों (बी.एम.आई.-35 से 40) में से सावधानीपूर्वक चुने लोगों के लिए एक विकल्प है।

वज़न घटाने की योजना बनाएँ

1. सफलता और सुरक्षा के साथ वज़न घटाने का मतलब सिर्फ़ भूख मारना नहीं है।
2. आपकी भूख आपके वज़न के लिए समस्या नहीं, बल्कि उभरती हुई समस्या का लक्षण है।
3. कार्बोहाइड्रेट्स की तीव्र इच्छा, शरीर द्वारा आपके लिए ज़रूरी विटामिन, खनिज और वानस्पतिक आहार उपलब्ध कराने की कोशिश का एक तरीक़ा है।
4. डाइटिंग कुपोषण की एक अवस्था है।
5. अपनी भूख को मारना बहुत बड़ी रणनीति जैसी लगती है और यह हो भी सकती है, लेकिन तब, जब आपके पास पर्याप्त पोषक तत्व हों।

6. अपने आधारीय उपापचयी मूल्य को बढ़ाएँ।

आहार की आम लालसा

आम लालसा	मिनरल की कमी से संबद्ध	समाधान
चॉकलेट	मैग्नीशियम	कच्चा कोको, मेवे व बीज और मैग्नीशियम के पूरक पोषक तत्व
नमकीन भोज्य पदार्थ, आलू चिप्स, नमक वाले मेवे	क्लोराइड	स्वास्थकारी भोजन पर समुद्री नमक छिड़कें।
शकर युक्त खाद्य कैंडी	क्रोमियम, कार्बन, सल्फ़र, ट्रिप्टोफ़ेन	क्रोमियम के पूरक पोषक तत्व, ब्रूअर्स यीस्ट, सेब और केले; कार्बन- ताज़े फल; सल्फ़र- लहसुन और प्याज या लहसुन के पूरक पोषक तत्व; ट्रिप्टोफ़ेन के पूरक पोषक तत्व, शकरकंद, पालक
लाल माँस टिक्की, हैमबर्गर्स	लौह	लौह के पूरक पोषक तत्व, पालक
तैलीय, वसा वाला भोजन, फ्रेंच फ्राइज़, पिज़्ज़ा	कैल्शियम	ब्रोकली, सरसों या शलजम की सब्ज़ी, फलियाँ या कैल्शियम के पूरक तत्व
कार्बोनेटेड शीतल पेय	कैल्शियम	ब्रोकली, सरसों या शलजम की सब्ज़ी, फलियाँ या कैल्शियम के पूरक पोषक तत्व

आपको क्या करना चाहिए?

1. सबसे पहले अपने शरीर को उत्कृष्ट पूरक पोषक तत्वों से पुनर्खनिजकरण करना होगा।
2. आपको अधिक मात्रा में विटामिन्स, खनिज और उम्दा आहार की ज़रूरत है, जिसमें वानस्पतिक खाद्य शामिल हों।
3. ऐसे खाद्य पदार्थ खाने से बचें, जो 'ऋणात्मक पोषक आहार' की श्रेणी के हों, क्योंकि वे आपको पोषक तत्वों की कमी की अवस्था में रखेंगे, जो तीव्र इच्छा को बढ़ाते हैं।
4. भूख दबाने के लिए प्राकृतिक पदार्थ का उपयोग करें (भूख नियमित करने वाले पोषक तत्व)।
5. नियमित रूप से शारीरिक व्यायाम करें।
6. वज़न घटाने की किसी भी तरह की कोशिश के बाद ख़ूब पानी पिएँ।
7. स्वास्थ्यवर्द्धक पेय के बजाय कम कैलोरी वाला पौष्टिक भोजन करें।
8. सिर्फ़ वही खाएँ, जिसकी आपके शरीर को ज़रूरत हो और तभी खाएँ, जब अच्छी भूख लगी हो।
9. फ़ल और सब्ज़ियाँ खूब खाएँ।
10. भोजन को ख़ूब चबाएँ।
11. जब थके हों, ग़ुस्से में हो, चिंतित या अवसादग्रस्त हों, तो भोजन न करें।

पानी : प्राकृतिक, स्वस्थ, ज़ीरो कैलोरी वाला भूख नाशक

1. पानी वसा के चयापचय, विषैले पदार्थों को हटाने और भूख दबाने वाले उन पोषक तत्वों के संचरण के लिए आवश्यक होता है, जिनकी आपको दीर्घावधि के लिए वज़न घटाने के लिए ज़रूरत होती है।
2. अधिक मूत्र उत्पादन के लिए उत्तरदायी पदार्थ जैसे कॉफ़ी और कोला का सेवन न करें। ये शरीर से पानी कम कर देते हैं।

पर्याप्त, कम या बिना कैलोरी वाला तरल पदार्थ लेने के नुस्ख़े

- कुनकुने या गर्म पानी के स्थान पर ठंडा पानी पिएँ। आपका शरीर इसे गर्म करने में कैलोरी जलाएगा।

- पानी में नींबू का रस डालकर उसका स्वाद बढ़ा लें।
- हर्बल चाय पिएँ। कई हर्बल चाय भूख दबाने और चयापचय बढ़ाने वाले प्राकृतिक पदार्थ के रूप में कार्य करती हैं।
- हर्बल चाय को बिना शक्कर, फलों के रस के साथ मिलाकर पीने की कोशिश करें। यह आपको तरोताज़ा रखती है और निम्न कैलोरी पेय के रूप में कार्य करती है।
- अधिक कैलोरी वाले और शक्कर युक्त शीतल पेय के स्थान पर बिना शक्कर, फलों के रस व पानी का सेवन करें।
- खनिज युक्त आसवित जल पीने से आप आवश्यकता से अधिक खाने से बच सकते हैं।
- जहाँ भी जाएँ, अपने साथ पानी की बोतल साथ रखें।
- रोज़मर्रा की तरल पदार्थ की ज़रूरत पूरी करने के लिए एल्कोहॉलयुक्त पेय का सेवन न करें। इनमें कैलोरी की मात्रा बहुत अधिक होती है।

खाने योग्य रेशे

- छह तरीक़े से वज़न घटाने वाला वास्तविक और अद्‌भुत सहायक।
- यह आपमें धीरे-धीरे खाने की आदत डालता है।
- इससे आप 'संतुष्ट' महसूस करते हैं, जिससे आपकी कम खाने की इच्छा होगी।
- शरीर को कोलीसिस्टोकाइनिन जैसे भूख दबाने वाले प्राकृतिक हॉर्मोन स्रावित करने के लिए प्रोत्साहित करता है।
- पाचन-तंत्र के ज़रिये वसा और कैलोरी को निकालने में मदद करता है। रेशे वास्तव में आपके मल में कैलोरी की मात्रा बढ़ाता है।
- घुलनशील रेशे आपके शरीर द्वारा अवशोषित किए गए वसा की मात्रा को घटा देता है।
- घुलनशील रेशे आपके शरीर से ग्लूकोज़ के स्राव को धीमा कर देती है, ताकि आपको कम बार भूख लगे।

भूख दबाने वाले प्राकृतिक पदार्थ

1. गामा-लिनोलेनिक एसिड (जी.एल.ए.)- सन के बीज का तेल और

प्रिमेरोज़ ऑइल का सक्रिय घटक।

2. मौसमी
3. मेवे
4. पिपरमिंट की चाय
5. स्पिरुलिना
6. भूख दबाने वाले अमीनो एसिड जैसे फ़िनाइललेनाइन, टाइरोसिन और ट्रिप्टोफ़ेन
7. हरी चाय।
8. विटामिन और खनिज जैसे विटामिन बी6 व बी12 और जिंक व क्रोमियम।
9. डहेलिया की जड़ें

अपना बी.एम.आर. कैसे बढ़ाएँ

- बी.एम.आर. वह दर है, जिस पर आपका शरीर ऊर्जा (कैलोरी जलाना) इस्तेमाल करता है।
- आपका वज़न जितना अधिक होगा, बी.एम.आर. उतना ही अधिक होगा।
- बी.एम.आर. बारह से अठारह साल की उम्र में, जब शारीरिक विकास तेज़ी से होता है, बढ़ता है।
- माँसपेशियाँ अधिक होने पर बी.एम.आर. भी अधिक होगा।

सिर्फ़ व्यायाम ही वह प्रभावी तरीक़ा है, जिससे आपका बी.एम.आर. बढ़ता है। प्रत्यक्ष तौर पर यह कैलोरी जलाने से और अप्रत्यक्ष रूप से माँसपेशियाँ बढ़ाने से बढ़ता है, जिसमें कैलोरी की अत्यधिक खपत होती है।

व्यायाम

- हर हफ़्ते पाँच से सात बार व्यायाम से प्राकृतिक रूप से आपकी भूख दबती है और चयापचय क्रिया तेज़ होती है।
- शारीरिक गतिविधि भूख भड़काने वाले रसायनों का स्तर कम कर देती है।

- उच्च स्तर की शारीरिक गतिविधि के बाद व्यायाम करने से भूख अधिक से अधिक छह घंटे तक रोकी जा सकती है।
- आप काम कर रहे हों या आराम, दोनों ही स्थितियों में आपकी चयापचय क्रिया प्राकृतिक रूप से बढ़ती है। इसलिए जब आप सो रहे होते हैं, तब भी कैलोरी जलती है।
- व्यायाम से माँसपेशियाँ बनती हैं, जो आराम के वक़्त प्राकृतिक रूप से फैटी एसिड के मुक़ाबले अधिक कैलोरी जलाती हैं।

गतिविधि/व्यायाम में इस्तेमाल कैलोरी

गतिविधि/व्यायाम	प्रति घंटे इस्तेमाल कैलोरी
सोना	75
बैठना	100
दफ़्तरी कार्य	150
चलना	250
व्यायाम/योगासन	300
बगीचे की देखभाल	300
घर के काम	300
हाथों से काम	350
जिम में कसरत	400
साइकिल चलाना	450
टेनिस	450
बैडमिंटन	450
स्क्वैश	450
तैरना	550
दौड़ना	550

भोजन ग्रहण करने के भावनात्मक कारणों को कैसे नियंत्रित करें?

- कुछ भी खाने से पहले 15 मिनट इंतज़ार करें और इस दौरान आगे दिए गए चार चरणों पर अमल करें। इससे 15 मिनट गुज़रने के बाद जब

आप खाएँगे तो आप अधिक खाने के इच्छुक नहीं होंगे।

- भोजन के पास जाने से बचें, चूँकि भोजन करने के भावनात्मक कारणों में यह भी शामिल है। अक्सर आपको यह एहसास भी नहीं होता कि आप कितना भोजन कर चुके हैं।
- एक गिलास पानी पिएँ। पानी पीना यह सुनिश्चित करता है कि आप प्यास और भूख की दुविधा में नहीं हैं। साथ ही, यह आपका पेट भी भर देता है। इस तरह यह संभावना कम हो जाती है कि 15 मिनट बाद आप अधिक खाएँगे।
- ख़ुद से पूछें कि आप क्या महसूस करते हैं डर, ग़ुस्सा, तनाव, चिंता या शर्म और यह भी पूछें कि ऐसा महसूस करने का कारण क्या है? यदि ऐसी भावनाएँ लगातार जागें, तो इनके बारे में बात करने के लिए किसी विशेषज्ञ या सपोर्ट ग्रुप के पास जाएँ।

वज़न प्रबंधन कार्यक्रम में धैर्य, दृढ़ता और निरंतर प्रयत्न करते रहना ज़रूरी है। सफलता के लिए अनुशासन और प्रेरणा की ज़रूरत होती है। वज़न कम करने का विज्ञान भी उतना ही प्रभावी होता है, जितने आपके संकल्प।

7

उत्तम पोषाहार : भविष्य की दवा

हिप्पोक्रैट्स, औषधि के पितामह	**मोज़ेस मैमोनिडेस (12वीं शताब्दी)**
'आइए, आहार को दवा बना लें और दवा को अपना आहार बना लें।'	'जो बीमारी उचित आहार से ठीक हो सकती है, वह किसी अन्य माध्यम से ठीक नहीं होनी चाहिए।'

भविष्य की औषधि, उपचार आधारित नहीं रह जाएगी, यह बचावकारी होगी; दवा आधारित नहीं, बल्कि उत्तम पोषाहार पर आधारित होगी।

पोषण का विषय प्रभावी रूप से विस्तृत है। पोषण के विषय और मानव शरीर विज्ञान और मानसिक कार्य के साथ इसके संबंध के बारे में जानने के लिए बहुत कुछ है। इसमें कई विरोधाभासी जानकारियाँ भी शामिल हैं।

कल की दवा

2500 साल पहले, 'औषधि के पितामह' हिप्पोक्रैट्स ने अपने शिष्यों से कहा था, 'आओ, आहार को दवा बना लें और दवा को अपना आहार बना लें।' 12वीं शताब्दी के चिकित्सक मोज़ेस मैमोनिडेस ने भी इसी वाक्य को दोहराया था, 'उचित आहार से ठीक हो सकने वाली बीमारी किसी अन्य माध्यम से ठीक नहीं होनी चाहिए।' सार यह है कि हिप्पोक्रैट्स और मैमोनिडेस ने ज़ोर दिया था कि उनके शिष्य पोषाहार थैरेपी का अभ्यास करें।

हम अपनी धरती की उर्वरा क्षमता कम कर चुके हैं, अपने पानी को दूषित कर चुके हैं, अपने आहार और हवा को भी प्रदूषित कर चुके हैं। हम अपनी भोजन आपूर्ति कम कर चुके हैं और हमने अपने शरीर के साथ असामान्य व्यवहार किया है। इस तरह हम ऐसी बहुत सी बीमारियाँ पैदा

कर चुके हैं, जो हमारे जीवन के लिए महामारी बन चुकी हैं। चूँकि प्रमाण लगातार बढ़ते जा रहे हैं, इसलिए हम पाते हैं कि एलोपैथी दवा समुचित रूप से पुरानी क्षयकारी बीमारियों के मामले में मदद नहीं करती और कुल मिलाकर आज लोगों में इसकी बेचैनी साफ़ नज़र आती है।

'भविष्य का डॉक्टर कोई दवा नहीं देगा, बल्कि उसकी दिलचस्पी मानवीय पहलू से मरीज़ की देखभाल करने में होगी। वह आहार और बीमारी के कारणों तथा बचाव में रुचि लेगा।'

- थॉमस एडिसन

वर्तमान में, इस प्रकार की मेडिकल थैरेपी का इस्तेमाल बहुत कम डॉक्टर ही करते हैं। हालाँकि अब ऐसे आहार विशेषज्ञों के आगे आने की संभावनाएँ हैं, जो कि इस विषय का गहराई से अध्ययन करने में जुटे हैं। मेडिकल कॉलेजों में पोषाहार का बहुत कम प्रशिक्षण दिया जाता है और जब तक कोई डॉक्टर स्वेच्छा से अलग हटकर पोषण की पढ़ाई करने का प्रयास नहीं करता, तब तक वह ख़ुद भी उत्तम पोषाहार के बारे में सलाह देने के लिए पर्याप्त रूप से तैयार नहीं हो पाता।

सन् 1968 में शताब्दी के महान दिमाग़ों में से एक, दो बार के नोबेल पुरस्कार विजेता डॉ. लिनस पॉलिंग ने ऑर्थोमॉलिक्यूलर न्यूट्रिशन शब्द की कल्पना की। उन्होंने प्रस्ताव रखा कि शरीर को सही मॉलिक्यूल्स (उत्तम पोषाहार) देने से अधिकतर बीमारियों का उन्मूलन किया जा सकता है।

'उत्तम पोषाहार है भावी औषधि'

ऑर्थोमॉलिक्यूलर औषधि

ऑर्थोमॉलिक्यूलर डॉक्टर और आहार विशेषज्ञ मानते हैं कि संक्रमणीय और पुरानी क्षयकारी बीमारियों का उपचार 'सही तत्व' (विटामिन, मिनरल्स, ट्रैस एलीमेंट, एमिनो एसिड, एंज़ाइम्स, हॉर्मोन्स आदि) पर अलग-अलग नज़र रखनी चाहिए, जो शरीर में मौजूद रहते हैं। बेहतर स्वास्थ्य हासिल करने या फिर से प्राप्त करने के लिए शरीर की हर कोशिका का आदर्श न्यूट्रिशनल माइक्रोएनवायरमेंट प्राप्त करना अनिवार्य होता है; इस वातावरण की कमी शरीर को बीमारी और तकलीफ़ों के प्रति अधिक अतिसंवेदनशील बनाती है।

क्षयकारी बीमारियों के तीन मुख्य कारण हैं

1. कुपोषण
2. अपर्याप्त पाचन
3. आंतरिक प्रदूषण

ये स्थितियाँ पोषकता बढ़ने, पाचन सुधरने और विष रहित होने से उल्टा असर दिखाती है।

आवश्यक पोषक तत्वों की सूची प्रत्येक व्यक्ति के लिए एक जैसी है, लेकिन प्रत्येक व्यक्ति के लिए ज़रूरी अपेक्षित मात्रा व्यक्ति के आकार के हिसाब से अलग-अलग होती है। प्रतिदिन के पोषाहार की ज़रूरत 'सबके लिए एक' निर्धारित करना असंभव है।

ऐसा क्यों?

- भोजन का प्रकार, जो आप करते हैं।
- शारीरिक, मानसिक और भावनात्मक तनाव।
- वह परिवेश, जिसमें आप रहते और कार्य करते हैं।
- आपका आनुवंशिक जैव-रासायनिक और शरीर-विज्ञानी स्वरूप।
- उस मिट्टी के अवयव, जिसमें आपका भोजन उगाया जाता है।
- उस पानी के अंश, जो आप पीते हैं।
- उतना व्यायाम, जो आप करते हैं।
- कई अन्य कारकों से यह तय होता है कि आप अनूठी ज़रूरतों वाले एक अनूठे व्यक्तित्व हैं।
- आपकी प्रतिदिन की आदर्श खुराक़ आपके स्वयं के जैव-रासायनिक विशिष्टता से तय होती है।

आदर्श पोषाहार, सिर्फ़ बीमारी की रोकथाम या उसकी प्रक्रिया उलटने, उस सीमा को पार करने के बारे में, जहाँ कमी सीधे बीमारी का कारण बनती है; के बारे में नहीं है, बल्कि यह आदर्श रूप से जीने के बारे में है, जहाँ आपकी आध्यात्मिक, मानसिक और शारीरिक माँसपेशियों को बढ़ने और फैलाने के लिए पर्याप्त स्थान मिलता है।

टॉक्सीमॉलिक्यूलर औषधि

दूसरे रूप में, टॉक्सीमॉलिक्यूलर औषधि का इस्तेमाल अधिकतर डॉक्टर (ख़ासकर पिछले 50 सालों में) गंभीर स्तर पर करते थे। दवाएँ, वास्तव में बाह्य रसायन होती हैं, जो बीमारी को दबाने के लिए दी जाती थीं- यानी मरीज़ की तकलीफ़ कम करने के लिए, न कि बीमारी को ठीक करने के लिए। ये दवाएँ देखने में तो आराम पहुँचाती हैं, लेकिन अक्सर गंभीर और ख़तरनाक दुष्प्रभावों के साथ। ये दवाओं पर मरीज़ की निर्भरता बढ़ा देती हैं। साथ ही अक्सर बीमारी के मूल कारण के मुख्य लक्षणों को दबाकर डॉक्टर का काम मुश्किल बना देती हैं। दवाएँ संश्लेषित होती हैं और हमारे शरीर के लिए प्राकृतिक नहीं होती हैं। हर उपचार इच्छित परिणाम पाने के लिए हमारे शरीर में प्राकृतिक एंज़ाइम तंत्र को प्रभावित करता है। हालाँकि दूसरे शब्दों में, हर दवा हमारे एंज़ाइम तंत्र को भी प्रभावित करती है, जो हमारे लिए ख़तरनाक हो सकता है। मुख्य समस्या यह है कि दवाओं की संभावित प्रतिक्रियाओं के बारे में कोई भी व्यक्ति पूर्व में कुछ नहीं बता सकता। अनेक शोधों से यह खुलासा हुआ है कि अस्पताल में भर्ती होने वाले मरीज़ों में से पाँच प्रतिशत दवाओं की प्रतिक्रिया के शिकार होते हैं।

'वर्ष 1994 में अमेरिका में दवा की गंभीर प्रतिक्रिया के कारण 22 लाख लोगों को अस्पताल में भर्ती होने की ज़रूरत पड़ी। इन मरीज़ों में 106.000 में से वास्तव में दवाओं की प्रतिक्रया के कारण मौत के मुँह में समा गए।' (स्त्रोत : जेएएमए 1998)

दवा किसी मरीज़ की जान बचा सकती है, क्योंकि उसकी सर्जरी की जा सकती है और अन्य तकनीकों में भी डॉक्टर विशेषज्ञ होते हैं, लेकिन परिदृश्य बदल रहा है और न्यूट्रिशनल थैरेपी के प्रमाण बहुत मज़बूत होते जा रहे हैं कि यदि आज के डॉक्टर, आहार विशेषज्ञ नहीं बने, तो आहार विशेषज्ञ कल के डॉक्टर बन जाएँगे।

इस क्षेत्र में शोध और शिक्षा के मामलों में सबसे आगे रहने वाले इंस्टिट्यूट ऑफ़ ऑप्टिमम न्यूट्रिशन के डायरेक्टर, पैट्रिक होलफ़ोर्ड स्पष्ट करते हैं-

''कल की चिकित्सा दवाओं के स्थान पर पोषक तत्वों के प्रयोग पर ज़ोर नहीं देगी। वह अब दोहरे नज़रिये से काम करेगी और बीमारी के वास्तविक कारणों का खुलासा करेगी।''

दरअसल अधिकांश मामलों में यह ग़लत पोषाहार, प्रदूषण, तनाव, नकारात्मकता, नशे की लत और व्यायाम की कमी के कारण होता है। ...और सबसे बड़ा कारण है- इन सभी का नज़रअंदाज़ किया जाना।

सबसे पहले स्वस्थ जीवनशैली अपनाने को प्राथमिकता दें-
औषधि को अंतिम विकल्प की तरह प्रयोग करें

'डॉक्टर' शब्द का वास्तविक अर्थ 'शिक्षक या बुद्धिजीवी व्यक्ति' है और यह सबसे महत्वपूर्ण भूमिका है, जिसे पेशेवर स्वास्थ्य विशेषज्ञ निभा सकता है।'

दीर्घ-जीवन के लिए जीन्स क़रीब 35 प्रतिशत ज़िम्मेदार होते हैं, जबकि जीवनशैली, आहार और सभी मददगार चीज़ों के साथ पर्यावरणीय कारक व्यक्ति को दीर्घायु करने के प्रमुख कारण हैं।

आहार और स्वास्थ्य के लिए महत्वपूर्ण बात

भोजन, आनंद तथा दवा दोनों हो सकता है

बीमारी की रोकथाम करने, सेहतमंद और लंबा जीवन जीने में पोषाहार की मुख्य भूमिका होती है।

8

आरोग्यकारी उपचार

आरोग्यता का अर्थ सिर्फ़ निरोगी होना ही नहीं है। यह हर तरह से संपूर्ण स्वास्थ्य का एहसास है। इसका अर्थ है हर उस कार्य को करने के लिए भरपूर ऊर्जा होना, जो आप करना चाहते हैं। सुबह जागना तथा बग़ैर किसी तरह की दवा लिए दिन की शुरुआत करना और अच्छा महसूस करना। अपने बच्चों के साथ खेलना और हाँफते हुए बैठ जाने के बजाय, खुद को चुस्त-दुरुस्त बनाए रखना।

जीवनशैली संबंधी बीमारियों की तेज़ी से बढ़ती ख़तरनाक स्थिति को देखते हुए, चिकित्सक इस विकराल समस्या को नए तत्वों और उपचार के नए तरीक़ों के ज़रिये नियंत्रित करने की कोशिश कर रहे हैं। हालाँकि संक्रमणकारी और क्षयकारी बीमारियों का उपचार 'सही मॉलिक्यूल' (जैसे विटामिन, खनिज, ट्रेस एलीमेंट, एमीनो एसिड्स, एंज़ाइम्स, हॉर्मोन्स आदि) पर ध्यान देने का मामला होना चाहिए, जो शरीर में मौजूद होते हैं।

'शरीर को समुचित पोषक पदार्थ देकर अधिकतर बीमारियों को दूर किया जाएगा।'

डॉ. लिनस पाउलिंग (1968)

दो बार के नोबेल पुरस्कार विजेता।

क्षयकारी बीमारियाँ तीन कारणों से होती हैं

कुपोषण, अपूर्ण पाचन और आंतरिक प्रदूषण। इन्हें पोषाहार बढ़ाकर, पाचन क्रिया सुधारकर और निविर्षीकरण से दुरुस्त किया जा सकता है।

कमी के प्रारंभिक लक्षण

- विटामिन और खनिज की कमी के ख़तरों की प्रारंभिक चेतावनी आँखों, बालों, नाखूनों, मुँह और त्वचा के ज़रिए प्रकट होने वाले लक्षण हैं।
- हालाँकि, बताई गई कमी के लिए बढ़ी हुई चयापचय ज़रूरतें, बाहरी लक्षण ग़ायब होने के बाद भी लंबे समय तक रह सकती हैं।
- बताए गए कई लक्षण भी एलर्जी का कारण बनते हैं या बढ़ जाते हैं और रक्त शर्करा व चयापचय में दिक़्क़तें आती हैं।

आँखों में दिखने वाले लक्षण

लक्षण	कमी/उपचार/कारण
बीटोट्स स्पॉट्स-कंजक्टिवा पर झागदार धब्बे	विटामिन ए
धुँधली दृष्टि	विटामिन बी 2, बी 6, पैंटोथेनिक एसिड
सूजी हुई आँखें	विटामिन ई, नियासिनामाइड, आयोडिन
मोतियाबिंद (लेंस धुँधला होना)	विटामिन बी 2, सी, ई, एंटीऑक्सीडेंट्स
आँखों के सामने गहरे धब्बे	विटामिन बी 6, सी, जिंक (लीवर की समस्या)
शुष्क आँखें (ज़ीरोफ्थैल्मिया)	विटामिन ए
रेटिना में हीमोरेज (रक्तस्राव)	विटामिन बी 6, जिंक, बायोफ़्लैवोनॉयड्स (मैग्नीशियम, विटामिन सी, बी 2, बी 12, ई, पैंटोथेनैट)
अल्सर से ग्रसित आँखें (केरेटोमैलेशिया)	विटामिन ए (विटामिन सी, बी 2, बी 6, जिंक)
खुजली, जलन, पानी आना, रेतीली आँखें	विटामिन बी 2
मैकुलर डिजनरेशन	विटामिन ए, बी 2, बी 6, मैग्नीशियम, जिंक,एंटीऑक्सीडेंट्स, बायोफ्लैवोनॉयड्स, स्पे. ल्यूटिन व जिक्साथिन, जिंको बिलोबा

लक्षण	कमी/उपचार/कारण
रतौंधी	विटामिन ए, (बी 2, बी 6, जिंक)
स्क्लेरा में लाल रक्त कणिकाएँ	विटामिन बी 2
अतिसंवेदनशील आँखें, तेज़ रोशनी के प्रति असहनशीलता (फ़ोटोफ़ोबिया)	विटामिन बी 2, ए
पलक की पेशियों की संकुचन	मैग्नीशियम, विटामिन बी 2, बी 6, जिंक

त्वचा पर दिखने वाले लक्षण

लक्षण	कमी/उपचार/कारण
मुँहासे (फुन्सी)	विटामिन ए, ई, बी 2, बी 6, नियासिन, बायोटिन, जिंक, ई.एफ़.ए.*, लेसीथिन
एड्रीनल ऍग्जॉर्शन : भूरापन बढ़ना, ख़ासकर त्वचा के मोड़ों पर, दाग़, कोहनी, घुटने; काले चकत्ते	सभी विटामिन बी, ख़ासकर, पैंटोथेनिक एसिड; विटामिन सी; सभी मिनरल्स
आर्टियल स्पाइडर्स (चेहरे, गले और सीने पर महीन शाखा जैसी धमनियाँ)	एंटीऑक्सीडेंट्स, बायोफ़्लैवोनॉयड्स, ग्लूकोसैमिन, कैल्शियम
बैडसोर	विटामिन सी, ई
फफोले	विटामिन ई
छोटे जोड़ों के चारों ओर रंग भूरा पड़ना	विटामिन बी 12
त्वचा पर भूरे धब्बे	एंटीऑक्सीडेंट्स (लीवर की कमज़ोरी)
एक्ज़ीमा और त्वचा का अल्सर	ई.एफ़.ए., जिंक, विटामिन बी 6
बच्चों को एक्ज़ीमा होना	ई.पी.ए., जिंक, विटामिन बी 6

लक्षण	कमी/उपचार/कारण
रूखी त्वचा	विटामिन ए, सी, ई.एफ़.ए.
इडीमा (पैरों और चेहरे पर सूजन आना)	विटामिन बी 6, जिंक (विटामिन सी, मैग्नीशियम भी)
सफ़ेद, चेतना शून्य, कठोर और सूजी हुई उँगलियाँ (रेनॉड्स डिज़ीज़)	विटामिन बी 6, बी 1, एंटीऑक्सीडेंट्स, नियासिन, मैग्नीशियम/कैल्शियम, ई.एफ़.ए.
आँखों और नाक के आसपास तेलमय डर्माटाइटिस	विटामिन बी 6, जिंक
तेलमय त्वचा से फोड़े-फुन्सी निकलना (सीबोरिह्या)	विटामिन बी 2
दबाव वाले क्षेत्रों (जैसे घुटने, कोहनी) कड़ी लाल त्वचा	जिंक, विटामिन बी 6, ई.एफ़.ए.
सिर की ओर गर्मी बढ़ना, जिससे चेहरा लाल पड़ना और पसीना आना (हॉट फ़्लेशज़)	विटामिन ई, बोरोन, मैग्नीशियम, कैल्शियम (वाइल्ड यम क्रीम)
इक्थायोसिस (मछली के समान पपड़ीदार त्वचा)	विटामिन ए, रेटिनोइक एसिड
खुजली	विटामिन बी, सी, ई.एफ़.ए., अल्कालाइज़र
झुर्रिया या बूढ़ी होती त्वचा	विटामिन सी, ई, ए, ई.एफ़.ए., बॉयोफ़्लैवोनॉयड्स
पीलिया	विटामिन सी, ई, ए, बी 12, बी 6, लेसिथिन, मैग्नीशियम, जिंक
केराटोसिस (रूखी त्वचा)	विटामिन ए आंतरिक और बाहरी
पीली त्वचा	विटामिन बी 12

लक्षण	कमी/उपचार/कारण
तैलीय त्वचा	विटामिन बी 2
निस्तेज त्वचा	बायोटिन, फोलिक एसिड, विटामिन बी 6, लौह तत्व
घमौरियाँ, गर्मी होना	विटामिन सी
त्वचा काली-नीली होना	वियमिन सी, बी 2, बायोफ़्लैवोनॉयड्स
त्वचा पर लाल चकते होना	अल्कालाइज़र, विटामिन सी, कैल्शियम
लाल-भूरभूरी, तेज़ धूप के संपर्क में आने वाली त्वचा का रंग उड़ना, बाद में अल्सर होना	नियासिन या निकोटिनामाइड, फोलिक एसिड
लाल-भूरे या गहरे-लाल धब्बे	मैगनीज़
रोज़ेसिया (चेहरे पर लालपन)	विटामिन बी 2
परतदार डर्माटाइटिस	बॉयोटिन
नाक, कान, वृषण, स्त्री के जननांग के आसपास परतदार एक्ज़ीमा	विटामिन बी 2
कीड़ों के काटने पर अति-संवेदनशीलता	विटामिन सी, बी 1, कैल्शियम, अल्कालाइज़र, बाइकार्बोनेट रब/बाथ
चर्मरोग	विटामिन बी 12, सी, ए, बी, ई, जिंक, लाइसिन, जिंक ऑक्साइड लोशन
मोड़ वाले हिस्सों में त्वचा का लाल होना, प्रभावित होना	नियासिन
त्वचा के भीतर रक्तस्राव (त्वचा के नीचे लाल या थोड़े काले-नीले धब्बे, आसानी से चोट लगना)	विटामिन सी, बॉयोफ़्लेवोनॉयड्स और र्‌यूटिन, अंगूर के बीज का अर्क, ग्लूकोसैमिन, अल्कालाइ

लक्षण	कमी/उपचार/कारण
मस्से, तिल	विटामिन सी, ए, ई
त्वचा पर पित्त से खुजली होना	विटामिन बी 6, जिंक, विटामिन सी, अल्कालाइज़र
त्वचा पर सफ़ेद चकत्ते	पी.ए.बी.ए., पैंटोथेनिक एसिड, विटामिन बी 6, जिंक

बालों और नाखूनों पर दिखने वाले लक्षण

लक्षण	कमी/उपचार/कारण
बालों में रूखापन, आसानी से टूटना	जिंक
रूसी	विटामिन बी 2, बी 6, जिंक, मैग्नीशियम, बायोटिन
शुष्क बाल	विटामिन ए, जिंक
सफेद बाल होना	फोलिक एसिड, पैंटोथेनिक एसिड, पी.ए.बी.ए., बायोटिन, मिनरल्स
बाल झड़ना	जिंक, विटामिन बी 6, सेलेनियम, बायोटिन
सफ़ेद धब्बों/धारियों के साथ नाखून में भद्दापन	जिंक, विटामिन बी 6
तैलीय बाल	विटामिन बी 2
नाखूनों के छिलके उतरना	विटामिन ए, सी, कैल्शियम
नाखूनों पर खुरदरापन, सीधे-सीधे निशान दिखना	विटामिन ए, प्रोटीन, कैल्शियम (एनीमिया, कमज़ोर रक्त संचरण थायराइड/पैराथॉयराइड ग्रंथियाँ)

लक्षण	कमी/उपचार/कारण
नाखूनों पर खुरदरापन, आड़े-तिरछे निशान दिखना	बुखार, संक्रमण, शोथ, मासिक धर्म समस्या, प्रोटीन की कमी
होंठों का सूखना	बायोटिन

जीभ और मुँह पर दिखने वाले लक्षण

लक्षण	कमी/उपचार/कारण
जीभ का मोटा और बड़ा होना	पैंटोथेनिक एसिड
जीभ का जलना और घाव होना	विटामिन बी 2, बी 6, बी 12, नियासिन
होंठ और मुँह के किनारे फटना	विटामिन बी 2, बी 6, फोलिक एसिड
जीभ के भीतर फैली,बैंगनी-नीली शिराएँ	विटामिन बी 2 (रक्त संचरण कमज़ोर होना, संकीर्ण होना)
जीभ पर दाँतों के निशान बनना या वात से सूजन होना	नियासिन/निकोटिनामाइड
जीभ पर झुर्रियाँ,	विटामिन बी 1, पैंटोथेनिक एसिड
मसूढ़ों से रक्तस्राव होना	विटामिन सी, बायोफ़्लैवोनॉयड्स, कैल्शियम, अल्कालाइज़र
साँस की दुर्गंध	विटामिन बी 6, जिंक, मैग्नीशियम
मुँह का अल्सर,	फोलिक एसिड, विटामिन बी 6, जिंक
जीभ की चोंच लाल(गंभीर कमी), पूरी जीभ गहरी लाल या घाव होना	नियासिन (विटामिन बी 6)

लक्षण	कमी/उपचार/कारण
जख्म होना जीभ चमकीली, नर्म, मोटी; शुरुआती लक्षण : चोंच, किनारे गहरे लाल होना	विटामिन बी 12, फोलिक एसिड
जीभ पर सफ़ेद चकत्ते	विटामिन बी 2 और अन्य बी विटामिन।

आरोग्यकारी उपचार : रोगों के लिए बंद करें अपना दरवाज़ा

1. हृदय और संचार-तंत्र की बीमारियाँ
2. पाचन-तंत्र की बीमारियाँ
3. पेशीकंकाल तंत्र की बीमारियाँ
4. जननांग व मूत्रांग तंत्र की बीमारियाँ
5. मस्तिष्क और तंत्रिका-तंत्र की बीमारियाँ
6. श्वसन-तंत्र की बीमारियाँ
7. रक्त की बीमारियाँ
8. त्वचा, बालों और नाखूनों की बीमारियाँ
9. आँखों और कानों की बीमारियाँ
10. अंतःस्रावी-तंत्र की बीमारियाँ
11. संक्रमण से फैलने वाली बीमारियाँ
12. मनोरोग और व्यवहार संबंधी विकार
13. अन्य विकार

हृदय और संचार-तंत्र की बीमारियाँ

1. एंजाइना पेक्टोरिस

हृदय की पेशियों को रक्त आपूर्ति में कमी होने के कारण सीने में दर्द।

कारण: धमनियों की अंदरूनी दीवार पर फ्री रेडीकल की क्षति की प्रतिक्रियास्वरूप अथेरोमैटस प्लाक जम जाता है। इसकी वजह से हृदय की धमनियाँ संकीर्ण या अवरुद्ध हो जाती हैं।

खूब खाएँ	इनमें कटौती करें	ज़रूरी पूरक पदार्थ	पूरक पदार्थों के लाभ
ताज़े फल और सब्ज़ियाँ। साबुत अनाज, उच्च रेशे वाला आहार, ऑलिव ऑइल	चर्बीदार, तला हुआ खाना, जंक फूड, चाय, कॉफ़ी और कोला। धूम्रपान बंद कर दें	• सोया आइसोलेट प्रोटीन रोज़ 25 ग्राम भोजन के साथ	• कोलस्टेरॉल, ट्राइग्लिसराइड और एल.डी.एल. को कम कर प्लाक के निर्माण को रोकता है
		• ओमेगा-3 फैटी एसिड। भोजन के साथ प्रतिदिन एक सॉफ़्ट्यूल	• ट्राइग्लिसराइड्स को कम करता है और हृदय की पेशियों को रक्त की आपूर्ति
		• विटामिन सी (250 मिग्रा) रोज़ भोजन के साथ 4 बार	• शक्तिशाली एंटीऑक्सीडेंट। प्लाक के कारण ज़ख़्मी हुई धमनियों की मरम्मत करता है।
		• रोज़ भोजन के साथ 400 आई.यू. विटामिन ई	• एल.डी.एल. के ऑक्सीकरण को अवरुद्ध करता है। रक्त में वसा को कम करता है।
		• भोजन के साथ दो बार लहसुन पूरक।	• आर्टियोस्क्लेरोसिस से बचाता है, रक्त में प्लाक को घोल देता है वसा को कम करता है और प्लाक को घोल देता है
		• रोज़ भोजन के साथ कैल्शियम और मैग्नीशियम पूरक दो बार	• एंटीऑक्सीडेंट और हृदय पेशियों की दक्षता को सुधारता है
		• रोज़ तीन बार 20-30 मिग्रा को एंज़ाइम क्यू 10	

2. अरिद्मिया

हृदय की अनियमित ताल, तीव्र गति की धड़कन, सीने में बेचैनी, गर्दन में परेशानी, थकान, निर्जीवता, सीने में दर्द और मूर्च्छा या बेहोशी आना।

कारण: कोरोनरी आर्टरी डिज़ीज़, वाल्व्यूलर हार्ट डिज़ीज़, हृदय का संक्रमण, थाइरॉयड या किडनी के रोग, मैग्नीशियम और पोटैशियम का असंतुलन, धूम्रपान, कॉफ़ी और एल्कोहॉल अत्यधिक मात्रा में लेना और तनाव।

ख़ूब खाएँ	इनमें कटौती करें	ज़रूरी पूरक पदार्थ	पूरक पदार्थों के लाभ
मिश्रित कार्बोहाइड्रेट्स जैसे सबुत अनाज और अंकुरण। ताज़े फल और हरी पत्तेदार सब्ज़ियाँ। ऑइली फ़िश	उच्च संतृप्त वसा और जंक फ़ूड। कैफ़ीन और एल्कोहॉल को बंद करें। धूम्रपान छोड़ दें	• रोज़ 25 ग्राम सोया आइसोलेट प्रोटीन भोजन के साथ	• हृदय की पेशियों को ऑक्सीजन की आपूर्ति बढ़ाता है
		• ओमेगा-3 फैटी एसिड। भोजन के सारथ प्रतिदिन एक सॉफ़्ट्यूल	• अरिद्मिया से आराम देता है
		• प्राकृतिक मल्टीविटामिन और मल्टीमिनरल, भोजन के साथ एक गोली रोज़	• माइक्रोन्यूट्रिएंट की कमियों को सुधारता है
		• भोजन के साथ रोज़ तीन बार कैल्शियम और मैग्नीशियम पूरक	• हृदय के तंत्रिका पेशियों के कार्य में तालमेल बनाता है
		• भोजन के साथ दो बार लहसुन पूरक	• कार्डियक रिद्म को नियमित करता है और अरिद्मया से बचाता है
		• रोज़ भोजन के साथ दो बार 50 मिग्रा को एंज़ाइम क्यू 10	• हृदय की धड़कन स्थिर बनाने में मदद करता है

3. अथेरोस्क्लेरोसिस और आर्टेरियोस्क्लेरोसिस

धमनियों के भीतर वसा की बढ़ोतरी और धमनियाँ कठोर होना।

कारणः

फ्री रेडिकल और उच्च रक्त कोलेस्टेरॉल स्तर की क्षति से धमनियों की अंदरूनी दीवार पर परत जमने लगती है। फलस्वरूप प्रभावित अंगों को रक्त की आपूर्ति में गिरावट आती है। इसके लिए ख़तरों के कारणों में, अवयवों में उच्च वसा आहार, व्यायाम की कमी, धूम्रपान, मोटापा, मधुमेह, एल्कोहल की अधिकता शामिल हैं।

ख़ूब खाएँ	इनमें कटौती करें	ज़रूरी पूरक पदार्थ	पूरक पदार्थों के लाभ
ताज़े फल और सब्ज़ियाँ सारे अनाज, ऑइली फ़िश जैसे साल्मन, मैकरल, सारडाइन आदि	उच्च वसा और जंक फूड, अंडे, चाय, कॉफ़ी और कोला की अधिकता, अधिक एल्कोहल व धूम्रपान रोकें।	• सोया आइसोलेट प्रोटीन भोजन के साथ रोज़ 25 ग्राम	• कोलेस्टेरॉल, एल.डी.एल. और ट्राइग्लिसराइड घटता है। एच.डी.एल. बढ़ता है
		• ओमेगा-3 फैटी एसिड भोजन के साथ रोज़ 1 सॉफ्ट्यूल	• ट्राइग्लिसराइड व कोलेस्टेरॉल को घटाता है। धमनियों से वसा की सफ़ाई करता है।
		• भोजन के साथ रोज़ 2 गोली लहसुन दो बार	• कोलेस्टेरॉल को घटाता है। धमनियों से वसा को साफ़ करता है और मज़बूत बनाता है
		• विटामिन ई (400 आई.यू.) भोजन के साथ रोज़ एक गोली	• रक्त नलिकाओं को फैलाकर रक्त-संचार बढ़ाता है। थक्के जमने से बचाता है, विघटित करता है। फ्री रेडिकल को एक्टिव करता है
		• प्राकृतिक मल्टीविटामिन और मल्टीमिनरल। भोजन के साथ रोज़ एक गोली	• एंटीऑक्सीडेंट को रेडिकल से बचाता है

ख़ूब खाएँ	इनमें कटौती करें	ज़रूरी पूरक पदार्थ	पूरक पदार्थों के लाभ
		• भोजन के साथ तीन बार रोज़ विटामिन सी 250 मिग्रा	• शक्तिशाली एंटीऑक्सीडेंट। धमनियों के ऊतकों की मरम्मत में मदद करता है
		• विटामिन बी कॉम्प्लेक्स भोजन के साथ तीन बार एक छोटा चम्मच	• होमोसिस्टीन स्तर को घटाता है।
		• खाने योग्य रेशे रोज़ रात को सोते समय एक गिलास पानी में 4.5 ग्राम।	• कोलेस्टेरॉल व अन्य लिपिड का स्तर कम करता है

4. दिल का दौरा

हृदय की पेशियों को रक्त आपूर्ति की गड़बड़ी सीने में तेज़ दर्द का मुख्य कारण होता है।

कारण : हृदय की धमनियों में कोलेस्टेरॉल और एलडीएल जमने के कारण, उनमें धीरे-धीरे सिकुड़न आती है। इससे हृदय के ऊतकों को रक्त की आपूर्ति मंद पड़ जाती है। इसके ख़तरों के अहम कारणों में मोटापा, व्यायाम की कमी, धूम्रपान, तनाव, मधुमेह, उच्च रक्तचाप और पोषाहार की कमी शामिल है।

ख़ूब खाएँ	इनमें कटौती करें	ज़रूरी पूरक पदार्थ	पूरक पदार्थों के लाभ
ताज़ा फल, सब्ज़ियाँ, ऑइली फ़िश, उच्च रेशेदार, यानी कार्बोहाइड्रेट्स मिश्रित भोजन	उच्च वसा और जंक फ़ूड। धूम्रपान, एल्कोहॉल बंद करें, कॉफ़ी, चाय और कोला, शकर और नमक, अचार की अधिकता से बचें	• सोया आइसोलेट प्रोटीन भोजन के साथ रोज़ 25 ग्राम	• कोलेस्टेरॉल, एलडीएल और ट्राइग्लिसराइड घटता है। एचडीएल बढ़ता है
		• ओमेगा-3 फैटी एसिड भोजन के साथ रोज़ 1 सॉफ्ट्यूल	• ट्राइग्लिसराइड को घटाता है। धमनियों से कोलेस्टेरॉल की सफ़ाई करता बचाव करता है
		• लहसुन और लेसिथिन रोज़ भोजन के साथ दो बार	• कोलेस्टेरॉल घटाता है। धमनियों से वसा साफ़ कर मज़बूत बनाता है।
		• विटामिन ई (400 आई.यू.) भोजन के साथ रोज़ एक गोली	• एलडीएल के ऑक्सीकरण को रोकता है, रक्त नलिकाओं को फैलाता है और रक्त आपूर्ति को सुधारता है, रक्त के थक्के से बचाता है और उन्हें घोल देता है, कैपिलरी की दीवारों को मज़बूत करता है और एंटीऑक्सीडेंट को सशक्त बनाता है
		• विटामिन सी (250 मिग्रा) भोजन के साथ रोज़ाना एक गोली चार बार	• फ्री रेडिकल से लड़ता है, एंटीऑक्सीडेंट को सशक्त बनाता है, विटामिन ई के और ऊतकों की मरम्मत में मदद करता है

ख़ूब खाएँ	इनमें कटौती करें	ज़रूरी पूरक पदार्थ	पूरक पदार्थों के लाभ
		• विटामिन बी कॉम्प्लेक्स भोजन के साथ रोज़ाना एक गोली तीन बार	• हीमोसिस्टीन के स्तर को घटाता है और धमनियों को लचीला बनाए रखने में मदद करता है
		• प्राकृतिक मल्टीविटामिन और मल्टीमिनरल। भोजन के साथ रोज़ाना एक गोली	• एंटीऑक्सीडेंट्स। हृदय को स्वस्थ बनाए रखता है
		• खाने योग्य रेशे रोज़ाना रात को सोते समय एक गिलास पानी में 4.5 ग्राम	• कोलेस्टेरॉल और अन्य रक्त लिपिड को घटाता है

5. उच्च रक्तचाप

रक्तचाप वह बल है, जो रक्त द्वारा रक्त नलिकाओं पर लगाया जाता है, ताकि रक्त का पूरे शरीर में संचार हो। जब यह सामान्य स्तर से बढ़ जाता है, तो इसे हाइपरटेंशन या उच्च रक्तचाप कहा जाता है।

कारण: 90% मामलों का कोई ज्ञात कारण नहीं है, लेकिन उच्च रक्तचाप के ख़तरे का कारण अनियमित, असंतुलित और अपौष्टिक खानपान, गतिहीन जीवनशैली, मोटापा, धूम्रमान आदि हैं।

ख़ूब खाएँ	इनमें कटौती करें	ज़रूरी पूरक पदार्थ	पूरक पदार्थों के लाभ
ताज़ा फल और सब्ज़ियाँ, ऑइली फ़िश, मिश्रित कार्बोहाइड्रेट्स, उच्च रेशेदार भोजन	जंक फूड और उच्च लवण वाले खाद्य पदार्थ अतिरिक्त नमक और अचार, संतृप्त वसा मद्यपान, चाय, कॉफ़ी, कोला	• विटामिन सी (250 मिग्रा) भोजन के साथ एक गोली दिन में चार बार	• रक्तचाप को घटाता है और धमनियों की कठोरता को कम करता है
		• कैल्शियम और मैग्नीशियम। भोजन के साथ एक गोली दिन तीन बार	• रक्तचाप और कोलेस्टेरॉल को नियंत्रित करता है
		• ओमेगा-3 फैटी एसिड भोजन के साथ रोज़ाना 1 सॉफ्ट्यूल	• रक्तचाप में कमी करता है, ट्राइग्लिसराइड को घटाता है
		• सोया प्रोटीन भोजन के साथ रोज़ाना 25 ग्राम	• कोलेस्टेरॉल और ट्राईग्लिराइड को कम करता है
		• भोजन के साथ रोज़ाना दो बार 50 मिग्रा को एंज़ाइम क्यू 10	• रक्त नलिकाओं को फैलाता है और हृदय गति को नियंत्रित रखता है
		• लहसुन की 2 गोली भोजन के साथ रोज़ाना 2 बार	• रक्तचाप को घटाता है और रक्त संचार को सुधारता है
		• विटामिन ई (400 आई.यू.) भोजन के साथ रोज़ाना एक गोली	• रक्त संचार को सुधारने के लिए रक्त नलिकाओं को फैलाता है
		• खाने योग्य रेशे रोज़ाना रात को सोते समय एक गिलास पानी में 4.5 ग्राम	• कोलेस्टेरॉल और अन्य रक्त लिपिड को घटाता है

6. कार्डियोमायोपैथी

हृदय की पेशियाँ कमज़ोर होने के साथ ही उसका आकार बढ़ जाता है, जिससे काम करने में श्वास की परेशानी और ज़रा में थकान हो जाना जैसे लक्षण दिखाई देते हैं।

कारणः इसका एक आम कारण कोरोनरी आर्टरी डिज़ीज़ है। अन्य कारणों में मायोकार्डाइटिस, मधुमेह, थायरॉयड की बीमारी शामिल हैं। मद्यपान और कुछ ड्रग्स जैसे कोकीन, एंटी डिप्रेसेंट भी कारण बनते हैं। कभी-कभी गठिया वात और गर्भावस्था से भी यह बीमारी हो सकती है।

ख़ूब खाएँ	इनमें कटौती करें	ज़रूरी पूरक पदार्थ	पूरक पदार्थों के लाभ
ताज़ा फल और सब्ज़ियाँ ऑइली फ़िश, कार्बोहाइड्रेट्स मिश्रित उच्च रेशेदार भोजन	उच्च वसा और जंक फ़ूड धूम्रपान, मद्यपान बंद करें कॉफ़ी, चाय और कोला शुगर व लवणीय अचार	• सोया प्रोटीन आइसोलेट भोजन के साथ रोज़ाना 25 ग्राम	• कोलेस्टेरॉल, एलडीएल और ट्राइग्लिसराइड घटाता है
		• ओमेगा-3 फैटी एसिड भोजन के साथ रोज़ाना 1 सॉफ्ट्यूल	• रक्तचाप में कमी करता है, ट्राइग्लिसराइड को घटाता है
		• लहसुन और लेसिथिन भोजन के साथ रोज़ाना दो बार	• रक्तचाप घटाता है और रक्त संचार सुधारता है। कोलेस्टेरॉल घटाता है। धमनियों से वसा साफ़ करता है और मज़बूत बनाता है
		• विटामिन ई (400 आई.यू.) भोजन के साथ एक गोली दिन में एक बार	• रक्त नलिकाओं को फैलाकर संचार को बढ़ाता है। रक्त के थक्के बनने से रोकता है और उन्हें घोल देता है, कैपिलरी की दीवारों को मज़बूत करता है और एंटीऑक्सीडेंट को सशक्त बनाता है
		• विटामिन सी (25 मिग्रा) रोज़ाना भोजन के साथ एक गोली दिन में चार बार	• रक्तचाप घटाता है और धमनियों की कठोरता को कम करता है। विटामिन ई के पुनर्संश्लेषण और ऊतकों की मरम्मत में मदद करता है

ख़ूब खाएँ	इनमें कटौती करें	ज़रूरी पूरक पदार्थ	पूरक पदार्थों के लाभ
		• विटामिन बी कॉम्प्लेक्स की एक गोली दिन में तीन बार भोजन के साथ	• हीमोसिस्टीन का स्तर घटाता है और धमनियों को लचीला बनाए रखने में मदद करता है
		• प्राकृतिक मल्टीविटामिन और मल्टीमिनरल, भोजन के साथ एक गोली रोज़ाना	• एंटीऑक्सीडेंट, दिल को स्वस्थ रखता है
		• खाने योग्य रेशे रोज़ाना रात को सोते समय एक गिलास पानी में 4.5 ग्राम।	• कोलेस्टेरॉल और अन्य रक्त लिपिड को घटाता है

7. ख़ून जमने से दिल का दौरा

कमज़ोर दिल, जो उस दक्षता से काम नहीं कर पाता, जैसा उसे करना चाहिए। इससे श्वास लेने में परेशानी होती है, पैरों में सूजन आती है और ऊर्जा में कमी आती है।

कारणः दिल का दौरा, पुरानी फेफड़े की बीमारी, लगातार उच्च रक्तचाप, संक्रमण, मद्यपान या दवाओं का दुरुपयोग आदि।

ख़ूब खाएँ	इनमें कटौती करें	ज़रूरी पूरक पदार्थ	पूरक पदार्थों के लाभ
उच्च रेशे और कार्बोहाइड्रेट्स मिश्रित पोषाहार, जैसे- सभी साबुत और अंकुरित अनाज। ताज़ा फल, पत्तेदार सब्ज़ियाँ। ऑइली फ़िश और जैतून का तेल, दिन में कई बार हल्का-हल्का भोजन	उच्च वसा और जंक फ़ूड सामान्य शक्कर, जैसे- मिठाई, केक, बिस्किट आदि अधिक नमक, चाय व कॉफ़ी मद्यपान, धूम्रपान	• सोया प्रोटीन भोजन के साथ रोज़ाना 25 ग्राम	• कोलस्टेरॉल, ट्राइग्लिसराइड और एलडीएल कम कर परत बनने से रोकता है
		• ओमेगा-3 फैटी एसिड भोजन के साथ रोज़ाना 1 सॉफ्ट्यूल	• ट्राइग्लिसराइड्स को कम करता है और हृदय की पेशियों को रक्त की आपूर्ति बढ़ाता है
		• विटामिन सी (250 मिग्रा) रोज़ाना भोजन के साथ एक गोली चार बार	• प्लाक से धमनियों को पहुँचे नुक़सान की मरम्मत करता है। एक सशक्त ऑक्सीडेंट
		• विटामिन ई (400 आई.यू.) भोजन के साथ रोज़ाना एक गोली	• एलडीएल के ऑक्सीकरण को रोक देता है। रक्त में वसा कम करता है बनी परत को घोल देता है
		• लहसुन की 2 गोली भोजन के साथ रोज़ाना 2 बार	• आर्टियोस्क्लेरोसिस से बचाव करता है, रक्त में वसा की मात्रा घटाता है और बनी परत घोल देता है
		• कैल्शियम और मैग्नीशियम। रोज़ाना भोजन के साथ एक गोली तीन बार	• हृदय की धमनियों की जकड़न या सिकुड़न को रोकता है
		• को एंज़ाइम क्यू-10 रोज़ाना 20-30 मिग्रा भोजन के साथ, तीन बार	• एंटीऑक्सीडेंट और हृदय पेशियों की दक्षता बढ़ाता है

ख़ूब खाएँ	इनमें कटौती करें	ज़रूरी पूरक पदार्थ	पूरक पदार्थों के लाभ
		• खाने योग्य रेशे रोज़ाना रात को सोते समय एक गिलास पानी में 4.5 ग्राम।	• कोलेस्टेरॉल और अन्य रक्त लिपिड को घटाता है।

8. हाइपरलिपेडेमिया (उच्च कोलेस्टेरॉल)

कोलेस्टेरॉल के उच्च स्तर के कारण एलडीएल और ट्राइग्लिसराइड में वृद्धि होती है, जो हृदय रोगों के लिए ख़तरे का प्रमुख कारण है।

कारण: उच्च वसा (संतृप्त) आहार, सामान्य शक्कर, धूम्रपान, अधिक मात्रा में मद्यपान, मोटापा आदि।

ख़ूब खाएँ	इनमें कटौती करें	ज़रूरी पूरक पदार्थ	पूरक पदार्थों के लाभ
ताज़ा फल और सब्ज़ियाँ, ऑइली फ़िश, कार्बोहाइड्रेट्स मिश्रित उच्च रेशेदार भोजन, जैसे-गेहूँ की रोटी, ब्रेड, सभी साबुत और अंकुरित अनाज आदि।	उच्च वसा और जंक फ़ूड धूम्रपान, मद्यपान बंद करें कॉफ़ी, चाय और कोला सामान्य शक्कर, जैसे- केक, चॉकलेट्स, आइस्क्रीम, बिस्किट आदि	• सोया प्रोटीन आइसोलेट भोजन के साथ रोज़ाना 25 ग्राम • ओमेगा-3 फैटी एसिड भोजन के साथ रोज़ाना 1 सॉफ्ट्यूल • विटामिन ई (400 आई.यू.) भोजन के साथ रोज़ाना एक गोली • भोजन के साथ लहसुन की 2 गोली दिन में दो बार • विटामिन सी (250 मिग्रा) रोज़ाना भोजन के साथ एक गोली चार बार • खाने योग्य रेशे रोज़ाना रात को सोते समय एक गिलास पानी में 4.5 ग्राम	• कोलेस्टेरॉल, एलडीएल और ट्राइग्लिसराइड घटाता है • ट्राइग्लिसराइड और कोलस्टेरॉल घटाता है • रक्त के थक्के जमने से बचाता है और उन्हें घोल देता है, अथेरोस्क्लेरोसिस से बचाता है • कोलेस्टेरॉल घटाता है • संरक्षक एचडीएल का स्तर सुधारता है और विटामिन ई की प्रभावशीलता बढ़ाता है • कोलेस्टेरॉल और अन्य रक्त लिपिड घटाता है

9. फ्लेबाइटिस

यह बाह्य शिराओं की कष्टप्रद शोथ स्थिति है। इसके कारण पैर की, ख़ासकर पैरों की शिराओं में सूजन और लालपन आ जाता है। इसमें धड़कन तेज़ होना, बुखार आना और दर्द होने जैसी परेशानियाँ होती हैं।

कारण: बच्चे के जन्म और ऑपरेशन के बाद संक्रमण होना।

ख़ूब खाएँ	इनमें कटौती करें	ज़रूरी पूरक पदार्थ	पूरक पदार्थों के लाभ
प्रचुर मात्रा में फ़ाइबर वाला आहार, जैसे- आटा ब्रेड, ताज़ा फल व सब्ज़ियाँ, विटामिन ई से भरपूर आहार, जैसे- मेवे, बालियों से निकला ताज़ा गेहूँ	परिष्कृत कार्बोहाइड्रेट्स, केक, बिस्किट, मिठाई	• ओमेगा-3 फैटी एसिड भोजन के साथ रोज़ाना 1 सॉफ्ट्यूल • विटामिन ई (400 आई.यू.) भोजन के साथ रोज़ाना एक गोली • लहसुन भोजन के साथ रोज़ाना 2 गोली दो बार • विटामिन सी (250 मिग्रा) रोज़ाना भोजन के साथ एक गोली चार बार। • बीटा कैरोटिन एक कैप्सूल रोज़ाना तीन बार भोजन के साथ • प्राकृतिक मल्टीविटामिन और मल्टीमिनरल, भोजन के साथ एक गोली रोज़ाना • ग्वारपाठे का रस, जैल या फूलों का रस रोज़ाना 3 से 6 औंस	• रक्त संचार सुधारता है, ख़ून के थक्के जमने से रोकना और घोलना • संक्रमण का प्रतिरोध करने में मदद करता है, शरीर के ऊतकों, एंटीऑक्सीडेंट को सुधारता है और मरम्मत करता है • रक्त संचार सुधारता है, कैपिलरी को मज़बूत करता है, रक्त के थक्के जमने से बचाता है और उन्हें घोल देता है • संक्रमण का प्रतिरोध करने में मदद करता है, शरीर के ऊतकों, एंटीऑक्सीडेंट को सुधारता है • उपचार के लिए आवश्यक माइक्रोन्यूट्रिएंट उपलब्ध कराता है • एंटी इन्फ्लेमेटरी, दर्द कम करने वाला, प्राकृतिक एंटीबायोटिक व कोशिका का पुनर्निर्माण करना

10. वेरीकोज़ वेन्स

हल्की-नीली रक्तवाहिनी (शिरा), जो ख़ासकर पैर के पिछले हिस्से में पाई जाती हैं। पिंडुलियों में दर्द होने लगता है, ख़ासतौर से लंबे समय तक खड़े रहने पर। कई बार टखनों में भी सूजन आने लगती है।

कारणः आनुवंशिक और हॉर्मोनल कारक महत्वपूर्ण भूमिका निभाते हैं। अन्य कारणों में मोटापा, गर्भावस्था भारी वज़न उठाना आदि शामिल हैं।

ख़ूब खाएँ	इनमें कटौती करें	ज़रूरी पूरक पदार्थ	पूरक पदार्थों के लाभ
प्रचुर मात्रा में फ़ाइबर वाला आहार, जैसे- आटा ब्रेड, ताज़ा फल और सब्ज़ियाँ। विटामिन ई से भरपूर आहार, जैसे- मेवे, बालियों से निकला ताज़ा गेहूँ, पानी कम से कम 1.75 लीटर/ प्रतिदिन	परिष्कृत कार्बोहाइड्रेट्स केक, बिस्किट, मिठाई	• विटामिन ई। भोजन के साथ एक गोली रोज़ाना	• रक्त संचार सुधारता है और रक्त नलिकाओं की दीवारों को मज़बूत करता है।
		• विटामिन सी (250 मिग्रा) भोजन के साथ रोज़ाना एक गोली चार बार	• रक्त संचार सुधारता है और रक्त नलिकाओं की दीवारों को मज़बूत करता है।
		• ओमेगा-3 फैटी एसिड भोजन के साथ रोज़ाना1 सॉफ्ट्यूल।	• लक्षणों में राहत देता है
		• हॉर्स चेस्टनट रोज़ाना सुबह 500 मिग्रा	• शोथ और सूजन को नियंत्रित करता है और द्रव्य पदार्थ का संचय कम करता है
		• गोटू काला सपल 200 मिग्रा अर्क रोज़ाना तीन बार	• रक्त प्रवाह बढ़ाता है और शिराओं के आसपास मौजूद संयुक्त ऊतकों की ताल बढ़ाता है
		• बायोफ्लैवेनॉयड्स भोजन के साथ रोज़ाना 100 मिग्रा	• रक्त संचार सुधारता है
		• खाने योग्य फ़ाइबर रोज़ाना रात को सोते समय एक गिलास पानी में 4.5 ग्राम	• क़ब्ज़ से बचाता है और मल को सुगम करता है

11. रेनॉड्स बीमारियाँः

बाहर रक्त नलिकाओं में ऐंठन, इससे रंग में परिवर्तन हो जाता है, त्वचा के प्रभावित हिस्से में सनसनाहट या झुनझुनी आती है।

कारणः सटीक कारण ज्ञात नहीं, लेकिन प्रभावित क्षेत्र में अस्थिर तंत्रिकाओं के कारण रक्त नलिकाएँ ठंडे पदार्थों के प्रति अति-प्रतिक्रिया करती हैं। अत्यधिक ठंड, कमज़ोर खानपान, हाइपोथायरॉडिज़्म और एथेरोस्क्लेरोसिस इस बीमारी की वजह से हो सकते हैं।

ख़ूब खाएँ	इनमें कटौती करें	ज़रूरी पूरक पदार्थ	पूरक पदार्थों के लाभ
विटामिन ई से भरपूर खाद्य पदार्थ, जैसे- मेवे, बालियों से निकले ताज़ा गेहूँ ऑइली फ़िश, मैकरल और सारडाइन। जल्द-जल्द गर्म पेय पदार्थ नियमित रूप से थोड़ा-थोड़ा भोजन	उच्च वसा, जंक फूड, धूम्रपान, कॉफ़ी का अत्यधिक सेवन	• विटामिन ई (400 आई.यू.) भोजन के साथ रोज़ाना एक गोली • ओमेगा-3 फैटी एसिड भोजन के साथ रोज़ाना 1 सॉफ्ट्यूल • विटामिन बी कॉम्प्लेक्स भोजन के साथ एक गोली रोज़ाना तीन बार • कैल्शियम और मैग्नीशियम भोजन के साथ एक गोली रोज़ाना तीन बार • गिंकगो बिलोबा के साथ साइबेरियन गिनसेंग रोज़ भोजन के साथ दो गोली	• धमनियों के ज़रिये होने वाले रक्त प्रवाह में सुधार होता है • लक्षण प्रकट होने से रोकता है • रक्त प्रवाह को छोर तक समुचित पहुँचाता है • सिकुड़ी हुई रक्त नलिकाएँ सामान्य होती हैं • रक्त प्रवाह सुधारता है

पाचन-तंत्र की बीमारियाँ

1.एनोरेक्सिया

भूख की कमी

कारण: कई कारणों से- कमज़ोरी, अवसाद, ख़राब खानपान से लेकर कुछ दवाओं तक।

ख़ूब खाएँ	इनमें कटौती करें	ज़रूरी पूरक पदार्थ	पूरक पदार्थों के लाभ
ताज़े फल और सब्ज़ियाँ। साबुत अनाज, मेवे लीन मीट और चिकन	चोकर, चाय और कॉफ़ी मद्यपान, नमक	• विटामिन बी कॉम्प्लेक्स भोजन के साथ एक गोली रोज़ाना तीन बार • गिंकगो बिलोबा के साथ साइबेरियन गिनसेंग रोज़ भोजन के साथ दो गोली • प्राकृतिक मल्टीविटामिन और मल्टीमिनरल एक गोली रोज़ाना भोजन के साथ • भोजन के साथ रोज़ाना लहसुन की 2 गोली दो बार	• भूख और ऊर्जा का उत्पादन बढ़ाता है। • पाचन क्रिया और चयापचय क्रिया को बेहतर करता है। • भूख बढ़ाने और चयापचय क्रिया बेहतर बनाने के लिए जिंक जैसे एसेंशियल माइक्रोन्यूट्रिएंट उपलब्ध कराता है • आराम और पाचन-तंत्र को सुधारने में मदद करता है, पाचक-रस को अवरुद्ध होने से बचाता है

2.अमीबाइसिस

आँतों और लीवर के कई संक्रमण होते हैं, जिससे बलगम के साथ डायरिया हो जाता है, कभी-कभी रक्त भी जाता है और पेट के निचले हिस्से में दर्द होता है।

क्या है कारण?

अधिकांशतः एंटेमीबा हिस्टोलाइटिका नामक परजीवी।

ख़ूब खाएँ	इनमें कटौती करें	ज़रूरी पूरक पदार्थ	पूरक पदार्थों के लाभ
हल्का और आसानी से हजम होने वाला भोजन, जैसे- अधिक पकाए गए चावल, खिचड़ी आदि दही बहुत-सा तरल पदार्थ	उच्च वसा भोजन, चाय, कोला, कॉफ़ी और जंक फ़ूड	• भोजन के साथ रोज़ाना लहसुन कि 2 गोली दो बार	• प्राकृतिक और प्रभावी एंटीमाइक्रोबियल, प्रतिरक्षा-तंत्र को मज़बूत करता है
		• प्राकृतिक मल्टीविटामिन और मल्टीमिनरल एक गोली रोज़ाना भोजन के साथ	• प्रतिरक्षा शक्ति बढ़ता है
		• विटामिन सी (250 मिग्रा) रोज़ाना भोजन के साथ एक गोली चार बार	• प्रतिरक्षा-तंत्र को मज़बूत करता है
		• ग्वारपाठे का रस/जैल/फूलों का रस 90 से 180 मिली. रोज़ाना 60 मिली. दो-से तीन बार भोजन से पहले	• संक्रमणकारी जीवों से लड़ता है

3. एनल फ़िशुरा

गुदा के आसपास की त्वचा में दरार पड़ना, जो मलाशय तक बढ़ी हुई होती है। इससे दर्द होता है, कई बार शौच करने पर रक्तस्राव होता है। अक्सर गुदा के आसपास खुजली चलती है।

कारणः

सबसे आम कारण है पुराना क़ब्ज़ और अनियमित खानपान।

ख़ूब खाएँ	इनमें कटौती करें	ज़रूरी पूरक पदार्थ	पूरक पदार्थों के लाभ
फ़ाइबर की प्रचुर मात्रा, ताज़ा फल और सब्ज़ियाँ, अधिक मात्रा में पानी	कम वसा व जंक फ़ूड, चाय, कॉफ़ी और कोला	• खाने योग्य रेशा रोज़ाना दिन में दो बार पानी से 4.5 ग्राम।	• क़ब्ज़ से आराम मिलता है और मल-त्याग आसानी से होता है
		• विटामिन बी कॉम्प्लेक्स भोजन के साथ रोज़ एक गोली तीन बार	• पाचन सुधारता है और ऊर्जा को बढ़ाता है
		• विटामिन सी (250 मिग्रा) रोज़ाना भोजन के साथ एक गोली चार बार	• प्रतिरक्षा शक्ति मज़बूत करता है और बीमारी से मुक्ति को प्रोत्साहित करता है
		• सोया प्रोटीन आइसोलेट 25 ग्राम रोज़ाना भोजन के साथ	• फ़ाइबर होने से क़ब्ज़ में आराम मिलता है
		• प्राकृतिक मल्टीविटामिन और मल्टीमिनरल एक गोली रोज़ाना भोजन के साथ	• माइक्रोन्यूट्रिएंट के असंतुलन को ठीक कर देता है

4. लीवर सिरोसिस

गुर्दे की पुरानी जानलेवा बीमारी

कारणः

वायरल संक्रमण (हेपेटाइटिस ए, बी और सी), मद्यपान और अनियमित खानपान।

ख़ूब खाएँ	इनमें कटौती करें	ज़रूरी पूरक पदार्थ	पूरक पदार्थों के लाभ
मिश्रित कॉर्बोहाइड्रेट खानपान, जैसे- भूरे चावल, आलू, आटा ब्रेड, रोटी आदि ताज़ा फल और सब्ज़ियाँ	फैटी और जंक फ़ूड, सींक पर भुना भोजन, उच्च लवणीय भोजन और अचार	• सोया प्रोटीन आइसोलेट भोजन के साथ रोज़ाना 25 ग्राम	• लीवर ऊतकों की मरम्मत और नियमित करने में मदद करता है।
		• विटामिन बी कॉम्प्लेक्स भोजन के साथ रोज़ाना एक गोली तीन बार	• ऊर्जा स्तर पर्याप्त बनाए रखता है, विटामिन बी की कमी को पूरा करता है। प्रतिरक्षा बढ़ाता है, ऊतकों को स्वस्थ करता है
		• विटामिन सी (250 मिग्रा) रोज़ाना भोजन के साथ एक गोली चार बार	• प्रतिरक्षण क्षमता सुधारता है और ऊतकों की मरम्मत करता है।
		• विटामिन ई (400 आई.यू.) भोजन के साथ रोज़ाना एक गोली	• शक्तिशाली एंटीऑक्सीडेंट, रक्त नलिकाओं को चौड़ा करता है और रक्त संचार को बेहतर बनाता है।
		• प्राकृतिक मल्टीविटामिन और मल्टीमिनरल एक गोली रोज़ाना भोजन के साथ	• उपचार के लिए सही माइक्रोन्यूट्रिएंट परिवेश उपलब्ध कराते हैं।
		• भोजन के साथ रोज़ाना लहसुन की 2 गोली दो बार	• पाचन सुधारता है और लीवर को दुरुस्त रखने में मदद करता है
		• गिंकगो बिलोबा के साथ साइबेरियन गिनसेंग रोज़ाना भोजन के साथ दो गोली	• पाचन और लीवर की रक्त आपूर्ति सुधारता है

5. कोलाइटिस

बड़ी आँत का शोथ, जिससे उदर में दर्द होने लगता है। मल के साथ रक्त या बिना रक्त बार-बार डायरिया होना, कमज़ोरी, थकान, वज़न कम होना और बुखार आना।

कारण:

संक्रमण (अमीबाइसिस, बैक्टीरियल, वायरल), अल्सरेटव कोलाइटिस, एंटीबायोटिक से उत्पन्न कोलाइटिस।

ख़ूब खाएँ	इनमें कटौती करें	ज़रूरी पूरक पदार्थ	पूरक पदार्थों के लाभ
उच्च रेशेदार आहार, जैसे- गेहूँ की ब्रेड, रोटी, ब्राउन राइस आदि, ताज़ा फल और पकी हरी पत्तेदार सब्ज़ियाँ। गाजर और बीटा कैरोटिन की प्रचुर मात्रा वाला आहार, दही, ऑइली फ़िश और लीवर	चोकर, मेवे और बीज, स्वीट कॉर्न, उच्च फैटी, तले और जंक फूड, चाय, कॉफ़ी और कोला	• भोजन के साथ रोज़ाना 2 गोली दो बार	• प्राकृतिक और प्रभावी एंटीमाइक्रोबियल, वायरस और बैक्टीरिया को मारता है, पाचन-शक्ति और पोषक तत्व जज्ब करने की क्षमता बढ़ाता है, प्रतिरक्षा-तंत्र मज़बूत करता है
		• सोया प्रोटीन आइसोलेट भोजन के साथ रोज़ाना 25 ग्राम	• अल्सर के उपचार में मदद करता है, प्रतिरक्षा शक्ति बढ़ाता है।
		• विटामिन बी कॉम्प्लेक्स भोजन के साथ रोज़ाना एक गोली तीन बार	• ऊर्जा बढ़ाता है और पाचन-शक्ति सुधारता है।
		• विटामिन सी (250 मिग्रा) रोज़ाना भोजन के साथ एक गोली चार बार।	• प्रतिरक्षा शक्ति बढ़ाता है, शक्तिशाली एंटीऑक्सीडेंट
		• प्राकृतिक मल्टीविटामिन और मल्टीमिनरल एक गोली रोज़ाना भोजन के साथ	• माइक्रोन्यूट्रिएंट का आदर्श स्तर पुनः स्थापित करता है, प्रतिरक्षा शक्ति बढ़ाता है
		• विटामिन ई (400 आई.यू.) भोजन के साथ रोज़ाना एक गोली	• प्रतिरक्षा शक्ति मज़बूत करता है, शक्तिशाली एंटीऑक्सीडेंट
		• खाने योग्य रेशा रोज़ाना रात को सोते समय एक गिलास पानी में 5 ग्राम	• कोलाटिस में सुधार करता है

6. क़ब्ज़

मल–त्याग में परेशानी होना

कारणः

प्रमुख कारण पोषाहार और शारीरिक गतिविधि में कमी होना है। अन्य कारणों में चिड़चिड़ापन, अति–संवेदनशीलता, हाइपोथॉयरॉइडिज़्म, गंभीर अवसाद, कोलोन कैंसर, डायबिटीज़ शामिल हैं।

ख़ूब खाएँ	इनमें कटौती करें	ज़रूरी पूरक पदार्थ	पूरक पदार्थों के लाभ
उच्च रेशेदार आहार, जैसे- गेहूँ की ब्रेड, रोटी, भूरे चावल, सभी साबुत और अंकुरित अनाज। ताज़ा छिलके सहित फल और हरी पत्तेदार सब्ज़ियाँ। चने का पानी (कम से कम 2 लीटर रोज़ाना)	उच्च वसा, नीचे का बचाखुचा और जंक फूड, परिष्कृत कार्बोहाइड्रेट्स, जैसे, बिस्किट, केक आदि	• खाने योग्य रेशा रोज़ाना दिन में दो बार भोजन के बाद, पानी से 4.5 ग्राम • मैग्नीशियम 400 से 800 मिग्रा रोज़ाना भोजन के बाद • विटामिन सी (250 मिग्रा) रोज़ाना भोजन के साथ एक गोली चार बार	• मल वृद्धि, नर्म और सहज शौच योग्य बनाता है • हल्का जुलाब • सामान्य जुलाब, एंटीऑक्सीडेंट, प्रतिरक्षा–तंत्र को प्रोत्साहित करने वाला

7. डायरिया

बार-बार शौच के लिए जाना, दस्त लगना, पतला मल। साथ में पेट में मरोड़ होना। कई बार मतली, बुखार, उल्टी होना।

कारणः

बैक्टीरिया वायरस के संक्रमण के कारण आँतों का शोथ या चिड़चिड़ापन। एंटीबायोटिक की गोली लेना, कोलाइटिस, अति-संवेदनशीलता।

ख़ूब खाएँ	इनमें कटौती करें	ज़रूरी पूरक पदार्थ	पूरक पदार्थों के लाभ
हल्का और आसानी से पचने वाला और चिकना खाद्य पदार्थ, जैसे- अधिक पके चावल, खिचड़ी आदि,दही, केले और सेब, पर्याप्त मात्रा में तरल पदार्थ	उच्च वसा वाले पदार्थ, चाय, कोला, कॉफ़ी, जंक फ़ूड, दूध, खट्टे फल, उच्च रेशेदार आहार	• एग्रीमोनी की एक कप चाय रोज़ाना छह बार तक • ब्लेकबेरी/रसभरी की पत्तियों की रोज़ाना एक कप चाय छह बार तक	• इन चायों में टैनिन होता है, जो आँतों की आंतरिक लाइनिंग मज़बूती से रोकता है। यह शरीर की तरल पदार्थ अवशोषित करने में मदद करता है।
		• लहसुन की 2 गोली दिन में दो बार भोजन के साथ	• प्राकृतिक और प्रभावी एंटीमाइक्रोबियल, वायरस और बैक्टीरिया को मारता है। पाचन-शक्ति और पोषक तत्वों को जज़्ब करने की क्षमता बढ़ाता है। प्रतिरक्षा-तंत्र को मज़बूत करता है।
		• साइलम 1-3 चम्मच पावडर रोज़ाना एक गिलास पानी के साथ	• आँतों में अतिरिक्त द्रव्य पदार्थ अवशोषित कर लेता है और मल के साथ जोड़ देता है
		• एसिडोफ़िलस रोज़ाना 2 गोली तीन बार खाली पेट	• आँतों के लिए स्वस्थ बैक्टीरिया का समुचित स्तर बनाए रखता है

8. डाइवर्टिकुलर बीमारियाँ

बड़ी आँत के भीतरी आवरण पर मस्कुलर परत से धक्का लगता है, जिससे यह सीमित हो जाती है और कोष्ठ (डाइवर्टिकुला) बन जाता है। भोजन इस कोष्ठ में कैद हो जाता है, जो बाद में शोथमय व संक्रमित हो जाता है। इस कारण आमाशय में वायु भरना, आँतों में गैस बनना, क़ब्ज़ होना, डायरिया होना, मतली, पेट में दर्द, बुखार, मल के साथ रक्त और चिकना पदार्थ (बलगम) जाने जैसे लक्षण दिखाई पड़ते हैं।

कारण:

मुख्य कारण निम्न रेशे वाला भोजन और शारीरिक गतिविधि में कमी होना है।

ख़ूब खाएँ	इनमें कटौती करें	ज़रूरी पूरक पदार्थ	पूरक पदार्थों के लाभ
उच्च रेशेदार आहार, जैसे- गेहूँ की ब्रेड, रोटी, भूरा चावल, साबुत और अंकुरित अनाज। ताज़ा बिना छिले फल और हरी पत्तेदार सब्ज़ियाँ। चने का पानी (कम से कम 2 लीटर रोज़ाना)	उच्च वसा नीचे का बचाखुचा और मीठी चीज़ें, जैसे- केक, बिस्किट, मिठाइयाँ आदि	• लहसुन की 2 गोली दिन में दो बार भोजन के साथ	• प्राकृतिक और प्रभावी एंटीमाइक्रोबियल, वायरस और बैक्टीरिया को मारता है। पाचन-शक्ति और पोषक तत्व जज़्ब करने की क्षमता बढ़ाता है। प्रतिरक्षा-तंत्र मज़बूत करता है
		• रेशे के साथ प्रोटीन, शेक, भोजन के विकल्प के रूप में एक सैशे	• बेहतरीन पौष्टिक पदार्थों के साथ पर्याप्त मात्रा में खाने योग्य रेशे उपलब्ध कराता है।
		• खाने योग्य रेशा रोज़ दिन में दो बार भोजन के बाद 4.5 ग्राम पानी में घोलकर	• मल वृद्धि करता है, उसे नर्म करता है, ताकि आसानी से शौच हो सके
		• ग्वारपाठे का रस 3 से 6 औंस रोज़ाना	• प्राकृतिक एंटीबायोटिक और एंटी इन्फ्लेमेटरी
		• प्राकृतिक मल्टीविटामिन और मल्टीमिनरल एक गोली रोज़ाना भोजन के साथ	• उपचार के लिए बेहतर माइक्रोन्यूट्रिएंट माहौल उपलब्ध कराते हैं

9. दाँतों में क्षरण

बैक्टीरिया के कारण दाँतों के खनिज और जैविक संयोजन का क्षय होना। इससे दाँत गर्म और ठंडे पदार्थों के प्रति अति-संवेदनशील हो जाते है। भोजन चबाने पर ज़ोर लगाना पड़ता है और बाद में दर्द होता है।

कारणः

सबसे आम कारण कमज़ोर खानपान की आदतें हैं। इसके साथ अधिक मात्रा में मीठी चीज़ें, जैसे- केक, मिठाई, बिस्किट, शीतलपेय आदि का सेवन शामिल है।

ख़ूब खाएँ	इनमें कटौती करें	ज़रूरी पूरक पदार्थ	पूरक पदार्थों के लाभ
कच्चे और ताज़े फल, सब्ज़ियाँ सेब और नींबू, गेहूँ की ब्रेड, रोटी, बाजरा और तिल, कम वसा वाला दूध और दूध से बनी अन्य चीज़ें	सभी प्रकार की मिठाइयाँ और परिष्कृत खाद्य पदार्थ, चाय, कॉफ़ी, कोला और जंक फ़ूड	• सोया प्रोटीन आइसोलेट भोजन के साथ रोज़ाना 25 ग्राम • विटामिन सी (250 मिग्रा) रोज़ाना भोजन के साथ एक गोली चार बार • कैल्शियम और मैग्नीशियम एक गोली रोज़ाना तीन बार • प्राकृतिक मल्टीविटामिन और मल्टीमिनरल एक गोली रोज़ाना भोजन के साथ	• उपचार, मरम्मत और रेशे के लिए गुणवत्तापूर्ण प्रोटीन उपलब्ध कराता है • प्रतिरक्षा क्षमता बढ़ाता है, ऊतकों के उपचार और मरम्मत में मदद करता है • दाँतों में खनिजों की क्षति-पूर्ति करता है • क्षति-ग्रस्त दाँतों की मरम्मत के लिए पर्याप्त मात्रा में माइक्रोन्यूट्रिएंट उपलब्ध कराता है।

10. पेचिश

बड़ी आँत की सूजन की एक स्थिति, कई बार इसकी परिणति अल्सर के रूप में भी होती है। इसमें कई बार पेट में ऐंठन के साथ दर्द होता है। शौच में बलगम जैसा चिकना पदार्थ और रक्त का आना।

कारण:

अमीबाइसिस (मध्यम प्रकार) या बैक्टीरियल संक्रमण (अधिक गंभीर), जैसे- कीटाणु-युक्त पेचिश।

ख़ूब खाएँ	इनमें कटौती करें	ज़रूरी पूरक पदार्थ	पूरक पदार्थों के लाभ
हल्का और सुपाच्य भोजन, जैसे- अधिक पके हुए चावल, खिचड़ी आदि, दही, केले और सेब, ख़ूब सारा तरल पदार्थ	उच्च वसा-युक्त भोजन, तला और जंक फ़ूड। रेड मीट, अधिक मिर्च वाला आहार, अत्यधिक चाय, कॉफ़ी और कोला	• लहसुन की 2 गोली दिन में दो बार भोजन के साथ	• प्राकृतिक और प्रभावी एंटीमाइक्रोबियल, वायरस और बैक्टीरिया को मारता है। पाचन-शक्ति और पोषक तत्वों के अवशोषण को बढ़ाता है। प्रतिरक्षा-तंत्र को मज़बूत करता है
		• प्राकृतिक मल्टीविटामिन और मल्टीमिनरल एक गोली रोज़ाना भोजन के साथ	• प्रतिरक्षा-शक्ति बढ़ाता है
		• विटामिन सी (250 मिग्रा) रोज़ाना भोजन के साथ एक गोली चार बार।	• प्रतिरक्षा-शक्ति को मज़बूत करता है
		• ग्वारपाठा का रस/जैल/फूलों का रस 90 से 180 मिली. रोज़ाना, एक बार में 60 मिली. भोजन से पहले	• संक्रामक जीवों से लड़ता है

11. अत्यधिक गैस बनना

पेट की ख़राबी और पेट फूल जाने पर आँतों में जमा अतिरिक्त वायु का बार-बार निकलना।

कारण:

प्रमुख रूप से गैस बनाने वाले खाद्य पदार्थ, जैसे- फूलगोभी, पत्तागोभी, अंकुरित अनाज आदि खाने से। साथ ही अपचन और दुग्धशर्करा सहन न होने के कारण। कई बार तनाव के कारण भी बार-बार अत्यधिक गैस बनती है।

ख़ूब खाएँ	इनमें कटौती करें	ज़रूरी पूरक पदार्थ	पूरक पदार्थों के लाभ
दही पिपरमेंट, कलौंजी की चाय, पाचन बढ़ाने वाली जड़ी-बूटी, जैसे- सौंफ का तेल, अमलतास, अजवाइन, दालचीनी, इमली आदि	शीतलपेय से बचें। उच्च वसा-युक्त भोजन, तला और जंक फ़ूड। फूलगोभी, पत्तागोभी अंकुरित अनाज, दालें, जैसे- सेम, साबुत दालें, मटर।	• रोज़ाना दो-तीन बार में 100 मिग्रा अदरक • एसिडोफ़िलस एक गोली रोज़ाना दो बार भोजन करते समय • बिफ़िडस एक गोली रोज़ाना दो बार भोजन के साथ • एफ़ओएस 2000 मिग्रा रोज़ाना दो बार • एक्टीवेटेड चारकोल प्रत्येक भोजन के बाद 500 मिग्रा और ज़रूरत अनुसार हर दो घंटे में	• हर दृष्टि से पाचक, पाचन क्षेत्र को सहज करता है और गैस से आराम देता है। • गैस बनाने वाले बैक्टीरिया की वृद्धि रोकने में मदद करता है। • गैस बनाने वाले बैक्टीरिया की वृद्धि रोकने में मदद करता है। • मैत्रिक बैक्टीरिया की वृद्धि करता है। • आँतों में गैस को सोख लेता है और संबंधित दुर्गंध को कम करने में मदद करता है।

12. पित्ताशय की बीमारी

पित्ताशय की सूजनकारी बीमारी, जिसमें कोलेस्टेरॉल व अन्य पदार्थों के पत्थर जैसे गुच्छे बन जाते हैं। पेट के ऊपरी हिस्से में पुराना और स्थायी दर्द रहता है। कई बार जी मिचलाता है और उल्टी भी होती है।

कारण:

वसा और हल्के रेशे वाला आहार, हल्की सूजन की बीमारी, आँतों की सर्जरी और मोटापा।

ख़ूब खाएँ	इनमें कटौती करें	ज़रूरी पूरक पदार्थ	पूरक पदार्थों के लाभ
मिश्रित कार्बोहाइड्रेट्स, जैसे- गेहूँ की ब्रेड, रोटी, ब्राउन राइस, सारे साबुत और अंकुरित अनाज। ताज़ा फल और सब्ज़ियाँ। चने का पानी और दालें	उच्च वसा, तला व जंक फ़ूड	• सोया प्रोटीन आइसोलेट भोजन के साथ रोज़ाना 25 ग्राम	• कोलेस्टेरॉल, एलडीएल और ट्राइग्लिसराइड को घटाता है
		• ओमेगा-3 फैटी एसिड भोजन के साथ रोज़ाना 1 सॉफ्ट्यूल।	• ट्राइग्लिसराइड और कोलेस्टेरॉल को घटाता है। धमनियों की सफाई करता है
		• लहसुन की 2 गोली दिन में दो बार भोजन के साथ	• कोलेस्टेरॉल घटाता है। वसा के बड़े कणों को छोटों कणों में बाँटता है और धमनियों को पुनः शक्ति प्रदान करता है
		• विटामिन ई (400 आई.यू.) भोजन के साथ रोज़ाना एक गोली	• रक्त में मौजूद वसा को कम करता है
		• विटामिन सी (250 मिग्रा) रोज़ाना भोजन के साथ एक गोली चार बार।	• विटामिन ई का कार्य बढ़ाता है और उपचार को प्रोत्साहित करता है। बाइल कोलेस्टेरॉल को घटाता है
		• खाने योग्य रेशा रोज़ाना दिन में दो बार भोजन के बाद एक गिलास पानी से 4.5 ग्राम	• कोलेस्टेरॉल और ट्राइग्लिसराइड को कम करता है। पाचन स्वास्थ्य को सुधारता है
		• विटामिन बी कॉम्प्लेक्स भोजन के साथ रोज़ाना एक गोली तीन बार	• वसा और कोलेस्टेरॉल चयापचयन के लिए महत्वपूर्ण है

13. मसूढ़ों और मुँह की बीमारियाँ

सूजन की बीमारियों का एक समूह, जिसमें मसूढ़ों और दाँत और आसपास के ऊतक शामिल हैं। इसमें मसूढ़ों में दर्द होता है और कभी-कभी रक्तस्राव भी होता है।

कारण:

ठीक से साफ़-सफ़ाई न होना, मीठी चीज़ें अधिक खाना, धूम्रपान और पान मसाला व तंबाकू का इस्तेमाल, पर्याप्त पोषण न मिलना।

ख़ूब खाएँ	इनमें कटौती करें	ज़रूरी पूरक पदार्थ	पूरक पदार्थों के लाभ
ताज़ा फल और हरी पत्तेदार सब्ज़ियाँ, सेब और खट्टे फल मिश्रित कार्बोहाइड्रेट्स, जैसे- गेहूँ की ब्रेड, रोटी, भूरे चावल, सभी तरह के साबुत अनाज आदि	परिष्कृत चीनी आइस्क्रीम, केक, बिस्किट जैसी मीठी चीज़ें खाना, चाय, कॉफ़ी और कोला की अधिकता	• विटामिन सी (250 मिग्रा) रोज़ाना भोजन के साथ एक गोली चार बार। • विटामिन बी कॉम्प्लेक्स भोजन के साथ रोज़ाना एक गोली तीन बार • विटामिन ई (400 आई.यू.) भोजन के साथ रोज़ाना एक गोली • को एंज़ाइम क्यू 10 रोज़ाना भोजन के साथ दो बार 50 मिग्रा	• कोशिकीय क्षति से मसूढ़ों के ऊतकों की रक्षा करता है और उपचार में मदद करता है। शक्तिशाली एंटीऑक्सीडेंट • मसूढ़ों के ऊतकों की मरम्मत में मदद करता है • शक्तिशाली एंटीऑक्सीडेंट। त्वरित उपचार करता है • कोशिकीय क्षति से मसूढ़ों के ऊतकों की रक्षा करता है और उपचार में मदद करता है। शक्तिशाली एंटीऑक्सीडेंट

14. बवासीर

मलाशय में बढ़ी हुई शिराएँ (वेरीकोज़), जिससे मल-त्याग करने में दर्द होता है, मल के साथ रक्त जाता है, मलद्वार के आसपास खुजली होती है और इससे बलगम जैसे चिकने पदार्थ का स्राव होता है।

क्या है कारण?

मल-त्याग के दौरान खिंचाव बवासीर का शुरुआती कारण है, जिसके कारण गंभीर क़ब्ज़ हो जाती है। लंबे समय तक खड़े रहना या बैठे रहना, मोटापा, गर्भधारण अन्य कारण हैं, जो बवासीर होने में योगदान देते हैं।

ख़ूब खाएँ	इनमें कटौती करें	ज़रूरी पूरक पदार्थ	पूरक पदार्थों के लाभ
उच्च रेशेदार भोजन, जैसे- गेहूँ की ब्रेड, रोटी, भूरे चावल, साबुत और अंकुरित अनाज। ताज़े बिना छिले फल और हरी पत्तेदार सब्ज़ियाँ। चने	उच्च वसा, नीचे का बचाखुचा और जंक फूड। परिष्कृत कार्बोहाइड्रेट्स जैसे बिस्किट, केक आदि	• खाने योग्य रेशे रोज़ाना दिन में दो बार भोजन के बाद एक गिलास पानी से 4.5 ग्राम • विटामिन सी (250 मिग्रा) रोज़ाना भोजन के साथ एक गोली चार बार • ओमेगा-3 फैटी एसिड भोजन के साथ रोज़ाना 1 सॉफ्ट्यूल • निम्न वसा और रेशेदार स्वस्थ पेय पदार्थ, खाने के स्थान पर रोज़ाना एक सैशे • प्राकृतिक मल्टीविटामिन और मल्टीमिनरल एक गोली रोज़ाना भोजन के साथ	• क़ब्ज़ से आराम दिलाता है और मल-त्याग सहज बनाता है • शिराओं को लय में सिकुड़ने में मदद करता है • सूजन को क़ाबू करने में मदद करता है, पाचक मार्ग को स्वस्थ बनाता है। • रेशा, प्रोटीन और माइक्रोन्यूट्रिएंट की बेहतर मात्रा उपलब्ध कराता है • उपचार को बढ़ावा देता है

15. जठर शोथ

पेट के ऊपरी हिस्से में जलन होना, जो गले तक बढ़ जाती है। पेप्टिक अल्सर का प्रारंभिक संकेत और मतली व अत्यधिक गैस बनने का संभावित कारण।

कारण:

त्वरित कारण बैक्टीरिया हेलिकोबैक्टर पाइलोरी का संक्रमण होना है। योगदान देने वाले अन्य कारकों में खानपान ठीक न होना, तनाव, कुछ दवाएँ, जैसे- दर्दनिवारक और स्टेरॉयड्स, मद्यपान और धूम्रपान शामिल हैं।

ख़ूब खाएँ	इनमें कटौती करें	ज़रूरी पूरक पदार्थ	पूरक पदार्थों के लाभ
उच्च रेशेदार भोजन, जैसे- गेहूँ की ब्रेड, रोटी, भूरे चावल, साबूत और अंकुरित अनाज। ताज़े बिना छिले फल और हरी पत्तेदार सब्ज़ियाँ। अल्केलाइन खाद्य पदार्थों पर केंद्रित करें	उच्च वसा, तला, मिर्च वाला और जंक फूड, चाय, कॉफ़ी और कोला मद्यपान एवं धूम्रपान छोड़ें	• कैल्शियम और मैग्नीशियम रोज़ाना भोजन के साथ एक गोली तीन बार	• जठर अम्ल को उदासीन करता है और लक्षणों को दूर करता है
		• लहसुन की 2 गोली दिन में दो बार भोजन के साथ	• प्राकृतिक एंटीबायोटिक, जो बैक्टीरिया को मार देता है।
		• ग्वारपाठे का रस/जैल/ फूलों का रस ½ कप तीन बार रोज़ाना भोजन करते समय	• दर्द रोकने वाला, पाचक
		• विटामिन बी कॉम्प्लेक्स भोजन के साथ रोज़ाना एक गोली तीन बार	• पूरी पाचन प्रक्रिया को बढ़ाता है, जिससे पुरानी स्थितियों में आराम मिलता है
		• प्राकृतिक मल्टीविटामिन और मल्टीमिनरल एक गोली रोज़ाना भोजन के साथ	• पौष्टिक पदार्थों का संतुलन बनाता है
		• लिकोराइस एक कप तीन बार रोज़ाना	• पेप्टिक अल्सर बनने से रोकता है।

16. हेपेटाइटिस

यह लीवर में सूजन आने की एक स्थिति है। इसके लक्षण हैं भूख न लगना, बुखार, पीलिया, थकान, मितली और उल्टी, पेशियों और जोड़ों में दर्द, पेट में दर्द और सूजन तथा गहरा व पीला मूत्र।

कारणः

सबसे ज़्यादा लीवर के संक्रमण (ए, बी, सी, डी, ई और जी) के कारण, जो कि भोजन, पानी या संक्रमित रक्त या शारीरिक संबंध बनाने से होता है। असंक्रमणीय कारण हैं- अधिक मात्रा में मद्यपान करना, कुछ दवाएँ और विषैले रसायन।

ख़ूब खाएँ	इनमें कटौती करें	ज़रूरी पूरक पदार्थ	पूरक पदार्थों के लाभ
मिश्रित कार्बोहाइड्रेट्स, जैसे- गेहूँ की ब्रेड, रोटी, भूरे चावल, ताज़े फल और हरी पत्तेदार सब्ज़ियाँ	उच्च वसा, तला, मिर्च वाला और जंक फूड मद्यपान से दूर रहें। धूम्रपान, चाय, कॉफ़ी और कोला का सेवन बंद कर दें।	• विटामिन सी (250 मिग्रा) रोज़ाना भोजन के साथ एक गोली चार बार	• लीवर कोशिकाओं की फ्री रेडिकल से सुरक्षा करने में मदद करता है और ऊतकों की मरम्मत करता है
		• सोया प्रोटीन आइसोलेट भोजन के साथ रोज़ाना 25 ग्राम	• लीवर कोशिकाओं के पुनर्निर्माण में मदद करता है
		• विटामिन ई (400 आई.यू.) भोजन के साथ रोज़ाना एक गोली	• लीवर कोशिकाओं की स्वतंत्र तत्वों से रक्षा करता है, शक्तिशाली एंटीऑक्सीडेंट
		• विटामिन बी कॉम्प्लेक्स भोजन के साथ रोज़ाना एक गोली तीन बार	• लीवर की कार्यक्षमता और शौच का प्रवाह बढ़ाता है। कोशिकाओं को क्षति पहुँचाने वाले विषैले पदार्थों को दूर करता है, भूख बढ़ाता है
		• प्राकृतिक मल्टीविटामिन और मल्टीमिनरल एक गोली रोज़ाना भोजन के साथ	• लीवर कोशिकाओं के पुनर्निर्माण के लिए अनिवार्य
		• ओमेगा-3 फैटी एसिड भोजन के साथ रोज़ाना 1 सॉफ्टजैल	• एंटी-इन्फ्लेमेटरी, लक्षणों से राहत देता है

17. इन्फ्लेमेटरी बाउल सिंड्रोम

क्रोहन्स डिज़ीज़ और अल्सरेटिव कोलाइटिस जैसे कई विकारों के लिए यह आम शब्द है। इसमें छोटे-छोटे अल्सर के साथ पाचन क्षेत्र में पुरानी स्थायी रूप से सूजन बनी रहती है।

शुरुआत में क़ब्ज़ और बार-बार शौच आने जैसे लक्षण दिखाई दे सकते हैं। ऐसे में मल के साथ रक्त या चिकना पदार्थ भी स्रावित हो सकते हैं। बाद में डायरिया, रक्तस्राव, पेटदर्द, हल्का बुखार, सामान्य बेचैनी, जोड़ों में दर्द, भूख कम लगना, ऊर्जा की कमी और वज़न में कमी जैसे लक्षण भी दिखाई दे सकते हैं।

कारण:

कोई सटीक कारण ज्ञात नहीं है, लेकिन संभवत : यह बैक्टीरिया या वायरस या प्रतिरक्षा-तंत्र के ठीक से कार्य न कर पाने के कारण होता है। तनाव और चिंता या कुछ खाद्य पदार्थों के प्रति अति-संवेदनशीलता से भी यह बीमारी हो सकती है।

ख़ूब खाएँ	इनमें कटौती करें	ज़रूरी पूरक पदार्थ	पूरक पदार्थों के लाभ
• ज़्यादा परेशानी होने के समय हल्का आहार लें, जिससे आँतों को कुछ आराम मिले • नियंत्रित अवस्था के दौरान उच्च रेशेदार आहार, ऑइली फ़िश	चाय, कॉफ़ी, कोला केक, चॉकलेट, आइस्क्रीम, उच्च वसा, तला, अधिक मिर्च वाला और जंक फूड, गैस बनाने वाले खाद्य पदार्थ, जैसे- फूलगोभी, पत्तागोभी आदि	• विटामिन बी कॉम्प्लेक्स भोजन के साथ रोज़ाना एक गोली तीन बार	• नष्ट विटामिन और पर्याप्त पाचन को फिर रास्ते पर लाने में मदद करता है
		• विटामिन ई (400 आई.यू.) भोजन के साथ रोज़ाना एक गोली	• उपचार में मदद करता है, फ्री रेडिकल्स से लड़ता है
		• प्राकृतिक मल्टीविटामिन और मल्टीमिनरल एक गोली रोज़ाना भोजन के साथ	• ऊतकों के उपचार में मदद करता है
		• ओमेगा-3 फैटी एसिड खाने के समय रोज़ाना1 सॉफ्ट्यूल	• जलन कम करता है, पाचन क्षेत्र की सुरक्षा करता है और मरम्मत करता है
		• विटामिन सी (250 मिग्रा) रोज़ाना भोजन के साथ एक गोली चार बार	• ऊतकों की मरम्मत में मदद करता है, शक्तिशाली एंटीऑक्सीडेंट
		• लिकोराइस 1-2 मिली. अर्क रोज़ाना तीन बार, भोजन से पहले	• ऊतकों का सुधार कार्य

18. इर्रीटेबल बाउल सिंड्रोम

इर्रीटेबल बाउल सिंड्रोम में आँत संबंधी पेशियों में संकुचन आ जाती है और ऐंठन के कारण समन्वय टूट जाता है। इस व्यवधान के कारण आँतों में मौजूद पदार्थ बहुत धीमे या बहुत तेज़ आगे बढ़ सकते हैं। इससे पेट दर्द और डायरिया या क़ब्ज़ हो सकता है। पेट में गैस बनती है, मल के साथ चिकने पदार्थ का स्राव भी होता है।

कारण:

कोई सटीक कारण अभी तक पता नहीं चला है। हालाँकि एंटीबायोटिक के अधिक इस्तेमाल से बैक्टीरिया, वायरल या पैरासाइट संक्रमण हो सकता है; दुग्धशर्करा या खाद्य पदार्थ से उल्टी प्रतिक्रिया इसके संभावित कारणों में शामिल हैं। तनाव से भी इस बीमारी के लक्षण बढ़ते हैं।

ख़ूब खाएँ	इनमें कटौती करें	ज़रूरी पूरक पदार्थ	पूरक पदार्थों के लाभ
उच्च रेशेदार खाद्य पदार्थ, जैसे– ताज़ा फल और सब्ज़ियाँ, सभी साबुत अनाज और फलियाँ, भोजन कितनी ही बार ले सकते हैं, पर एक बार में कम मात्रा	उच्च वसा, तला, मिर्च वाला और जंक फूड। चाय, कॉफ़ी और कोला। मद्यपान, कुछ खाद्य पदार्थ भी कारण बनते हैं	• विटामिन बी कॉम्प्लेक्स भोजन के साथ रोज़ाना एक गोली तीन बार • प्राकृतिक मल्टीविटामिन, मल्टीमिनरल एक गोली रोज़ाना भोजन के साथ • ओमेगा-3 फैटी एसिड भोजन के साथ रोज़ाना 1 सॉफ्ट्यूल • विटामिन सी (250 मिग्रा) रोज़ाना भोजन के साथ एक गोली चार बार • खाने योग्य रेशा रोज़ाना दिन में दो बार भोजन के बाद एक गिलास पानी से 4.5 ग्राम	• नष्ट विटामिन पुन: हासिल करने और पाचन में मदद करना • ऊतकों के उपचार में मदद करता है • सूजन कम करता है, पाचन क्षेत्र की रक्षा और मरम्मत करता है • ऊतकों की मरम्मत करता है, शक्तिशाली एंटीऑक्सीडेंट • क़ब्ज़ को ठीक करता है

19. मुँह का अल्सर और छाले

जीभ, मसूढ़ों, होंठों या गालों के भीतर लाल क्षेत्र से घिरे छोटे सफ़ेद या पीले घाव। कुछ भी खाने या बोलने पर ज़ख़्म उभरने से पहले जलन, खुजली या झुनझुनी महसूस होना।

कारणः

टूटे-फूटे, ऊबड़-खाबड़, आड़े-तिरछे दाँतों से छिलने या घाव हो जाने से या कड़क बाल वाला टूथब्रश इस्तेमाल करने से मुँह का अल्सर हो सकता है। कई मर्तबा अम्लीय, मिर्च वाला या अधिक नमक वाला भोजन करने से भी यह बीमारी हो सकती है। खाद्य परिरक्षक (खाद्य पदार्थों को सुरक्षित रखने की प्रक्रिया) से होने वाली एलर्जी से भी मुँह का अल्सर हो सकता है। तनाव भी मुँह के अल्सर में योगदान देता है।

ख़ूब खाएँ	इनमें कटौती करें	ज़रूरी पूरक पदार्थ	पूरक पदार्थों के लाभ
ताज़ा फल और सब्ज़ियाँ, मिश्रित कार्बोहाइड्रेट्स ऑइली फ़िश	अधिक मिर्च वाला और जंक फूड, चाय, कॉफ़ी,कोला और च्युइंगम	• सोया प्रोटीन आइसोलेट भोजन के साथ रोज़ाना 25 ग्राम	• अल्सर को ठीक होने में मदद करता है
		• विटामिन सी (250 मिग्रा) रोज़ाना भोजन के साथ एक गोली चार बार	• मुँह ही म्यूकस झिल्ली को स्वस्थ होने में मदद करता है।
		• विटामिन बी कॉम्प्लेक्स भोजन के साथ रोज़ाना एक गोली तीन बार	• विटामिन बी की कमी पूरी करता है, जिससे अल्सर ठीक होने में मदद मिले
		• एकिनैसिया अल्सर के पहले संकेत पर रोज़ाना 3 गोली दो या तीन बार	• अल्सर बनने से रोकता है और प्रतिरक्षा-क्षमता बढ़ाता है
		• प्राकृतिक मल्टीविटामिन और मल्टीमिनरल एक गोली रोज़ाना भोजन के साथ	• अल्सर को पीड़ाजन्य होने से सुरक्षा करता है और ठीक होने में मदद करता है
		• लिकोराइस रोज़ाना 3-4 बार 1 मिली. अर्क के गरारे भोजनों के बीच	• अल्सर को पीड़ाजन्य होने से सुरक्षा करता है और ठीक होने में मदद करता है
		• गोल्डन सील रोज़ाना 3 बार अल्सर पर लगाएँ	• सीधे अल्सर पर लगाएँ। ठीक होने में मदद करता है

20. पेप्टिक अल्सर

जठर अम्ल के अत्यधिक उत्पादन और इसकी सक्रियता से लोअर इसोफ़ेगस, उदर या ड्योडिनम का तीव्र या पुराना अल्सर। इसमें पेट के ऊपरी हिस्से में दर्द होता है, अक्सर उल्टियाँ होती हैं, कभी-कभी उल्टी के साथ रक्त भी निकलता है।

कारण:

त्वरित कारक है हेलिकोबैक्टीरियल पाइलोरी संक्रमण। हालाँकि मसालेदार, तला और वसा-युक्त भोजन, कुछ दवाएँ, जैसे- दर्द-निवारक, स्टेरॉयड, अधिक मात्रा में चाय, कॉफ़ी, शीतलपेय, धूम्रमान-मद्यपान और तनाव के कारण भी पेप्टिक अल्सर पनप सकता है।

ख़ूब खाएँ	इनमें कटौती करें	ज़रूरी पूरक पदार्थ	पूरक पदार्थों के लाभ
उच्च रेशेदार भोजन, जैसे- गेहूँ की ब्रेड, रोटी, भूरे चावल, साबुत और अंकुरित अनाज। ताज़े बिना छिले फल और हरी पत्तेदार सब्ज़ियाँ। क्षार-युक्त पदार्थों का भी उपयोग करें	उच्च वसा, तला, मसालेदार और जंक फ़ूड। चाय, कॉफ़ी, कोला और धूम्रपान-मद्यपान त्यागें	• कैल्शियम और मैग्नीशियम रोज़ाना भोजन के साथ एक गोली तीन बार • लहसुन की 2 गोली दिन में दो बार भोजन के साथ • ग्वारपाठा का रस ½ कप तीन बार रोज़ाना भोजन करते समय • विटामिन बी कॉम्पलेक्स की एक गोली दिन में तीन बार भोजन के साथ • प्राकृतिक मल्टीविटामिन और मल्टीमिनरल एक गोली रोज़ाना खाने के साथ • लिकोराइस 1 कप रोज़ाना तीन बार	• जठर अम्ल को उदासीन कर देता है और लक्षणों में आराम मिलता है • प्राकृतिक एंटीबायोटिक, बैक्टीरिया को मार देता है • दर्द रोकता है, पाचक प्रकृति • पुराने अल्सर की स्थिति में पूरी पाचन प्रक्रिया को बेहतर बनाता है • पौष्टिक पदार्थों का संतुलन बनाता है • पेप्टिक अल्सर बनने से रोकता है

पेशीकंकाल तंत्र की बीमारियाँ

1. पीठ या कमर दर्द

सूजन या चोट के कारण पीठ या कमर में दर्द होना।

कारण:

अधिकांश पीठ या कमर दर्द पेशी में खिंचाव का परिणाम होते हैं। ठीक मुद्रा न होना, कमज़ोर हड्डियाँ या कार्टिलेज, डिस्क खिसकना और तनाव भी पीठ या कमर दर्द के कारण हो सकता हैं।

ख़ूब खाएँ	इनमें कटौती करें	ज़रूरी पूरक पदार्थ	पूरक पदार्थों के लाभ
ताज़ा फल और हरी पत्तेदार सब्ज़ियाँ। दूध और दूध से बनी चीज़ें। ऑइली फ़िश। बंद गोभी, अमरूद, पपीता और खट्टे फल	कॉफ़ी, चाय, कोला उच्च वसा, तला, मसालेदार और जंक फ़ूड। मीठी चीज़ें, जैसे- केक, बिस्किट मिठाइयाँ आदि	• सोया प्रोटीन आइसोलेट भोजन के साथ रोज़ाना 25 ग्राम	• चोटिल ऊतकों की मरम्मत करता है और उन्हें मज़बूत बनाता है
		• कैल्शियम और मैग्नीशियम रोज़ाना भोजन के साथ एक गोली तीन बार	• हड्डियों और कॉर्टिलेज को मज़बूत बनाता है
		• ओमेगा-3 फैटी एसिड भोजन के साथ रोज़ाना 1 सॉफ्ट्यूल	• दर्द और सूजन में आराम देता है
		• बोस्वेलिया के साथ ग्लूकोसैमिन एचसीएल भोजन के साथ दो कप रोज़ाना	• कॉर्टिलेज का निर्माण करता है, रीढ़ की हड्डी को सहारा देने वाले ऊतकों को शक्तिशाली बनाता है। दर्द और सूजन से राहत देता है
		• प्राकृतिक मल्टीविटामिन और मल्टीमिनरल एक गोली रोज़ाना भोजन के साथ	• ऊतकों की मरम्मत और तंत्रिका-तंत्र के कार्य में मदद करता है
		• विटामिन सी (250 मिग्रा) रोज़ाना भोजन के साथ एक गोली चार बार	• रीढ़ की हड्डी को सहारा देने वाले ऊतकों को शक्तिशाली बनाता है और तंत्रिका-तंत्र को ठीक से कार्य करने में मदद करता है
		• विटामिन बी कॉम्प्लेक्स भोजन के साथ रोज़ाना एक गोली तीन बार	• स्नायु ऊतकों का पोषण करता है

2. सर्वाइकल स्पॉन्डिलाइसिस

यह रीढ़ की हड्डी के सर्वाइकल क्षेत्र की क्षयकारी बीमारी है। यह गठिया से जुड़ी एक प्रक्रिया है, जिसमें वर्टीब्रा भी शामिल होती है। इसके परिणामस्वरूप इंटर वर्टीब्रल डिस्क का क्षय होने लगता है और इससे तंत्रिका-तंत्र पर दबाव पड़ता है, जिससे गर्दन तक गंभीर दर्द होता है, जो दोनों कंधों तक फैल जाता है। कुछ मामलों में यह दर्द दोनों भुजाओं और उँगलियों में भी आ सकता है। इसके साथ उँगलियों में झुनझुनी या संवेदनशीलता पूरी तरह ख़त्म भी हो सकती है। सिरदर्द, चक्कर और रीढ़ में कड़ापन भी आ सकता है।

कारण:

मुख्य कारण हैं चोट लगना, गलत बैठना, कमज़ोर पोषण, मनोवैज्ञानिक खिंचाव और व्यायाम की कमी। यह लंबे समय तक बैठने, ग़लत तरीक़े से वज़न उठाने और भावनात्मक समस्याओं के कारण तनाव तथा खिंचाव के कारण भी हो सकता है।

ख़ूब खाएँ	इनमें कटौती करें	ज़रूरी पूरक पदार्थ	पूरक पदार्थों के लाभ
ताज़ा फल, सलाद, हल्की पकी हरी पत्तेदार सब्ज़ियाँ, दूध और दूध से बनी चीज़ें। धूम्रपान एवं मद्यपान त्यागें। मिश्रित कार्बोहाइड्रेट्स, जैसे- गेहूँ की ब्रेड, रोटी, अंकुरित अनाज आदि... चर्बी रहित माँस और चिकन	उच्च वसा, तला, मसालेदार और जंक फ़ूड। खट्टा दही, शक्कर, मीठा, चाय और कॉफ़ी। धूम्रपान	• बोस्वेलिया के साथ ग्लूकोसैमिन एचसीएल भोजन के साथ दो कप रोज़ाना	• आर्थराइटिस की प्रक्रिया को पलटा देता है, जोड़ों की मरम्मत करता है और रीढ़ की हड्डी को सहारा देने वाले ऊतकों को मज़बूत करता है। दर्द और सूजन से राहत देता है
		• सोया प्रोटीन आइसोलेट भोजन के साथ रोज़ाना 25 ग्राम	• जोड़ों के ऊतकों की मरम्मत में मदद करता है, हड्डियों व मांस पेशियों को शक्तिशाली बनाता है
		• विटामिन सी (250 मिग्रा) कार्य करने में मदद करता है। रोज़ाना भोजन के साथ एक गोली चार बार	• रीढ़ की हड्डी को सहारा देने वाले ऊतकों को शक्तिशाली बनाता है और तंत्रिका-तंत्र की ठीक से कार्य करने के लिए मदद करता है
		• कैल्शियम और मैग्नीशियम रोज़ाना भोजन के साथ एक गोली तीन बार	• हड्डियों और कॉर्टिलेज को मज़बूत बनाता है
		• प्राकृतिक मल्टीविटामिन और मल्टीमिनरल एक गोली रोज़ाना भोजन के साथ	• ऊतकों की मरम्मत और तंत्रिका-तंत्र के कार्य में मदद करता है
		• लहसुन की 2 गोली दिन में दो बार भोजन के साथ	• दर्द से राहत मिलती है

3. कार्पल टनल सिंड्रोम

लिगामेंट्स या स्नायु की सूजन कलाई की कार्पल टनल नामक नलिका मार्ग को सँकरा कर देती है। इससे हाथ की गतिविधि व संवेदनशीलता को नियंत्रित करने वाली मध्यवर्ती तंत्रिका पर दबाव पड़ता है। इससे अँगूठे और पहली तीन उँगलियों में सुन्नता और झनझनाहट महसूस होती है। कलाई और बाँह की कलाई पर दर्द होने लगता है, जो कंधों और गले तक बढ़ सकता है और हाथ कमज़ोर हो सकते हैं।

कारणः

आमतौर पर अधिक समय तक और हाथों व उँगलियों के एक जैसे दोहराव वाले कार्य के कारण होने वाले तनाव की चोट पहुँचने से होता है, जैसे- कम्प्यूटर पर कार्य, टाइपिंग, बुनाई, संगीत के यंत्र बजाना आदि।

ख़ूब खाएँ	इनमें कटौती करें	ज़रूरी पूरक पदार्थ	पूरक पदार्थों के लाभ
ताजा फल, सलाद, हल्की पकी हरी पत्तेदार सब्ज़ियाँ, दूध और दूध से बनी चीज़ें। मिश्रित कार्बोहाइड्रेट्स, जैसे- गेहूँ की ब्रेड, रोटी, अंकुरित अनाज, चर्बी रहित माँस और चिकन	उच्च वसा, तला, मसालेदार, जंक फ़ूड। खट्टा दही, मिठाइयाँ, शक्कर, चाय और कॉफ़ी। धूम्रपान	• बोस्वेलिया के साथ ग्लूकोसैमिन एचसीएल भोजन के साथ दो कप रोज़ाना • विटामिन बी कॉम्प्लेक्स भोजन के साथ रोज़ाना एक गोली तीन बार • हल्दी 400 मिग्रा. तीन बार रोज़ाना भोजन के साथ	• दर्द और सूजन से राहत देता है। कलाई के जोड़ों के चोटिल ऊतकों की मरम्मत में मदद करता है • तंत्रिका ऊतकों को ठीक रखता है। ऊर्जा का पर्याप्त स्तर बनाए रखता है। दर्द के एहसास को नियंत्रित करता है • सूजन के विरुद्ध कारगर

4. थकान

थकान एक आम लक्षण है, जिसके कई कारण हैं।

कारणः

कमज़ोर पोषण, अधिक कार्य, व्यायाम की कमी, अनिद्रा, तनाव, चिंता, अवसाद, पुराना इन्फ़ेक्शन, प्रतिरक्षा क्षमता कम होना, डायबिटीज़, थायरॉयड या एड्रीनल ग्लैंड का असंतुलन और हार्ट, लीवर या किडनी की बीमारी।

ख़ूब खाएँ	इनमें कटौती करें	ज़रूरी पूरक पदार्थ	पूरक पदार्थों के लाभ
जिंक की अधिकता वाले पदार्थ, जैसे- हरी पत्तेदार सब्ज़ियाँ, मिश्रित कार्बोहाइड्रेट्स, जैसे- सभी तरह का साबुत और अंकुरित अनाज, गेहूँ की ब्रेड, रोटी, मछली,अंडे, लौह तत्व की अधिकता वाले पदार्थ, जैसे- रेड मीट	सामान्य मीठी चीज़ें, जैसे- केक बिस्किट और मिठाइयाँ, चाय, कॉफ़ी, कोला और मद्यपान	• विटामिन बी कॉम्प्लेक्स भोजन के साथ रोज़ाना एक गोली तीन बार • विटामिन सी (250 मिग्रा) भोजन के साथ दो कप रोज़ाना • गिंकगो बिलोबा के साथ साइबेरियन गिनसेंग रोज़ाना भोजन के साथ दो गोली • ओमेगा-3 फैटी एसिड भोजन के साथ रोज़ाना 1 सॉफ्ट्यूल • सोया प्रोटीन आइसोलेट भोजन के साथ रोज़ाना 25 ग्राम • कैल्शियम और मैग्नीशियम रोज़ाना भोजन के साथ एक गोली तीन बार	• ऊर्जा का स्तर बढ़ाता है और तंत्रिका-तंत्र, प्रतिरक्षा-तंत्र को सहारा देता है • ऊतकों की मरम्मत और प्रतिरक्षा-तंत्र के कार्य को सुचारु करता है • तनाव कम करता है, सहन-शक्ति और पौरुष बढ़ाता है, रक्त संचार बढ़ाता है • कोशिका झिल्ली की पूर्णता को सुरक्षित रखता है और प्रतिरक्षा क्षमता बढ़ाता है • ऊतकों, एंटीऑक्सीडेंट फ़ाइटोन्यट्रिएंट्स की मरम्मत करता है • थकान से लड़ता है, माँसपेशियों और तंत्रिका से अच्छी तरह से कार्य लेता है

5. फ़ाइब्रोमाएल्जिया

यह एक रिह्यूमेटिक विकार है, जिसमें पेशियों में दर्द और थकान होती है। पुराना दर्द या कड़कपन के साथ पेशियों का चुभने वाला दर्द (सुबह के समय सबसे ज़्यादा) लगातार दो-तीन महीनों तक रहता है। ठीक से नींद न आना, सिरदर्द, अवसाद, याददाश्त में कमी और पेशियों के समन्वय में कमी आदि इसके अन्य लक्षण हैं।

कारण:

ठीक-ठीक कारण अभी ज्ञात नहीं है। दिमाग़ में सेरोटोनिन के स्तर में कमी और तंत्रिका ऊतक के कारण हो सकता है।

ख़ूब खाएँ	इनमें कटौती करें	ज़रूरी पूरक पदार्थ	पूरक पदार्थों के लाभ
अंतराल देते हुए कई बार में भोजन करें। ताज़ा फल, सब्ज़ियाँ खाएँ। मिश्रित कार्बोहाइड्रेट्स, जैसे- सभी तरह के साबुत और अंकुरित अनाज, गेहूँ की ब्रेड, रोटी	उच्च वसा, तला, मसालेदार और जंक फ़ूड। सामान्य मीठा, जैसे- केक बिस्किट और मिठाइयाँ, चाय, कॉफ़ी, कोला और मद्यपान	• सोया प्रोटीन आइसोलेट भोजन के साथ रोज़ाना 25 ग्राम	• याददाश्त और एकाग्रता बढ़ाता है
		• गिंकगो बिलोबा के साथ साइबेरियन गिनसेंग रोज़ाना भोजन के साथ दो गोली	• तनाव कम करता है, सहन-शक्ति और पौरुष बढ़ाता है, रक्त संचार सुधारता है
		• ओमेगा-3 फैटी एसिड भोजन के साथ रोज़ाना 1 सॉफ्ट्यूल	• कोशिका झिल्ली की पूर्णता को सुरक्षित रखता है और प्रतिरक्षा क्षमता बढ़ाता है
		• कैल्शियम और मैग्नीशियम रोज़ाना भोजन के साथ एक गोली तीन बार	• अवसाद को कम करता है, मांस पेशियों की कार्य-क्षमता बढ़ाता है
		• प्राकृतिक मल्टीविटामिन और मल्टीमिनरल एक गोली रोज़ाना खाने के साथ	• पोषक तत्वों का संतुलन बनाता है
		• विटामिन सी (250 मिग्रा) भोजन के साथ दो कप रोज़ाना	• पेशीय कोशिकाओं की रक्षा करता है
		• को-एंज़ाइम क्यू 10 भोजन के साथ 100 मिग्रा रोज़ाना दो बार	• लक्षणों से बचाव करता है

6. हड्डी टूटना

हड्डी टूटने के कारण आवाजाही में कई प्रकार की अड़चनें आती हैं। दर्द होता है और सूजन आती है।

कारण:

फ्रैक्चर का तात्कालिक कारण कोई न कोई चोट होती है। सीधे अंग में लगने वाली यांत्रिकीय चोट, आघात या झटका और तनाव से चोट लगना इसके अन्य कारक हैं।

ख़ूब खाएँ	इनमें कटौती करें	ज़रूरी पूरक पदार्थ	पूरक पदार्थों के लाभ
उच्च प्रोटीन आहार ,जैसे- दालें, फली, चर्बी रहित माँस,चिकन। ऑइली फ़िश, दूध और दूध से बनी चीज़ें। ताज़ा फल और सब्ज़ियाँ	चोकर, बग़ैर ख़मीर वाली ब्रेड और भूरे चावल, चाय, कॉफ़ी और कोला	• सोया प्रोटीन आइसोलेट भोजन के साथ रोज़ाना 25 ग्राम • कैल्शियम और मैग्नीशियम रोज़ाना भोजन के साथ एक गोली तीन बार • प्राकृतिक मल्टीविटामिन और मल्टीमिनरल एक गोली रोज़ाना भोजन के साथ • ओमेगा-3 फैटी एसिड भोजन के साथ रोज़ाना 1 सॉफ्ट्यूल। • विटामिन सी (250 मिग्रा) भोजन के साथ दो कप रोज़ाना • विटामिन बी कॉम्प्लेक्स भोजन के साथ रोज़ाना एक गोली तीन बार • आईप्रीफ़्लैवॉन, साथ में विटामिन डी और चिकोरी (सलाद में काम आने वाली) की जड़ का अर्क	• फ्रैक्चर की मरम्मत और तेज़ी से ठीक करता है • टूटी हुई हड्डियों को मिनरल्स का त्वरित सहारा प्रदान करता है • सभी आवश्यक माइक्रोन्यूट्रिएंट उपलब्ध कराकर चोटिल ऊतकों की मरम्मत करता है • दर्द और सूजन से राहत दिलाता है, नाजुक ऊतकों को ठीक होने में मदद करता है • सभी ऊतकों को जल्द ठीक होने में मदद करता है • पर्याप्त ऊर्जा स्तर बनाए रखता है और ठीक होने में मदद करता है • आईप्रीफ़्लैवॉन नई हड्डियाँ बनने में मदद करता है और विटामिन डी, कैल्शियम के अवशोषण में मदद करता है

7. गठिया

यह रक्त में यूरिक अम्ल की अधिकता से जुड़ा चयापचयिक विकार है। इस अवस्था में यूरिक अम्ल जोड़ों (ख़ासकर छोटे जोड़ जैसे अँगूठे या उँगलियों के) में जमा होने लगता है, जिससे तेज़ दर्द होता है। प्रभावित जोड़ लाल हो जाते हैं और उन पर सूजन आ जाती है।

कारणः

स्पष्ट कारण ज्ञात नहीं है। ख़तरों के कारणों में परिवार का इतिहास, मोटापा, उच्च ट्राइग्लिसराइड स्तर (दो-तिहाई मामलों में), अधिक मात्रा में मद्यपान, उच्च रक्तचाप, गुर्दे की बीमारी, खानपान और कुछ विशेष दवाओं और रसायनों के संपर्क में आना शामिल हैं।

ख़ूब खाएँ	इनमें कटौती करें	ज़रूरी पूरक पदार्थ	पूरक पदार्थों के लाभ
ताज़ा फल, सब्ज़ियाँ, सेब, मिश्रित कार्बोहाइड्रेट्स, पानी ढाई से तीन लीटर रोज़ाना	उच्च वसा, तला, मसालेदार और जंक फ़ूड। परिष्कृत कार्बोहाइड्रेट्स, जैसे- मिठाई, केक, बिस्किट आदि। अधिक प्रोटीन, ख़ासकर एनिमल प्रोटीन, पालक, फूलगोभी, मशरूम, फलिया आदि	• बोस्वेलिया के साथ ग्लूकोसैमिन एचसीएल भोजन के साथ दो कप रोज़ाना	• मरम्मत में मदद करता है और जोड़ों व जोड़ों के आसपास के ऊतकों को सहारा देता है। दर्द और सूजन से आराम मिलता है
		• विटामिन सी (250 मिग्रा) भोजन के साथ दो कप रोज़ाना	• यूरिक एसिड को ऊतकों से निकालने और मूत्र के ज़रिये शरीर से निकालने में मदद करता है
		• ओमेगा-3 फैटी एसिड भोजन के साथ रोज़ाना 1 सॉफ्ट्यूल	• दर्द और सूजन को कम करता है
		• क्वेरसेटाइन रोज़ाना दो बार 500 मिग्रा भोजनों के बीच	• यूरिक अम्ल के स्तर को कम करता है
		• सेलरी के बीज का अर्क तेज़ अटैक के बाद रोज़ाना 3 बार 2 ग्राम	• यूरिक अम्ल का शरीर से स्राव बढ़ाता है
		• नेटल रोज़ाना तीन बार 250 ग्राम	• अत्यधिक यूरिक अम्ल की सफाई करता है

8. संधिवात गठिया

पुराने गठिया में जोड़ों के इर्द-गिर्द के ऊतकों और कॉर्टिलेज में सूजन आ जाती है और वे क्षतिग्रस्त हो जाते हैं। इसके कारण दर्द, सूजन, कड़ापन और जोड़ों में स्थायी विकृति भी आ सकती है। इससे ख़ासकर कलाई, उँगलियों, घुटने, एड़ी और पैरों के जोड़ प्रभावित होते हैं।

कारण:

शरीर का प्रतिरक्षा-तंत्र अपने ही जोड़ों और आसपास के ऊतकों पर आक्रमण करता है। पारिवारिक इतिहास, संक्रमण, खानपान सही न होना और भावनात्मक तनाव इसके अन्य कारण हैं।

ख़ूब खाएँ	इनमें कटौती करें	ज़रूरी पूरक पदार्थ	पूरक पदार्थों के लाभ
ताज़ा फल और सब्ज़ियाँ, मिश्रित कार्बोहाइड्रेट्स, जैसे- सभी अनाज, गेहूँ की ब्रेड, रोटी आदि। ऑइली फ़िश	उच्च वसा, तला, मसालेदार और जंक फ़ूड। सामान्य मीठा, जैसे- केक, बिस्किट और मिठाइयाँ। चाय, कॉफ़ी और कोला	• बोस्वेलिया के साथ ग्लूकोसैमिन एचसीएल भोजन के साथ दो कप रोज़ाना	• कॉर्टिलेज की मरम्मत करता है और इनका पुनर्निर्माण करता है। दर्द और सूजन से राहत देता है
		• विटामिन सी (250 मिग्रा) भोजन के साथ दो कप रोज़ाना	• जोड़ों की कोशिकाओं को क्षति होने से बचाता है। शक्तिशाली एंटी ऑक्सीडेंट
		• ओमेगा-3 फैटी एसिड भोजन के साथ रोज़ाना 1 सॉफ्ट्यूल	• दर्द और सूजन को कम करता है। कड़ेपन से मुक़ाबला करता है
		• प्राकृतिक मल्टीविटामिन और मल्टीमिनरल एक गोली रोज़ाना भोजन के साथ	• माइक्रोन्यूट्रिएंट का पर्याप्त संतुलन उपचार और लक्षणों से राहत दिलाने में मदद करता है
		• विटामिन ई (400 आई.यू.) भोजन के साथ रोज़ाना एक गोली	• जोड़ों की कोशिकाओं को क्षति होने से बचाता है, शक्तिशाली एंटी ऑक्सीडेंट

9. रिह्यूमेटिक फ़ीवर

प्रतिरक्षा-तंत्र का संक्रमण, ख़ासकर समूह-ए के स्ट्रेप्टोकोकाइ बैक्टीरिया के प्रति असामान्य प्रतिक्रिया। अधिकांशतः 5 से 15 साल के बच्चे अधिक प्रभावित होते हैं। इसके मुख्य लक्षण हैं- बुखार, भूख न लगना, आलस्य, त्वचा पर चकत्ते, स्नायु संबंधी परिवर्तन, जोड़ों में दर्द और सिर-माथे संबंधी रोग।

कारणः

स्ट्रेप्टोकोकल फ़ायरिंजाइटिस

ख़ूब खाएँ	इनमें कटौती करें	ज़रूरी पूरक पदार्थ	पूरक पदार्थों के लाभ
ताज़ा फल और सब्ज़ियाँ, मिश्रित कार्बोहाइड्रेट्स, जैसे- सभी तरह के साबुत और अंकुरित अनाज, गेहूँ की ब्रेड, रोटी, आदि। ऑइली फ़िश, लहसुन	उच्च वसा, तला, मसालेदार और जंक फ़ूड। सामान्य मीठा, जैसे- केक, बिस्किट और मिठाइयाँ आदि। चाय, कॉफ़ी और कोला	• ओमेगा-3 फैटी एसिड भोजन के साथ रोज़ाना 1 सॉफ्ट्यूल	• सूजन, लक्षणों में राहत प्रदान करता है
		• विटामिन सी (250 मिग्रा) भोजन के साथ दो कप रोज़ाना	• उपचार में मदद करता है और सूजन से राहत प्रदान करता है, शक्तिशाली एंटी ऑक्सीडेंट
		• लहसुन की 2 गोली दिन में दो बार भोजन के साथ	• प्राकृतिक एंटीबायोटिक, पुनर्जीवन प्रदान करता है। पाचन बेहतर बनाता है
		• विटामिन बी कॉम्प्लेक्स भोजन के साथ रोज़ाना एक गोली तीन बार	• ऊर्जा पैदा करने में मददगार, भूख बढ़ाता है
		• प्राकृतिक मल्टीविटामिन और मल्टीमिनरल एक गोली रोज़ाना भोजन के साथ	• माइक्रोन्यूट्रिएंट को आदर्श स्तर पर लाता है। सूजन में कटौती करता है
		• सोया प्रोटीन आइसोलेट भोजन के साथ रोज़ाना 25 ग्राम	• पोषण को संतुलित बनाता है, एंटी ऑक्सीडेंट स्तर को बनाए रखता है

10. ऑस्टियोआर्थराइटिस

उम्र संबंधी जोड़ों की सबसे आम बीमारी है। इसके लक्षण हैं- कॉर्टिलेज का क्षय होना और जोड़ों के घूमने-मुड़ने के लिए ज़रूरी चिकने द्रव्य का सूखना, कड़ापन होना, दर्द, सूजन और गतिविधि कम होना।

क्या है कारण?

कमज़ोर खानपान, उम्र बढ़ना, पारिवारिक इतिहास, अधिक वज़न और कॉर्टिलेज की मरम्मत करने की शारीरिक क्षमता कम होना आदि आम कारण हैं, जिनसे ऑस्टियोआर्थराइटिस होता है।

ख़ूब खाएँ	इनमें कटौती करें	ज़रूरी पूरक पदार्थ	पूरक पदार्थों के लाभ
ताज़ा फल और सब्ज़ियाँ, दूध और दूध से बनी चीज़ें। मिश्रित कार्बोहाइड्रेट्स, जैसे- गेहूँ की ब्रेड, रोटी, साबुत और अंकुरित अनाज, चर्बी रहित माँस और चिकन, दालें और फलियाँ	उच्च वसा, तला, मसालेदार और जंक फ़ूड। चाय, कॉफ़ी और शीतल पेय धूम्रपान छोड़ें, सामान्य मीठा, जैसे- बिस्किट, केक और मिठाइयाँ	• बोस्वेलिया के साथ ग्लूकोसैमिन एचसीएल भोजन के साथ दो कप रोज़ाना	• जोड़ों के क्षतिग्रस्त कॉर्टिलेज की मरम्मत करता है, चिकनाहट का कार्य करने वाला चिकना द्रव्य पुनरुत्पादित करता है। दर्द और सूजन से मुक्ति मिलती है
		• कैल्शियम व मैग्नीशियम रोज़ाना भोजन के साथ एक गोली तीन बार	• हड्डियों और जोड़ों को मज़बूत करने में मदद करता है
		• ओमेगा-3 फैटी एसिड भोजन के साथ रोज़ाना 1 सॉफ्ट्यूल	• दर्द और सूजन को नियंत्रित करता है, जोड़ों को कोमल और लचीला बनाता है
		• विटामिन सी (250 मिग्रा) 1 गोली 4 बार रोज़ाना भोजन के साथ	• ऊतकों की मरम्मत करता है, उपचार को बढ़ाता है, जोड़ों की फ्री रेडिकल से होने वाली क्षति से सुरक्षा करता है। शक्तिशाली एंटी ऑक्सीडेंट
		• प्राकृतिक मल्टीविटामिन और मल्टीमिनरल एक गोली रोज़ाना भोजन के साथ	• जोड़ों की फ्री रेडिकल से होने वाली क्षति से रक्षा करता है
		• लहसुन की 2 गोली दिन में दो बार भोजन के साथ	• जोड़ों की मरम्मत के लिए ज़रूरी माइक्रोन्यूट्रिएंट उपलब्ध कराता है
		• ग्वारपाठा का रस 4 से 6 औंस रोज़ाना	• शोथरोधी गुण। लक्षणों से राहत प्रदान करता है

11. ऑस्टियोपोरोसिस

निरंतर बढ़ते जाने वाला रोग, जिसमें हड्डियों में खनिज का अंश लगातार कम होता जाता है। परिणामस्वरूप उनमें कमज़ोरी और भंगुरता आ जाती है और उनके टूटने का ख़तरा बढ़ जाता है।

कारण:

रजोनिवृत्ति के बाद एस्ट्रोजन हॉर्मोन का कम स्तर, वज़न उठाने वाले व्यायाम नियमित रूप से न करना। हड्डियों के परस्पर जुड़ाव के लिए आवश्यक कैल्शियम व अन्य अनिवार्य पोषक तत्वों वाला आहार न लेना। इसके अतिरिक्त आनुवांशिक इतिहास और लंबे समय तक स्टेरॉयड और एंटी कन्वल्सैंट्स का इस्तेमाल भी इसके लिए ज़िम्मेदार है।

ख़ूब खाएँ	इनमें कटौती करें	ज़रूरी पूरक पदार्थ	पूरक पदार्थों के लाभ
ताज़ा फल, सब्ज़ियाँ, दालें, फलियाँ, ऑइली फ़िश, चर्बी रहित माँस और चिकन। मिश्रित कार्बोहाइड्रेट्स, जैसे- गेहूँ की ब्रेड, रोटी, साबुत और अंकुरित अनाज	उच्च वसा, तला, मसालेदार और जंक फ़ूड। सामान्य मीठा, जैसे-बिस्किट, केक आदि, मिठाइयाँ, चाय, कॉफ़ी और शीतलपेय, धूम्रपान	• सोया प्रोटीन भोजन के साथ रोज़ाना 25 ग्राम	• सोया में मौजूद फ़ाइटोएस्ट्रोजन्स हॉर्मोन स्तर का संतुलन बनाता है और कैल्शियम की हानि को रोकता है, हड्डियों को दुरुस्त करने में मदद करता है
		• आईप्रीफ़्लैवॉन, साथ में विटामिन डी और चिकोरी की जड़ का अर्क। एक कप रोज़ाना भोजन के साथ	• आईप्रीफ़्लैवॉन नई अस्थि कोशिकायें बनने में मदद करता है और विटामिन डी कैल्शियम के अवशोषण में मदद करता है
		• कैल्शियम और मैग्नीशियम रोज़ाना भोजन के साथ एक गोली तीन बार	• हड्डियों की मज़बूती के लिए कैल्शियम बहुत ज़रूरी होता है। मैग्नीशियम कैल्शियम की ग्राह्यता को बढ़ाता है और उसे हड्डियों में बनाए रखता है
		• विटामिन सी (250 मिग्रा) 1 गोली 4 बार रोज़ाना भोजन के साथ	• हड्डियों और संयोजी ऊतकों को मज़बूत करने के लिए कोलेजन के निर्माण में वृद्धि करता है
		• प्राकृतिक मल्टीविटामिन और मल्टीमिनरल एक गोली रोज़ाना भोजन के साथ	• मिनरल के अवशोषण और हड्डियों की दुरुस्ती के लिए महत्वपूर्ण

12. स्लिप डिस्क और साइटिका

वर्टीब्रा की एक क्षयकारी स्थिति, जिसमें एक या अधिक वर्टीब्रल बॉडीज़ (आमतौर पर लम्बो सैक्रल रीज़न में) का सन्निपात या क्षतिग्रस्त हो जाती है। इसके कारण आसपास की तंत्रिकाओं पर दबाव पड़ता है और उनमें ख़ास जगह व तंत्रिका के इर्द-गिर्द क्षेत्र में दर्द होने लगता है। कभी-कभी सुन्न भी पड़ जाता है। इससे पैरों में कमज़ोरी भी आ सकती है।

कारण:

प्रमुख कारण चोट है, साथ ही ग़लत उठना-बैठना, पोषाहार की कमी, मानसिक तनाव या दबाव और व्यायाम की कमी। लंबे समय तक बैठे रहने, ग़लत तरीक़े से वज़न उठाने और भावनात्मक समस्याओं के कारण पड़ने वाले तनाव और दबाव के कारण भी हो सकता है।

ख़ूब खाएँ	इनमें कटौती करें	ज़रूरी पूरक पदार्थ	पूरक पदार्थों के लाभ
ताज़ा फल, सलाद, हल्की पकी हरी पत्तेदार सब्ज़ियाँ, दूध और दूध से बनी चीज़ें। मिश्रित कार्बोहाइड्रेट्स, जैसे- गेहूँ की ब्रेड, रोटी, अंकुरित अनाज। चर्बी रहित माँस और चिकन	उच्च वसा, तला, मसालेदार और जंक फ़ूड। खट्टा दही, मिठाइयाँ, शक्कर, चाय और कॉफ़ी। धूम्रपान	• बोस्वेलिया के साथ ग्लूकोसैमिन एचसीएल भोजन के साथ दो कप रोज़ाना	• आर्थराइटिस को पलट देता है, जोड़ों की मरम्मत करता है और रीढ़ की हड्डी को सहारा देने वाले ऊतकों को मज़बूत बनाता है। दर्द और सूजन से राहत देता है
		• सोया प्रोटीन आइसोलेट भोजन के साथ रोज़ाना 25 ग्राम	• जोड़ों के ऊतकों की मरम्मत करने में मदद करता है और हड्डियों व माँसपेशियों को मज़बूत करता है
		• विटामिन सी (250 मिग्रा) 1 गोली 4 बार रोज़ाना भोजन के साथ	• रीढ़ की हड्डी को सहारा देने वाले ऊतकों को मज़बूत बनाता है और तंत्रिका-तंत्र को सही कार्य करने में मदद करता है
		• कैल्शियम और मैग्नीशियम रोज़ाना भोजन के साथ एक गोली तीन बार	• हड्डियों और कॉर्टिलेज को मज़बूत बनाता है
		• प्राकृतिक मल्टीविटामिन और मल्टीमिनरल एक गोली रोज़ाना भोजन के साथ	• ऊतकों की मरम्मत और तंत्रिका-तंत्र के कार्य में मदद करता है
		• लहसुन की 2 गोली दिन में दो बार भोजन के साथ	• दर्द से राहत देता है

13. तनाव या दबाव और मोच

ये माँसपेशियों की सामान्य चोटें हैं। अधिकांशतः पैर के घुटने से नीचे के माँसल भाग यानी पिंडुली, जाँघ या कंधों पर लगती हैं और इनके कारण इन हिस्सों में सूजन और कड़ापन आ जाता है। यदि चोट अधिक गंभीर होती है, तो खिंचाव से ज़्यादा पीड़ादायी होती है और इसे ठीक होने में अधिक समय लगता है। इनसे अस्थिबंध (ligaments), स्नायु (tendon) और माँसपेशियाँ भी क्षतिग्रस्त हो जाती हैं, ख़ासकर वे, जो जोड़ों के आसपास होती हैं।

क्या है कारण?

ये आमतौर पर माँसपेशियों और अन्य ऊतकों के शारीरिक तनाव का परिणाम होती हैं। अधिक भारी वज़न उठा लेने, खेलते वक़्त सीमा से अधिक लहराने या झूलने और किसी किस्म की कसरत के पहले अधिक खिंचाव होता है। मोच माँसपेशियों, अस्थिबंधों व स्नायु पर अचानक अतिरिक्त बल लगने से आती है। कोई अप्रत्याशित गतिविधि, जैसे- गिरने या मुड़ने से ये संरचना टूट-फूट जाती हैं।

ख़ूब खाएँ	इनमें कटौती करें	ज़रूरी पूरक पदार्थ	पूरक पदार्थों के लाभ
ताज़ा फल और सब्ज़ियाँ, चर्बी रहित माँस और चिकन। ऑइली फ़िश और अंडे। दालें और फलियाँ। दूध और दूध से बनी चीज़ें, मिश्रित कार्बोहाइड्रेट्स, जैसे- गेहूँ की ब्रेड, रोटी, अंकुरित अनाज	उच्च वसा, चाय, कॉफ़ी, शीतलपेय। सामान्य मीठा, जैसे- बिस्किट, कैक आदि एवं मिठाइयाँ	• बोस्वेलिया के साथ ग्लूकोसैमिन एचसीएल भोजन के साथ दो कप रोज़ाना	• दर्द और जलन से राहत देता है, चोटिल ऊतकों की मरम्मत में मदद करता है
		• विटामिन सी (250 मिग्रा) 1 गोली 4 बार रोज़ाना भोजन के साथ	• मरम्मत और उपचार में मदद करता है, फ्री रेडिकल से होने वाली क्षति से बचाता है
		• ओमेगा-3 फैटी एसिड भोजन के साथ रोज़ाना 1 सॉफ्ट्यूल	• लक्षणों से राहत प्रदान करता है और ऊतकों की मरम्मत में मदद करता है
		• प्राकृतिक मल्टीविटामिन और मल्टीमिनरल एक गोली रोज़ाना भोजन के साथ	• मरम्मत और उपचार के लिए ज़रूरी माइक्रोन्यूट्रिएंट्स उपलब्ध कराता है
		• सोया प्रोटीन आइसोलेट भोजन के साथ रोज़ाना 25 ग्राम	• चोटिल ऊतकों के उपचार में मदद करता है
		• आर्निका मलहम रोज़ाना 2 बार लगाएँ	• दर्द और सूजन को घटाता है और उपचार में मदद करता है

14. टॉर्टीकॉलिस

गर्दन की माँसपेशियों की तेज़ ऐंठन। इस कारण गर्दन में तीव्र दर्द उठता है और गर्दन हिलाने से गंभीर दर्द होता है।

कारणः

तनाव, ग़लत तरीक़े से गर्दन हिलाना-डुलाना, रीढ़ के जोड़ का गर्दन से सही कतारबद्ध न होना।

ख़ूब खाएँ	इनमें कटौती करें	ज़रूरी पूरक पदार्थ	पूरक पदार्थों के लाभ
ताज़ा फल, सब्ज़ियाँ, मिश्रित कार्बोहाइड्रेट्स, जैसे- सभी साबुत और अंकुरित अनाज, गेहूँ की ब्रेड, रोटी आदि	उच्च वसा, जंक फ़ूड। चाय, कॉफ़ी और शीतलपेय। धूम्रपान	• ओमेगा-3 फैटी एसिड भोजन के साथ रोज़ाना 1 सॉफ्ट्यूल	• शोथरोधी, दर्द से राहत देता है, गर्दन के जोड़ों को लचीला रखता है
		• विटामिन सी (250 मिग्रा) 1 गोली 4 बार रोज़ाना भोजन के साथ	• उपचार में मदद करता है तथा ऊतकों को और चोट नहीं लगने देता
		• बोस्वेलिया के साथ ग्लूकोसैमिन एचसीएल भोजन के साथ दो कप रोज़ाना	• दर्द और सूजन कम करता है, मरम्मत करता है और जोड़ों व लिगामेंट्स के ऊतकों को मज़बूत बनाने में मदद करता है
		• प्राकृतिक मल्टीविटामिन और मल्टीमिनरल एक गोली रोज़ाना भोजन के साथ	• टेंडन और लिगामेंट्स को स्वस्थ बनाए रखता है
		• आर्निका मलहम रोज़ाना 4 बार प्रभावित हिस्से पर लगाएँ	• दर्द और सूजन कम करता है और तेज़ी से आरोग्यता बढ़ाता है
		• रोज़मेरी ऑइल पानी भरे बड़े बाउल में कुछ बूँदें डालें और फिर लगाएँ	• दर्द से राहत देता है, सूजन कम करता है

जननांग व मूत्रांग-तंत्र

1. एंडोमीट्रियोसिस

एंडोमीट्रियोसिस में, गर्भाशय संबंधी भीतरी आवरण के हिस्से गर्भाशय से निकल आते हैं और अन्य उदरीय ऊतकों, जैसे- अंडाशय, गर्भाशय के लिगामेंट या पैरीटोनियम से जुड़ जाते हैं। इससे आकस्मिक रूप से मासिकधर्म के समय ऐंठन होती है और यह मासिक धर्म के दूसरे या तीसरे दिन तीव्रतर होती है। मासिक धर्म के दौरान असामान्य रूप से रक्तस्राव होता है और मासिक धर्म शुरू होने से ठीक पहले मतली तथा उल्टी होने लगती है। इससे बाँझपन भी हो सकता है।

कारण:

ठीक-ठीक कारण ज्ञात नहीं है। संभवतया मासिक धर्म या ऋतुस्राव के पीछे की ओर बहने के कारण गर्भाशय ऊतक अन्य क्षेत्र में चले जाते हैं।

ख़ूब खाएँ	इनमें कटौती करें	ज़रूरी पूरक पदार्थ	पूरक पदार्थों के लाभ
ताज़ा फल, सब्ज़ियाँ, ऑइली फ़िश, चर्बी रहित माँस और चिकन। दूध और दूध से बनी चीज़ें	उच्च वसा, तला, मसालेदार और जंक फ़ूड। सामान्य मीठा, जैसे- केक, बिस्किट आदि एवं मिठाइयाँ, चाय, कॉफ़ी और शीतलपेय	• ओमेगा-3 फैटी एसिड भोजन के साथ रोज़ाना 1 सॉफ्ट्यूल	• जलन को नियंत्रित करता है, मासिकधर्म की ऐंठन से मुक्ति दिलाता है
		• गिंकगो बिलोबा के साथ साइबेरियन गिनसेंग रोज़ भोजन के साथ दो गोली	• गर्भाशय को स्वस्थ बनाए रखने में मदद करता है
		• विटामिन सी (250 मिग्रा) 1 गोली 4 बार रोज़ भोजन के साथ	• ऊतकों को स्वस्थ बनाए रखने में मदद करता है
		• विटामिन ई (400 आई.यू.) भोजन के साथ रोज़ एक गोली	• ऊतकों को स्वस्थ बनाए रखने में मदद करता है।
		• कैल्शियम और मैग्नीशियम रोज़ भोजन के साथ एक गोली तीन बार	• मासिकधर्म के दौरान ऐंठन से मुक्ति दिलाता है
		• सोया प्रोटीन आइसोलेट भोजन के साथ रोज़ 25 ग्राम	• लक्षणों को दूर करने में मदद करता है

2. बार-बार गर्भस्त्राव होना

गर्भावस्था में 24वें हफ़्ते से पहले बार-बार भ्रूण का गिरना।

कारण:

पोषाहार की कमी, तनाव, पर्याप्त शारीरिक गतिविधि न होना, धूम्रपान और मद्यपान का सेवन ऐसे गर्भपात होने का कारण माने जाते हैं।

ख़ूब खाएँ	इनमें कटौती करें	ज़रूरी पूरक पदार्थ	पूरक पदार्थों के लाभ
मिश्रित कार्बोहाइड्रेट्स, जैसे- गेहूँ की ब्रेड, रोटी, अंकुरित अनाज। ताज़ा फल, सब्ज़ियाँ, दूध और दूध से बनी चीज़ें। चर्बी रहित माँस और चिकन ऑइली फ़िश। दालें, मेवे और फलियाँ	उच्च वसा, तला, मसालेदार, जंक फूड। चाय, कॉफ़ी और कोला। धूम्रपान एवं मद्यपान	• विटामिन बी कॉम्प्लेक्स भोजन के साथ रोज़ाना एक गोली तीन बार	• भ्रूण और गर्भपात में न्यूरल ट्यूब की क्षति होने से बचाता है
		• सोया प्रोटीन आइसोलेट भोजन के साथ रोज़ाना 25 ग्राम	• भ्रूण की सेहतमंद बढ़ोतरी में सहायक होता है और गर्भपात से बचाव करता है
		• ओमेगा-3 फैटी एसिड भोजन के साथ रोज़ाना 1 सॉफ्ट्यूल	• गर्भाशय को सेहतमंद बनाए रखने में मदद करता है और गर्भपात से बचाव करता है
		• प्राकृतिक मल्टीविटामिन और मल्टीमिनरल एक गोली रोज़ाना भोजन के साथ	• स्वस्थ भ्रूण की वृद्धि के लिए सभी ज़रूरी माइक्रोन्यूट्रिएंट्स उपलब्ध कराता है
		• कैल्शियम और मैग्नीशियम रोज़ाना भोजन के साथ एक गोली तीन बार	• गर्भपात होने से बचाव करता है

3. नपुंसकता

नपुंसकता में पुरुष लिंग उत्तेजित करने में असमर्थ रहता है।

कारण:

अथेरोस्क्लेरोसिस, हॉर्मोन के असंतुलन, प्रोस्टेट की बीमारी, तंत्रिका के विकार के कारण शिश्न तक रक्त का प्रवाह पर्याप्त न होना। तनाव और चिंता के कारण भी नपुंसकता हो सकती है।

ख़ूब खाएँ	इनमें कटौती करें	ज़रूरी पूरक पदार्थ	पूरक पदार्थों के लाभ
ताज़ा फल, सब्ज़ियाँ, चर्बी रहित माँस और चिकन। ऑइली फ़िश। दूध से बनी चीज़ें। मिश्रित कार्बोहाइड्रेट्स, सी फ़ूड्स	उच्च वसा, तला व जंक फ़ूड। धूम्रपान एवं मद्यपान, चाय, कॉफ़ी और शीतलपेय	• ओमेगा-3 फैटी एसिड भोजन के साथ रोज़ाना 1 सॉफ्ट्यूल	• रक्त संचार सुधारता है
		• गिंकगो बिलोबा के साथ साइबेरियन गिनसेंग रोज़ाना भोजन के साथ दो गोली	• टेस्टोस्टेरॉन स्तर को बढ़ाता है और संसर्ग के लिए उकसाता है। रक्त संचार बढ़ाता है, तनाव और चिंता को घटाता है
		• विटामिन सी (250 मिग्रा) 1 गोली 4 बार रोज़ाना भोजन के साथ	• रक्त नलिकाओं द्वारा रक्त की समुचित आपूर्ति बनाए रखता है, रक्त संचार बढ़ाता है
		• प्राकृतिक मल्टीविटामिन और मल्टीमिनरल एक गोली रोज़ाना भोजन के साथ	• टेस्टोस्टेरॉन का स्तर बढ़ाता है, संभोग क्षमता बढ़ाता है
		• सोया प्रोटीन आइसोलेट भोजन के साथ रोज़ाना 25 ग्राम	• कोलेस्टेरॉल और ट्राइग्लिसराइड को कम करता है, अथेरोस्क्लेरोसिस से बचाव करता है

4. बाँझपन (महिलाओं में)

महीने के दौरान गर्भधारण के सबसे उपयुक्त समय में नियमित संभोग के बावजूद गर्भवती होने में असमर्थता।

कारणः

इसके संभावित ख़तरों में मुख्य हैं- पोषाहार की कमी, हॉर्मोन का असंतुलन, मोटापा, एंडोमीट्रियोसिस, पेल्विक इन्फ़्लेमेटरी डिज़ीज़, कॉफ़ी व मद्यपान का अत्यधिक सेवन।

ख़ूब खाएँ	इनमें कटौती करें	ज़रूरी पूरक पदार्थ	पूरक पदार्थों के लाभ
ताज़ा, ख़ासतौर से खट्टे फल और सब्ज़ियाँ, चर्बी रहित माँस, चिकन और ऑइली फ़िश। भूरे चावल, बालियों से निकला ताज़ा गेहूँ, दालें, जई, ताज़ा मेवे। सोयाबीन, बादाम, मिश्रित कार्बोहाइड्रेट्स, जैसे- गेहूँ की ब्रेड, रोटी	उच्च वसा, तला व जंक फ़ूड। सामान्य मीठा, जैसे- बिस्किट, केक आदि एवं मिठाइयाँ। चाय, कॉफ़ी और शीतलपेय। धूम्रपान-मद्यपान	• विटामिन बी कॉम्प्लेक्स भोजन के साथ रोज़ाना एक गोली तीन बार	• जनन-तंत्र को स्वस्थ बनाता है
		• प्राकृतिक मल्टीविटामिन और मल्टीमिनरल एक गोली रोज़ाना भोजन के साथ	• उचित कोशिका विभाजन में मदद करता है
		• ओमेगा-3 फैटी एसिड भोजन के साथ रोज़ाना 1 सॉफ्ट्यूल	• गर्भाशय की स्वस्थ कार्य-प्रणाली में मदद करता है
		• सोया प्रोटीन आइसोलेट भोजन के साथ रोज़ाना 25 ग्राम	• हॉर्मोन के असंतुलन को सही करता है
		• गिंकगो बिलोबा के साथ साइबेरियन गिनसेंग रोज़ाना भोजन के साथ दो गोली	• गर्भाशय की स्वस्थ कार्य-प्रणाली में मदद करता है

5. पुरुषों में बन्ध्यता

स्त्री के गर्भधारण के सबसे उपयुक्त समय में एक साल तक संभोग करने के बावजूद स्त्री का गर्भवती न हो पाना।

क्या है कारण?

पोषाहार की कमी, तनाव, धूम्रपान-मद्यपान और कॉफ़ी की अधिकता, कुछ दवाएँ और रसायन

ख़ूब खाएँ	इनमें कटौती करें	ज़रूरी पूरक पदार्थ	पूरक पदार्थों के लाभ
ताज़ा फल, ख़ासतौर से खट्टे। सब्ज़ियाँ चर्बी रहित माँस, चिकन और ऑइली फ़िश। भूरे चावल, बालियों से निकला ताज़ा गेहूँ। दालें, जई, ताज़ा मेवे। सोयाबीन, बादाम, मिश्रित कार्बोहाइड्रेट्स, जैसे- गेहूँ की ब्रेड, रोटी	उच्च वसा व जंक फ़ूड। सामान्य मीठा, जैसे- बिस्किट, केक आदि एवं मिठाइयाँ। चाय, कॉफ़ी और शीतलपेय। धूम्रपान और मद्यपान	• गिंकगो बिलोबा के साथ साइबेरियन गिनसेंग रोज़ाना भोजन के साथ दो गोली • ओमेगा-3 फैटी एसिड भोजन के साथ रोज़ाना 1 सॉफ्ट्यूल। • विटामिन सी (250 मिग्रा) 1 गोली 4 बार रोज़ाना भोजन के साथ • विटामिन ई (400 आई.यू.) भोजन के साथ रोज़ एक गोली • प्राकृतिक मल्टीविटामिन और मल्टीमिनरल एक गोली रोज़ भोजन के साथ। • विटामिन बी कॉम्प्लेक्स भोजन के साथ रोज़ाना एक गोली तीन बार।	• टेस्टोस्टेरॉन के उत्पादन को उत्तेजित करता है और शुक्राणुओं की संख्या बढ़ाता है • शुक्राणुओं की संख्या और टेस्टोस्टेरॉन स्तर को बढ़ाता है • शुक्राणुओं का जीवन बढ़ाता है और उनकी फ्री रेडिकल्स से सुरक्षा करता है • फ्री रेडिकल्स से सुरक्षा करता है • स्वस्थ शुक्राणुओं के उत्पादन में मदद करता है। फ्री रेडिकल्स से सुरक्षा करता है • स्वस्थ शुक्राणुओं के उत्पादन वृद्धि में भूमिका

6. ल्यूकोरिया

योनि से सफ़ेदपन लिए, गाढ़ा और बदबूदार पदार्थ स्रावित होने की स्थिति। यह स्त्रियों की आम बीमारी है। इसके अन्य लक्षण हैं- योनि और उसके आसपास खुजली एवं खिंचाव महसूस होना, सामान्य शारीरिक कमज़ोरी, सिरदर्द और चक्कर आना, अपचन और क़ब्ज़, बार-बार मिज़ाज बदलना और आँखों के आसपास काले घेरों के साथ त्वचा शुष्क पड़ना आदि।

कारण:

जननांग मार्ग की ठीक प्रकार से साफ़-सफ़ाई न रखने और माइक्रोबियल संक्रमण के कारण यह बीमारी होती है। कम प्रतिरक्षा क्षमता भी इसमें महत्वपूर्ण भूमिका निभाती है। अन्य कारणों में हैं- हॉर्मोन में गड़बड़ी, पोषण की कमी और ऊटपटाँग जीवनशैली, जिनके फलस्वरूप नींद में परेशानी, एनिमिया और मधुमेह जैसी परेशानियाँ सामने आती हैं।

ख़ूब खाएँ	इनमें कटौती करें	ज़रूरी पूरक पदार्थ	पूरक पदार्थों के लाभ
ताज़ा फल, सब्ज़ियाँ, केले ऑइली फ़िश, मिश्रित कार्बोहाइड्रेट्स, जैसे- सभी तरह के अनाज, गेहूँ की ब्रेड, रोटी आदि। चर्बी रहित माँस, चिकन और अंडे। दूध और दूध से बनी चीज़ें। एक साथ अधिक मात्रा में भोजन लेने के बजाए थोड़ी-थोड़ी मात्रा में कई बार लें।	उच्च वसा, तला व जंक फ़ूड। चाय, कॉफ़ी और शीतलपेय। धूम्रपान-मद्यपान। सामान्य मीठी चीजें, जैसे-बिस्किट, केक आदि	• सोया प्रोटीन आइसोलेट भोजन के साथ रोज़ाना 25 ग्राम	• हॉर्मोन संतुलन बनाए रखता है, प्रतिरक्षा क्षमता बढ़ाता है, एनीमिया को ठीक करता है कमज़ोरी को दूर करता है
		• ओमेगा-3 फैटी एसिड भोजन के साथ रोज़ाना 1 सॉफ्ट्यूल	• मिज़ाज के बदलाव में सुधार करता है, प्रतिरक्षा क्षमता में सुधार लाता है, जननांगों की सेहत ठीक रखता है
		• लहसुन की 2 गोली दिन में दो बार भोजन के साथ	• प्राकृतिक और प्रभावी एंटी माइक्रोबियल, प्रतिरक्षा-तंत्र को मज़बूत करता है
		• आयरन फोलिक एक गोली दो बार दिन में भोजन के साथ	• एनीमिया ठीक करता है और प्रतिरक्षा क्षमता बढ़ाता है
		• प्राकृतिक मल्टीविटामिन और मल्टीमिनरल 1 गोली रोज़ खाने के साथ	• प्रतिरक्षा क्षमता बढ़ाने के लिए सभी ज़रूरी माइक्रोन्यूट्रिएंट उपलब्ध कराता है
		• विटामिन सी (250 मिग्रा) 1 गोली 4 बार रोज़ भोजन के साथ	• शक्तिशाली एंटी ऑक्सीडेंट, प्रतिरक्षा क्षमता बढ़ाता है

7. वृक्कशोथ और वृक्क (गुर्दे) का कोई भी रोग

वृक्कशोथ गुर्दों के ऊतकों की तीव्र या पुरानी सूजन है। इससे गुर्दा क्षेत्र में दर्द, बुखार, चेहरे और पैरों पर सूजन, मूत्र में रक्त या मवाद आने लगता है। इस बीमारी का समुचित उपचार न होने पर जीवन को ख़तरा भी हो सकता है। गुर्दा खराब हो सकता है।

कारण:

कई सारे बैक्टीरिया/वायरस कार्यप्रणाली, असंक्रमणीय स्थितियाँ, जैसे ग्लोमेरूलोनेफ्राइटिस, मधुमेह, स्वप्रतिरक्षण विकार (autoimmune disorders), दवाएँ और विषैले रसायन इस रोग का कारक हैं।

ख़ूब खाएँ	इनमें कटौती करें	ज़रूरी पूरक पदार्थ	पूरक पदार्थों के लाभ
ताज़ा फल और सब्ज़ियाँ, दूध और दूध से बनी चीज़ें, मिश्रित कार्बोहाइड्रेट्स, जैसे- ब्राउन ब्रेड, सभी अनाज आदि। ऑइली फ़िश	उच्च वसा, तला व जंक फ़ूड। उच्च प्रोटीन फ़ूड, जैसे- रेड मीट, चिकन आदि। चाय, कॉफ़ी और शीतलपेय। नमक और अधिक नमक वाला भोजन। सामान्य मीठा, जैसे- केक, पुडिंग, बिस्किट आदि एवं मिठाइयाँ	• लहसुन की 2 गोली दिन में दो बार भोजन के साथ	• रक्त संचार में सुधार करता है, कोशिका की दीवारों को मज़बूत करता है, रक्त के थक्कों से बचाव करता है और उन्हें घोल देता है
		• विटामिन सी (250 मिग्रा) 1 गोली 4 बार रोज़ाना भोजन के साथ	• प्रतिरक्षा-तंत्र को मज़बूत बनाता है, शक्तिशाली एंटी ऑक्सीडेंट
		• ओमेगा-3 फैटी एसिड भोजन के साथ रोज़ाना 1 सॉफ्ट्यूल	• लक्षणों से आराम देता है और गुर्दे को स्वास्थ्य कर मज़बूत बनाता है
		• विटामिन बी कॉम्प्लेक्स भोजन के साथ रोज़ एक गोली तीन बार	• ऊर्जा का स्तर बढ़ाता है और जल्द से जल्द ठीक करता है
		• ग्वारपाठे का रस 3-6 औंस रोज़	• शोथरोधी, दर्द से राहत देता है, प्राकृतिक एंटी बायोटिक, कोशिका को फिर से बनाता है
		• प्राकृतिक मल्टीविटामिन और मल्टीमिनरल एक गोली रोज़ाना भोजन के साथ	• प्रतिरक्षा क्षमता बढ़ाने के लिए सभी ज़रूरी माइक्रोन्यूट्रिएंट उपलब्ध कराता है

8. मासिकधर्म के पूर्व लक्षण

मासिकधर्म के एक हफ़्ते पहले महिलाओं को थकान, अवसाद, सिरदर्द, स्तनों में दर्द-दबाव, ज़रा में क्रोध आना, चिड़चिड़ाहट, कोई विशेष खाद्य पदार्थ खाने की उत्कट इच्छा या पेट में मरोड़ जैसे लक्षण दिखाई देते हैं। यह अवस्था प्री मैन्सट्रुअल सिंड्रोम कहलाती है, जो 5 से 10 फ़ीसदी महिलाओं में बहुत गंभीर होती है।

कारण:

इस विकार का स्पष्ट कारण अभी ज्ञात नहीं है। हालाँकि स्त्री हॉर्मोन एस्ट्रोजन और प्रोजेस्टेरॉन के असंतुलन के कारण प्रोलैक्टिन हॉर्मोन का स्तर बढ़ जाता है और स्तनों में कड़ापन आ जाता है। यदि यकृत (liver) ठीक से कार्य नहीं करता है, तो अधिक एस्ट्रोजन को शरीर से बाहर निकालने की इसकी क्षमता घट जाती है। पर्याप्त पोषाहार न लेने और नियमित व्यायाम न करने से लक्षण और बदतर हो जाते हैं।

ख़ूब खाएँ	इनमें कटौती करें	ज़रूरी पूरक पदार्थ	पूरक पदार्थों के लाभ
ताज़ा फल और सब्ज़ियाँ, केले, मिश्रित कार्बोहाइड्रेट्स, जैसे- सभी तरह के साबुत और अंकुरित अनाज, गेहूँ की ब्रेड, रोटी आदि। ऑइली फ़िश जैतून का तेल। कम मात्रा में कई बार में भोजन	उच्च वसा, तला व जंक फ़ूड। कैफ़ीन, मद्यपान, नमक	• विटामिन बी कॉम्प्लेक्स भोजन के साथ रोज़ाना एक गोली तीन बार	• लीवर की एस्ट्रोजन को प्रोसेस करने और प्रोजेस्टेरॉन स्तर बढ़ाने में मदद करता है
		• कैल्शियम और मैग्नीशियम रोज़ाना भोजन के साथ एक-एक गोली तीन बार	• पीएमएस. के लक्षणों से बचाव करता है। अवसाद कम करता है
		• ओमेगा-3 फैटी एसिड भोजन के साथ रोज़ाना 1 सॉफ्ट्यूल	• स्तनों का कड़ापन दूर करता है और खाद्य पदार्थ खाने की उत्कट इच्छा को नियंत्रित करता है
		• गिंकगो बिलोबा के साथ साइबेरियन गिनसेंग रोज़ाना भोजन के साथ दो गोली	• हॉर्मोन्स का संतुलन बनाता है और पीएमएस के लक्षणों को नियंत्रित करता है। चिंता से राहत दिलाता है, बार-बार मूड बदलने को नियंत्रित करता है
		• प्राकृतिक मल्टीविटामिन और मल्टीमिनरल एक गोली रोज़ भोजन के साथ	• एसेंशियल माइक्रोन्यूट्रिएंट उपलब्ध कराता है, लक्षणों से राहत दिलाने में सहायता करता है

9. मासिकधर्म बंद होने के बाद के लक्षण

40 के दशक के अंतिम वर्षों और 50 के दशक के शुरुआती वर्षों में जब किसी महिला का मासिक चक्र रुक जाता है, तो उसमें धीरे-धीरे जैसे चिड़चिड़ापन या हल्का अवसाद, सिर की ओर गर्मी दौड़ना, रात में पसीना आना, योनि में सूखापन और मासिकधर्म अनियमित होना आदि। दिल का दौरा पड़ने और हड्डियों में खनिज घनत्व घटने (ऑस्टियोपोरोसिस) जैसे लक्षण भी दिखाई देते हैं।

कारण:

स्त्री हॉर्मोन- एस्ट्रोजन और प्रोजेस्टेरॉन- का उत्पादन कम हो जाता है। पर्याप्त पोषाहार न लेने और नियमित व्यायाम इन लक्षणों को और बदतर बना देते हैं।

ख़ूब खाएँ	इनमें कटौती करें	ज़रूरी पूरक पदार्थ	पूरक पदार्थों के लाभ
ताज़ा फल और हरी पत्तेदार सब्ज़ियाँ, दूध और दुग्ध उत्पाद, तैलीय मछली, कॉम्पलेक्स कार्बोहाइड्रेट जैसे अनाज, ब्रेड, अंकुरित सोयाबीन, जैतून का तेल	उच्च वसीय, तला व जंक फ़ूड। कैफ़ीन, एल्कोहॉल चॉकलेट, कच्चा चोकर, शीतलपेय	• गिंकगो बिलोबा के साथ साइबेरियन गिनसेंग रोज़ाना भोजन के साथ दो गोली	• हॉर्मोन के स्तर को स्थिर करता है, हॉट फ़्लशेज़, योनि का सूखापन, अवसाद और अन्य लक्षणों को घटाता है। महिलाओं के लिए एक अच्छा टॉनिक
		• कैल्शियम और मैग्नीशियम रोज़ाना भोजन के साथ एक गोली तीन बार	• ऑस्टियोपोरोसिस में मदद करता है, मैग्नीशियम कैल्शियम के अवशोषण में भी मदद करता है
		• विटामिन डी के साथ आईप्रीफ़्लेवॉन 1 कैप्सूल रोज़ दो बार भोजन के साथ	• हड्डियों की नई कोशिकाओं के उत्पादन में मदद करता है और हड्डियों में खनिज घनत्व बढ़ाता है
		• सोया प्रोटीन आइसोलेट 25 ग्राम प्रतिदिन भोजन के साथ	• फायटोएस्ट्रोजन हॉर्मोन का संतुलन बनाता है, आइसोफ्लेवॉन्स ऑस्टियोपोरोसिस और दिल के दौरे को रोकता है, हॉट और अन्य लक्षणों को घटाता है
		• विटामिन ई (400 आई.यू.) भोजन के साथ रोज़ एक गोली	• दिल के दौरे का ख़तरा कम करता है
		• ओमेगा-3 फैटी एसिड भोजन के साथ रोज़ाना 1 सॉफ्ट्यूल।	• पोस्ट मीनोपॉज़ल सिंड्रोम के लक्षणों को कम करने में मदद करता है

10. प्रोस्टेट ग्रंथि की समस्याएँ

प्रोस्टेट ग्रंथि का बढ़ जाना, जिससे मूत्रमार्ग पर दबाव पड़ता है और मूत्र प्रवाह अवरुद्ध होने लगता है। आमतौर पर यह बीमारी 50 से अधिक उम्र वाले पुरुषों को होती है।

कारणः

उम्र बढ़ना और सेक्स हॉर्मोन भूमिका निभाते हैं। आहार भी महत्वपूर्ण भूमिका निभाता है।

ख़ूब खाएँ	इनमें कटौती करें	ज़रूरी पूरक पदार्थ	पूरक पदार्थों के लाभ
ताज़ा फल, हरी पत्तेदार सब्ज़ियाँ, ऑइली फ़िश, मेवे, जैतून का तेल मिश्रित कार्बोहाइड्रेट्स, जैसे- सभी साबुत और अंकुरित अनाज, ब्राउन ब्रेड	उच्च वसा, तला व जंक फ़ूड। रेड मीट, दूध और दूध से बनी चीज़ें, चाय, कॉफ़ी। शीतलपेय एवं मद्यपान	• सोया प्रोटीन आइसोलेट भोजन के साथ रोज़ाना 25 ग्राम	• लक्षणों से आराम देता है
		• ओमेगा-3 फैटी एसिड भोजन के साथ रोज़ाना 1 सॉफ्ट्यूल	• प्रोस्टेट को सूजन और जलन से बचाता है
		• विटामिन ई (400 आई.यू.) भोजन के साथ रोज़ाना एक गोली	• प्रोस्टेट की सेहत बनाए रखता है। ऑक्सीडेंट के रूप में फ्री रेडिकल्स को नष्ट करता है और कैंसर से बचाव करता है
		• प्राकृतिक मल्टीविटामिन और मल्टीमिनरल एक गोली रोज़ाना भोजन के साथ	• जिंक प्रोस्टेट का आकार घटाता है और लक्षणों से आराम देता है
		• सॉ पालमेटो 160 मिग्रा रोज़ाना दो बार भोजन के साथ	• हॉर्मोन स्तर में बदलाव करता है। जलन और सूजन से बचाव करता है

मस्तिष्क और तंत्रिका तंत्र की बीमारियाँ

1. अल्ज़ाइमर्स

यह दिमाग़ का एक बहुत धीमा क्षयकारी विकार है, जिसमें याद्दाश्त और मानसिक कार्यप्रणाली को क्षति पहुँचती है। अधिक बढ़ जाने पर याददाश्त और बोलने की क्षमता चली जाती है, मूत्राशय और बड़ी आँत पर नियंत्रण नहीं रहता, स्वभाव में परिवर्तन हो जाता है, जैसे- अत्यधिक दुश्मनी या शराब या नशीली वस्तुओं का छूट जाना। यह 65 से अधिक उम्र वाले 6 प्रतिशत लोगों और 85 से अधिक उम्र वाले 20 प्रतिशत लोगों को प्रभावित करती है।

कारण:

यह फ्री रेडिकल्स से होने वाली बीमारी है, जिसमें मस्तिष्क की तंत्रिका कोशिकाएँ बड़ी संख्या में नष्ट होती हैं। मस्तिष्क में रक्त प्रवाह कम होने से याददाश्त खो सकती है। इस विकार का आनुवांशिक इतिहास ख़तरा और बढ़ा देता है। अन्य अहम कारणों में- दिल की बीमारियाँ, सिर में गंभीर चोट लगना और कम सक्रिय वायरस आदि हैं।

ख़ूब खाएँ	इनमें कटौती करें	ज़रूरी पूरक पदार्थ	पूरक पदार्थों के लाभ
ताज़ा फल, हरी पत्तेदार सब्ज़ियाँ मिश्रित कार्बोहाइड्रेट्स। सभी साबुत और अंकुरित अनाज। ऑइली फ़िश	उच्च वसा, तला व जंक फ़ूड। सामान्य मीठी चीज़ें, जैसे- केक, बिस्किट एवं मिठाइयाँ आदि। धूम्रपान एवं मद्यपान	• सोया प्रोटीन आइसोलेट भोजन के साथ रोज़ाना 25 ग्राम	• स्मृति बढ़ाता है और बोध कार्य क्षमता को सुधारता है
		• गिंकगो बिलोबा के साथ साइबेरियन गिनसेंग रोज़ भोजन के साथ दो गोली	• मस्तिष्क में रक्त संचार बढ़ाता है, तंत्रिकाओं तक ऑक्सीजन और न्यूट्रिएंट्स ले जाता है। याददाश्त बढ़ाता है
		• विटामिन सी (250 मिग्रा) 1 गोली 4 बार रोज़ाना भोजन के साथ	• स्वतंत्र तत्वों से कोशिकाओं को होने वाली क्षति रोकता है
		• विटामिन ई (400 आई.यू.) भोजन के साथ रोज़ाना एक गोली	• शक्तिशाली एंटी ऑक्सीडेंट है, जो कोशिकाओं की दीवार को फ्री रेडिकल्स से होने वाली क्षति से बचाता है
		• लहसुन की 2 गोली दिन में दो बार भोजन के साथ	• मस्तिष्क की कार्यक्षमता बढ़ाता है
		• प्राकृतिक मल्टीविटामिन और मल्टीमिनरल एक गोली रोज़ाना खाने के साथ	• माइक्रोन्यूट्रिएंट की कमी को पूरा करता है और फ्री रेडिकल्स से लड़ता है

2. आत्मभ्रम (Autism)

यह हत्बुद्धि कर देने वाली बीमारी है, जीवनभर की मानसिक अपंगता है। माना जाता है कि यह भावनात्मक आघात की बजाय, दिमाग़ को क्षति पहुँचने के कारण होती है। यह 2500 में से 1 व्यक्ति को होती है। इसमें रोगी आमतौर पर अलग-थलग हो जाता है और अपने ही संसार में खोया रहता है।

कारण:

माना जाता है कि यह प्रतिरक्षा-तंत्र की असामान्यता के परिणामस्वरूप मस्तिष्क को पहुँचने वाली क्षति के कारण होती है।

ख़ूब खाएँ	इनमें कटौती करें	ज़रूरी पूरक पदार्थ	पूरक पदार्थों के लाभ
ताज़ा फल और हरी पत्तेदार सब्ज़ियाँ, चर्बी रहित माँस, चिकन, अंडे, ऑइली फ़िश, दूध और दूध से बनी चीज़ें	उच्च वसा, तला व जंक फ़ूड। चाय, कॉफ़ी और शीतलपेय	• सोया प्रोटीन आइसोलेट भोजन के साथ रोज़ाना 25 ग्राम • ओमेगा-3 फैटी एसिड भोजन के साथ रोज़ाना 1 सॉफ्ट्यूल • विटामिन बी कॉम्प्लेक्स भोजन के साथ रोज़ाना एक गोली तीन बार • प्राकृतिक मल्टीविटामिन और मल्टीमिनरल एक गोली रोज़ाना भोजन के साथ	• मस्तिष्क की कार्य-प्रणाली को सुधारता है • प्रतिरक्षा क्षमता बढ़ाता है, मस्तिष्क को आदर्श रूप से कार्य करने में मदद करता है • मस्तिष्क में समुचित मात्रा में ऊर्जा उत्पादन होता है, ओमेगा-3 फैटी एसिड उचित कार्य करता है • ओमेगा-3 फैटी एसिड के उचित उपयोग के लिए मैग्नीशियम की आवश्यकता पड़ती है

3. मिर्गी

मिर्गी ऐसा विकार है, जो मस्तिष्क और तंत्रिक-तंत्र में अत्यधिक विद्युतीय गतिविधि का परिणाम होता है। इसके रोगी को थोड़े समय के लिए अचेतना महसूस होती है, भ्रम लगने लगता है या याद्दाश्त खो जाती है। ऐसे लोग बग़ैर एहसास के बार-बार आँखें मिचमिचाते हैं, चबाते या जीभ लपलपाते हैं। कई बार एकाग्रता की कमी होती है और बेहोशी आ जाती है।

कारणः

स्पष्ट कारण अभी ज्ञात नहीं है। हालाँकि कभी दिमाग़ में चोट लगने, पक्षाघात होने, ब्रेन ट्यूमर या मस्तिष्क के संक्रमण के कारण भी मिर्गी के दौरे पड़ सकते हैं। नींद की कमी, एल्कोहल के अधिक सेवन, तनाव या बीमारी से मिर्गी के दौरे बढ़ जाते हैं।

ख़ूब खाएँ	इनमें कटौती करें	ज़रूरी पूरक पदार्थ	पूरक पदार्थों के लाभ
ताज़ा फल और हरी पत्तेदार सब्ज़ियाँ, दूध और दूध से बनी चीज़ें, मिश्रित कार्बोहाइड्रेट्स, जैसे- गेहूँ की ब्रेड, रोटी, सभी तरह के साबुत और अंकुरित अनाज	उच्च वसा, तला व जंक फ़ूड। उत्तेजक पदार्थ, जैसे- चाय, कॉफ़ी, धूम्रपान एवं मद्यपान	• विटामिन बी कॉम्प्लेक्स भोजन के साथ रोज़ाना एक गोली तीन बार • कैल्शियम और मैग्नीशियम रोज़ खाने के साथ 1 गोली 3 बार • सोया प्रोटीन आइसोलेट भोजन के साथ रोज़ाना 25 ग्राम • प्राकृतिक मल्टीविटामिन और मल्टीमिनरल एक गोली रोज़ाना भोजन के साथ	• समुचित मात्रा मिर्गी के दौरे नियंत्रित करने में अहम भूमिका निभाती है • मस्तिष्क और तंत्रिका की सेहत में इजाफ़ा करती है • एमिनो एसिड के स्तर में कमी मिर्गी के दौरे से जुड़ा होता है • मिर्गी के दौरे नियंत्रित करने के लिए उचित माइक्रोन्यूट्रिएंट परिवेश उपलब्ध कराता है

4. आधा सीसी (Migraine)

आधासीसी या माइग्रेन एक गंभीर सिरदर्द है, जो सामान्यत: सिर के एक तरफ़ से शुरू होता है, लेकिन पूरे सिर को प्रभावित कर सकता है। इसका आक्रमण घंटों या दिनों तक रह सकता है और ख़तरे का संकेत भी हो सकता है। इस दौरान रोगी को मितली और उल्टी, भूख न लगना, प्रकाश से घृणा होना आदि जैसे लक्षण भी दिख सकते हैं। इस ख़तरे के शुरुआती संकेत– चमकता प्रकाश, सनसनाहट, चक्कर आना, पसीना आना आदि हैं।

कारण:

माइग्रेन उन धमनियों के संकुचन का नतीजा होता है, जो दिमाग़ को रक्त की आपूर्ति करती हैं। कुछ भोज्य पदार्थ, तनाव, नींद की कमी, मौसम में परिवर्तन, चमकीले प्रकाश, यकृत की समस्या, ब्लडशुगर ऊपर-नीचे होने, हॉर्मोन की असामान्यता और दाँतों में दर्द से भी माइग्रेन का हमला हो सकता है।

ख़ूब खाएँ	इनमें कटौती करें	ज़रूरी पूरक पदार्थ	पूरक पदार्थों के लाभ
नियमित रूप से हल्का भोजन ताज़े फल और सब्ज़ियाँ ऑइली फ़िश लहसुन, मिश्रित कार्बोहाइड्रेट जैसे साबुत और अंकुरित अनाज	चॉकलेट, पनीर, खट्टे खाद्य पदार्थ, चाय और कॉफ़ी, एल्कोहॉल, उच्च वसीय, तला व जंक फ़ूड।	• कैल्शियम और मैग्नीशियम रोज़ाना भोजन के साथ एक गोली तीन बार • विटामिन सी (250 मिग्रा) 1 गोली 4 बार रोज़ाना भोजन के साथ • विटामिन बी कॉम्प्लेक्स भोजन के साथ रोज़ाना एक गोली तीन बार • गिंकगो बिलोबा के साथ साइबेरियन गिनसेंग रोज़ाना भोजन के साथ दो गोली	• लंबे समय तक सेवन करने से माइग्रेन के लक्षणों से राहत दिलाते हैं और इसके हमले से बचाव करते हैं • उन हॉर्मोन के उत्पादन को बढ़ाता है, जो तनाव से लड़ने में शरीर का साथ देते हैं • दौरों की संख्या में कमी करता है और ऊर्जा स्तर को बढ़ाता है • तनाव और चिंता से आराम देता है

5. मल्टीपल स्क्लेरोसिस

तंत्रिका का निरंतर बढ़ने वाला और क्षयकारी विकार है, जो युवाओं और वयस्कों को प्रभावित करता है। इसके शुरुआती संकेतों में धुँधला या दोहरा दिखाई देना, बाजुओं या पैरों में सनसनाहट, अस्थिरता शामिल है।

कारण:

यह एक स्वप्रतिरक्षा विकार है, जिसमें शरीर का स्वयं का प्रतिरक्षा-तंत्र तंत्रिकाओं की रक्षा करने वाली माइलिन शीथ पर आक्रमण कर देता है। सटीक कारण ज्ञात नहीं है।

ख़ूब खाएँ	इनमें कटौती करें	ज़रूरी पूरक पदार्थ	पूरक पदार्थों के लाभ
सभी साबुत अनाज, पकी हुई हरी पत्तेदार सब्ज़ियाँ और ताज़ा फल, ऑइली फ़िश, सोयाबीन	संतृप्त वसा, जैसे-रेड मीट, संपूर्ण वसा वाला दूध, जंक फूड। धूम्रपान एवं मद्यपान	• विटामिन सी (250 मिग्रा) 1 गोली 4 बार रोज़ाना भोजन के साथ	• शक्तिशाली एंटीऑक्सीडेंट, फ्री रेडिकल्स को पौष्टिक पदार्थों से भर देता है
		• विटामिन ई (400 आई.यू.) भोजन के साथ रोज़ाना एक गोली	• शक्तिशाली एंटी ऑक्सीडेंट, फ्री रेडिकल्स को पौष्टिक पदार्थों से भर देता है
		• विटामिन बी कॉम्प्लेक्स भोजन के साथ रोज़ाना एक गोली तीन बार	• तंत्रिका की कार्यप्रणाली बनाए रखने में भूमिका निभाता है
		• ओमेगा-3 फैटी एसिड भोजन के साथ रोज़ाना 1 सॉफ्ट्यूल	• सूजन को घटाता है और स्वस्थ तंत्रिका के निर्माण में मदद करता है
		• प्राकृतिक मल्टीविटामिन और मल्टीमिनरल एक गोली रोज़ाना भोजन के साथ	• प्रकोप घटाता है और फ्री रेडिकल्स से जूझता है
		• गिंकगो बिलोबा के साथ साइबेरियन गिनसेंग रोज़ भोजन के साथ दो गोली।	• तंत्रिका-तंत्र की ओर रक्त संचार सुचारु बनाता है। एंटी ऑक्सीडेंट के रूप में फ्री रेडिकल्स से जूझता है

6. नाड़ी-शूल

यह एक पीड़ादायी अवस्था है, जिसमें संवेदी तंत्रिका (sensory nerve) के साथ चुभन और दाहक का एहसास होता है।

कारणः

यह प्रभावित तंत्रिका के बीमारी से ग्रस्त होने, दबाव पड़ने या चोटिल होने का परिणाम होती है। संभवतः यह हड्डी में फ्रेक्चर होने या स्लिप डिस्क के कारण भी होता है। पौष्टिक भोजन की कमी के साथ विटामिन बी12 व बी1 की कमी के कारण भी हो सकता है।

ख़ूब खाएँ	इनमें कटौती करें	ज़रूरी पूरक पदार्थ	पूरक पदार्थों के लाभ
ताज़ा फल और सब्ज़ियाँ, ख़ासकर खट्टे फल। ऑइली फ़िश, जैतून का तेल, मेवे मिश्रित कार्बोहाइड्रेट्स, जैसे- ब्राउन ब्रेड और अंकुरित अनाज	सामान्य मीठा, जैसे- केक, पुडिंग आदि एवं मिठाइयाँ। चाय, कॉफ़ी और शीतलपेय। धूम्रपान, मद्यपान	• विटामिन बी कॉम्प्लेक्स भोजन के साथ रोज़ाना एक गोली तीन बार • ओमेगा-3 फैटी एसिड भोजन के साथ रोज़ाना 1 सॉफ्ट्यूल • गिंकगो बिलोबा के साथ साइबेरियन गिनसेंग रोज़ाना भोजन के साथ दो गोली	• तंत्रिका-तंत्र की स्वस्थ कार्य-प्रणाली में मदद करता है • माइलिन शीथ की मरम्मत और सुरक्षा करने में महत्वपूर्ण भूमिका निभाता है और मस्तिष्क व तंत्रिका कोशिकाओं के बीच उचित मेलजोल बनाए रखता है • तंत्रिका-तंत्र तक रक्त-संचार को बेहतर बनाता है, चोटिल तंत्रिका ऊतकों की मरम्मत में मदद करता है

7. पार्किनसन्स

तंत्रिका तंत्र का यह सबसे आम क्षयकारी रोग है और सामान्यतया 60 साल से अधिक उम्र के लोग इसका शिकार बनते हैं। यह महिलाओं के मुक़ाबले पुरुषों में अधिक देखा जाता है। इसके लक्षण हैं- पैर व शरीर के अन्य अंग थर्राना, उनमें तीव्र कंपन होना। क़दम छोटे पड़ना, घिसटते हुए चलना, झुका हुआ शरीर, निगलने या बोलने में दिक़्क़त, चिंता और अवसाद, असंयमित और क़ब्ज़।

कारणः

मस्तिष्क के क्षेत्र में बेसल गैंग्लिया नामक कोशिकाएँ धीरे-धीरे, उन्नत होती हुई मरती जाती हैं और जैव-रासायनिक मध्यस्थ डोपामाइन उत्पादित नहीं कर पातीं। यह डोपामाइन ही एक तंत्रिका से दूसरी तंत्रिका तक संदेश ले जाने का काम करते हैं। कुछ टॉक्सिन, पेस्टिसाइड्स, वायरल संक्रमण आदि इसमें शामिल होते हैं लेकिन स्पष्ट कारण ज्ञात नहीं है।

ख़ूब खाएँ	इनमें कटौती करें	ज़रूरी पूरक पदार्थ	पूरक पदार्थों के लाभ
प्रचुर मात्रा में रेशे वाले अनाज, ताज़ा फल और सब्ज़ियाँ आलू बुखारे ऑइली फ़िश, जैतून का तेल	उच्च वसा, तला व जंक फ़ूड। चाय, कॉफ़ी, शीतलपेय। सामान्य तरह की मीठी चीज़ें। धूम्रपान और मद्यपान	• विटामिन बी कॉम्प्लेक्स भोजन के साथ रोज़ाना एक गोली तीन बार	• मस्तिष्क के रसायन डोपामाइन का उत्पादन बढ़ाता है
		• सोया प्रोटीन आइसोलेट भोजन के साथ रोज़ 25 ग्राम।	• तंत्रिका को विकसित करने के गुण, जो डोपामाइन का स्तर बढ़ाएगा। अवसाद से भी राहत दे सकता है और सुधार कर सकता है
		• विटामिन सी (250 मिग्रा) 1 गोली 4 बार रोज़ाना भोजन के साथ	• शक्तिशाली एंटीऑक्सीडेंट दिमाग़ी ऊतकों को फ्री रेडिकल्स से बचाता है
		• ओमेगा-3 फैटी एसिड भोजन के साथ रोज़ाना 1 सॉफ्ट्यूल	• तंत्रिकाओं को स्वस्थ रखता है और लक्षणों से आराम देता है
		• विटामिन ई (400 आई.यू.) भोजन के साथ रोज़ाना एक गोली	• शक्तिशाली एंटी ऑक्सीडेंट, मस्तिष्क ऊतकों को स्वतंत्र तत्वों की चोट से बचाता है
		• गिंकगो बिलोबा के साथ साइबेरियन गिनसेंग रोज़ाना भोजन के साथ दो गोली।	• दिमाग़ की ओर रक्त प्रवाह बढ़ाता है, जिससे डोपामाइन वहाँ तक पहुँच सके और वहाँ इसका इस्तेमाल हो सके

8. पक्षाघात

पक्षाघात बीमारियों का समूह है, जिसमें मस्तिष्क के कुछ हिस्सों में रक्त प्रवाह अचानक थम जाता है। ऐसा रक्त नलिकाओं में थक्का जमने के कारण हुए अवरुद्ध मार्ग के कारण होता है। इससे कमज़ोरी आने लगती है या शरीर के एक हिस्से में लकवा मार जाता है। कुछ मामलों में बोलने में भी असमर्थ हो जाते हैं।

कारणः

उच्च रक्तचाप, मधुमेह, अथेरोस्क्लेरोसिस, मोटापा, पोषाहार की कमी और धूम्रपान आदि ख़तरे के कारण हैं, जिनसे पक्षाघात की आशंका बढ़ जाती है।

ख़ूब खाएँ	इनमें कटौती करें	ज़रूरी पूरक पदार्थ	पूरक पदार्थों के लाभ
ताज़ा फल और सब्ज़ियाँ, मिश्रित कार्बोहाइड्रेट्स, जैसे- ब्राउन ब्रेड, सभी साबुत और अंकुरित अनाज आदि। कम वसा वाला दूध और दूध से बनी चीज़ें। ऑइली फ़िश, चिकन, जैतून का तेल	उच्च वसा, तला व जंक फ़ूड। धूम्रपान एवं मद्यपान का सेवन बंद करें, चाय, कॉफ़ी, शीतलपेय, सामान्य मीठी चीज़ें, जैसे- केक, बिस्किट	• सोया प्रोटीन आइसोलेट भोजन के साथ रोज़ाना 25 ग्राम • ओमेगा-3 फैटी एसिड भोजन के साथ रोज़ाना 1 सॉफ्ट्यूल • लहसुन की 2 गोली दिन में दो बार भोजन के साथ • प्राकृतिक मल्टीविटामिन और मल्टीमिनरल एक गोली रोज़ भोजन के साथ • विटामिन सी (250 मिग्रा) 1 गोली 4 बार रोज़ाना भोजन के साथ • विटामिन ई भोजन के साथ रोज़ाना एक गोली	• कोलेस्टेरॉल, ट्राइग्लिसराइड और एलडीएल को घटाता है • धमनियों में जमा कोलेस्टेरॉल को हटाकर धमनियों को साफ़ करता है। रक्त में ट्राइग्लिसराइड को कम करता है • प्रतिरक्षा-तंत्र को असारदार बनाता है • मस्तिष्क को पूर्व स्थिति में लाने में सहायक ज़रूरी माइक्रोन्यूट्रिएंट उपलब्ध कराता है • शक्तिशाली एंटी ऑक्सीडेंट, जो फ्री रेडिकल्स नष्ट करता है और मस्तिष्क के ऊतकों की सुरक्षा करता है

श्वसन-तंत्र की बीमारियाँ

1. दमा

यह एक ऐसी बीमारी है, जिसमें श्वसन मार्ग संकुचित हो जाता है, इससे वायु प्रवाह में बाधाआती है और श्वास लेने में परेशानी आती है। प्रभावित लोगों को सीने में जकड़न महसूस होती है, श्वास लेने के दौरान सीटी जैसी आवाज़ या घरघराहट होती है, व्यक्ति को साँस लेने में परेशानी हो जाती है, कफ़ जम जाता है, बेचैनी होती है और नींद नहीं आती।

कारण:

अस्थमा के दौरे के लिए आंतरिक के साथ-साथ बाहरी कारण भी होते हैं। बाहरी कारण में कई प्रकार की एलर्जी मुख्य है। अन्य कारणों में हैं- तनाव, चिंता, तापमान में बदलाव, व्यायाम की कमी और श्वसन-तंत्र का संक्रमण।

ख़ूब खाएँ	इनमें कटौती करें	ज़रूरी पूरक पदार्थ	पूरक पदार्थों के लाभ
ताज़ा फल और हरी पत्तेदार सब्ज़ियाँ, दालें और फलियाँ, ऑइली फ़िश, जैतून का तेल, मिश्रित कार्बोहाइड्रेट्स,जैसे-गेहूँ की ब्रेड, रोटी	ऐसे पदार्थ, जिनमें कृत्रिम रंगों का इस्तेमाल होता हो, परिरक्षित वस्तुएँ, उच्च वसा-युक्त खाद्य पदार्थ, मद्यपान एवं ऐसे पदार्थ, जो दौरे का कारण बनते हों	• विटामिन सी (250 मिग्रा) 1 गोली 4 बार रोज़ाना भोजन के साथ	• प्रतिरक्षा क्षमता में वृद्धि, फ्री रेडिकल्स से लड़ता है
		• इकिनेसिया पहले दिन 3 गोली रोज़ाना तीन बार भोजन के साथ दूसरे दिन 3 गोली रोज़ाना दो बार भोजन के साथ एवं तीसरे दिन से 15 दिन तक 3 गोली रोज़ एक बार खाने के साथ	• प्रतिरक्षा क्षमता मज़बूत करता है
		• लहसुन 2 गोली दिन में दो बार भोजन के साथ	• फेफड़ों में जमा अधिक रक्त को हटाता है, प्रतिरक्षा क्षमता को बढ़ाता है
		• गिंकगो बिलोबा के साथ साइबेरियन गिनसेंग रोज़ भोजन के साथ दो गोली	• उत्कृष्ट ब्रान्कोडिलेटर और अस्थमा के अटैक दौरान मदद करता है
		• ओमेगा-3 फैटी एसिड भोजन के साथ रोज़ाना 1 सॉफ्ट्यूल	• अस्थमा से सुरक्षा करता है
		• कैल्शियम, मैग्नीशियम रोज़ाना भोजन के साथ एक गोली तीन बार	• वायुमार्ग को आरामदायक स्थिति में रखने में मदद करता है
		• विटामिन बी कॉम्प्लेक्स भोजन के साथ रोज़ाना एक गोली तीन बार	• ऊर्जा का स्तर बढ़ाता है। एंटी ऑक्सीडेंट के कार्यों में मदद करता है

2. श्वासनली में सूजन (Bronchitis)

यह बड़े श्वसन मार्ग (bronchial tubes) की सूजन है, जिसके कारण कफ़, बुखार, श्वास लेने की घरघराहट आने लगती है। सीने की माँसपेशियों में दर्द होता है। गंभीर मामलों में श्वास लेने के दौरान सीटी जैसी आवाज़ होती है और नाक से साँस नहीं ले पाते।

कारण:

तीव्र ब्रांगकाइटिस आमतौर पर जुकाम या फ्लू के बाद होता है। जब लंबे समय तक फेफड़े उत्तेजित अवस्था में रहते हैं, इस स्थिति को पूर्व से होने वाली श्वासनली की सूजन कहा जाता है।

ख़ूब खाएँ	इनमें कटौती करें	ज़रूरी पूरक पदार्थ	पूरक पदार्थों के लाभ
ताज़ा फल और सब्ज़ियाँ, ऑइली फ़िश और जैतून का तेल, लीन मीट, सोयाबीन, दालें और फलियाँ। डेढ़ से दो लीटर पानी रोज़ाना पिएँ	उच्च वसा, तला व जंक फ़ूड। चाय और कॉफ़ी, धूम्रपान एवं मद्यपान	• इकिनेसिया पहले दिन 3 गोली रोज़ तीन बार भोजन के साथ, दूसरे दिन 3 गोली रोज़ दो बार भोजन के साथ, तीसरे दिन से 15 दिन तक 3 गोली रोज़ एक बार भोजन के साथ	• बैक्टीरिया और वायरस को मारने में मदद मिलती है। प्रतिरक्षा क्षमता बढ़ती है
		• लहसुन की 2 गोली दिन में दो बार भोजन के साथ	• फेफड़ों में जमा अधिक रक्त को हटाता है, प्राकृतिक एंटी बायोटिक, संक्रमण से बचाव करता है
		• विटामिन सी (250 मिग्रा) 1 गोली 4 बार रोज़ाना भोजन के साथ	• प्राकृतिक शोथरोधी, प्रतिरक्षा क्षमता बढ़ाता है, फेफड़ों के ऊतकों के उपचार में मदद करता है
		• गिंकगो बिलोबा के साथ साइबेरियन गिनसेंग रोज़ाना भोजन के साथ दो गोली	• उत्कृष्ट ब्रान्कोडिलेटर
		• प्राकृतिक मल्टीविटामिन और मल्टीमिनरल एक गोली रोज़ाना भोजन के साथ	• प्रतिरक्षा-तंत्र को मज़बूत करता है, फेफड़ों के ऊतकों के उपचार को प्रोत्साहित करता है

3. मुँह से बदबू

यह मुँह से आने वाली अप्रिय दुर्गंध होती है।

कारणः

यह आमतौर पर मुँह में बैक्टीरिया द्वारा उत्पादित दुर्गंध होती है। कुछ कारण- बढ़ती उम्र, उल्टा-सीधा, हर कभी खाना और मुँह की सफ़ाई न रखना, मसूढ़ों की बीमारी। क्रॉनिक साइनस संक्रमण और पाचन क्रिया ठीक न होना आदि हैं।

ख़ूब खाएँ	इनमें कटौती करें	ज़रूरी पूरक पदार्थ	पूरक पदार्थों के लाभ
कच्ची सब्ज़ियाँ, सेब, अदरक, दालचीनी, सरसों और मूली, साबुत अनाज, गाजर, पालक और खट्टे फल	शकर, मिठाइयाँ, मीठे पेय, केक, बिस्किट चाय, कॉफ़ी व शीतलपेय की अधिकता। धूम्रपान, मद्यपान व सभी तंबाकू उत्पाद	• विटामिन सी (250 मिग्रा) 1 गोली 4 बार रोज़ाना भोजन के साथ • विटामिन बी कॉम्प्लेक्स भोजन के साथ रोज़ाना एक गोली तीन बार • प्राकृतिक मल्टीविटामिन और मल्टीमिनरल एक गोली रोज़ भोजन के साथ • पिपरमेंट 1-2 बूँदें एसेंशियल ऑइल की जीभ पर डालें	• प्रतिरक्षा क्षमता को बढ़ाता है, शक्तिशाली एंटी ऑक्सीडेंट • पाचन-शक्ति बढ़ाता है • फ्री रेडिकल्स की सफ़ाई सहज बनाता है, प्रतिरक्षा क्षमता, एंटी ऑक्सीडेंट्स बढ़ाता है • स्वाद में रोचक और सुगंधित, बैक्टीरिया मारने में प्रभावी

4. ज़ुकाम

श्वास नली के ऊपरी भाग में संक्रमण के कारण गले में पीड़ा, नाक से पानी बहना, माँसपेशियों में दर्द होना, सिर दर्द, बुखार और थकान जैसे लक्षण दिखाई देते हैं।

कारणः

आमतौर पर यह वायरल संक्रमण होता है।

ख़ूब खाएँ	इनमें कटौती करें	ज़रूरी पूरक पदार्थ	पूरक पदार्थों के लाभ
गर्म तरल पदार्थ, जैसे- सूप, ताज़ा फल, ख़ासकर खट्टे फल, सब्ज़ियाँ, लीन मीट, चिकन, दूध और दूध से बनी चीजें, दालें और फलियाँ	वसा-युक्त, तला फूड, शीतलपेय। धूम्रपान एवं मद्यपान	• इकिनेसिया पहले दिन 3 गोली रोज़ाना तीन बार भोजन के साथ, दूसरे दिन 3 गोली रोज़ाना दो बार भोजन के साथ, तीसरे दिन से 15 दिन तक 3 गोली रोज़ एक बार खाने के साथ	• माइल्ड एंटी वायरल और एंटी बैक्टीरियल, प्रतिरक्षा क्षमता बढ़ाता है, शक्तिशाली एंटी ऑक्सीडेंट
		• लहसुन 2 गोली दिन में दो बार भोजन के साथ	• प्राकृतिक एंटीमाइक्रोबियल, वायरस और बैक्टीरिया को मारता है, श्वास नली का अवरोध हटाता है, प्रतिरक्षा क्षमता में वृद्धि
		• विटामिन सी (250 मिग्रा) 1 गोली 4 बार रोज़ाना भोजन के साथ	• बीमारी की मियाद कम कर देता है, लक्षण घटा देता है, शक्तिशाली एंटी ऑक्सीडेंट
		• प्राकृतिक मल्टीविटामिन और मल्टीमिनरल एक गोली रोज़ाना भोजन के साथ	• विटामिन ए सशक्त एंटी वायरल क्रिया करता है जिंक वायरस नष्ट करने में मदद करता है

5. एम्फाइज़िमा

यह फेफड़ों की पुरानी व्याधि है, जिसमें वायु मार्ग सुगम नहीं रह जाता। यह ऐसे उम्रदराज लोगों की बीमारी है, जो ठीक से साँस नहीं ले पाते और जिन्हें कफ़ की पुरानी समस्या होती है।

कारणः

कोई निश्चित कारण नहीं, लेकिन धूम्रपान, प्रदूषित वायु, फ्री रेडिकल और पोषक तत्वों की कमी इसे बढ़ाने में सहायक हैं।

ख़ूब खाएँ	इनमें कटौती करें	ज़रूरी पूरक पदार्थ	पूरक पदार्थों के लाभ
ताज़ा फल, सब्ज़ियाँ, ऑइली फ़िश, जैतून का तेल, लीन मीट, सोयाबीन, दालें, फलियाँ और रोज़ाना डेढ़ से दो लीटर पानी	उच्च वसा, तला व जंक फ़ूड। चाय और कॉफ़ी, धूम्रपान एवं मद्यपान	• इकिनेसिया पहले दिन 3 गोली रोज़ाना तीन बार भोजन के साथ, दूसरे दिन 3 गोली रोज़ाना दो बार भोजन के साथ, तीसरे दिन से 15 दिन तक 3 गोली रोज़ाना एक बार भोजन के साथ	• बैक्टीरिया और वायरस को मारने में मदद। प्रतिरक्षा क्षमता बढ़ाना
		• लहसुन की 2 गोली दिन में दो बार भोजन के साथ	• फेफड़ों में जमा अधिक रक्त को हटाता है, प्राकृतिक एंटी बायोटिक, संक्रमण से बचाव करता है
		• विटामिन सी (250 मिग्रा) 1 गोली 4 बार रोज़ाना भोजन के साथ	• प्राकृतिक शोथरोधी, प्रतिरक्षा क्षमता बढ़ाता है, फेफड़ों के ऊतकों के उपचार में मदद करता है
		• गिंकगो बिलोबा के साथ साइबेरियन गिनसेंग रोज़ भोजन के साथ दो गोली	• उत्कृष्ट ब्रान्कोडिलेटर
		• प्राकृतिक मल्टीविटामिन और मल्टीमिनरल एक गोली रोज़ भोजन के साथ	• प्रतिरक्षा-तंत्र को मज़बूत करता है, फेफड़ों के ऊतकों के उपचार को प्रोत्साहित करता है

6. फैरिन्जाइटिस और लैरिन्टाइटिस

यह फैरिंक्स (ग्रसनी) और लैरिंक्स (स्वर-यंत्र या श्वसन मार्ग का प्रारंभ) की सूजन या शोथ है। इसमें गले में दर्द या जलन होती है, निगलने में परेशानी होती है, आवाज़ कर्कश हो जाती है, गले में गोला या पिंड जैसा महसूस होता है और कभी-कभी जीभ के नीचे लसीका ग्रंथियाँ भी बड़ी हो जाती हैं।

कारणः

कई एलर्जी, वायरल और बैक्टीरियल संक्रमण, पर्यावरणीय कारक, जैसे- वायु प्रदूषण, धूल, धुआँ, आर्द्रता, धूम्रपान, अधिक चिल्लाना या गाना और पोषाहार की कमी।

ख़ूब खाएँ	इनमें कटौती करें	ज़रूरी पूरक पदार्थ	पूरक पदार्थों के लाभ
ताज़ा फल और सब्ज़ियाँ, गर्म तरल पदार्थ, जैसे- सूप, मिश्रित कार्बोहाइड्रेट्स, जैसे- सभी साबुत अनाज और गेहूँ की ब्रेड, मेवे	उच्च वसा, तला व जंक फ़ूड। गर्म और तीख़ा खाना, शीतलपेय, धूम्रपान एवं मद्यपान	• विटामिन सी (250 मिग्रा) 1 गोली 4 बार रोज़ाना भोजन के साथ • लहसुन की 2 गोली दिन में दो बार भोजन के साथ • ग्वारपाठा के अर्क के गरारे हर तीन घंटे में • प्राकृतिक मल्टीविटामिन और मल्टीमिनरल 1 गोली रोज खाने के साथ • इकिनेसिया पहले दिन 3 गोली रोज़ तीन बार, दूसरे दिन 3 गोली रोज़ दो बार , तीसरे दिन से 15 दिन तक 3 गोली रोज़ एक बार	• प्रतिरक्षा क्षमता बढ़ाता है, शक्तिशाली एंटी ऑक्सीडेंट • प्राकृतिक एंटी माइक्रोबियल, प्रतिरक्षा क्षमता बढ़ाता है • शोथरोधी, प्राकृतिक एंटी बायोटिक, लक्षणों में आराम देता है • संक्रमण का प्रतिरोध करने में मदद करता है, ऊतकों की मरम्मत और उपचार करता है • प्रतिरक्षा क्षमता बढ़ाता है, माइल्ड एंटी वायरल, एंटी ऑक्सीडेंट

7. न्यूमोनिया

यह फेफड़ों की एक कष्टप्रद बीमारी है, जिसमें एक या दोनों फेफड़ों में शोथ हो जाता है और दोनों ही स्राव (म्यूकस) से भर जाते हैं। इससे कफ़, श्वास न ले पाना, सीने में दर्द और बुखार आ जाता है।

कारण:

वायरल, बैक्टीरियल जैसे संक्रमण। कभी-सभी रासायनिक, विषैली जैसी विकारक चीज़ें भी होती हैं।

ख़ूब खाएँ	इनमें कटौती करें	ज़रूरी पूरक पदार्थ	पूरक पदार्थों के लाभ
हल्का भोजन लें (पौष्टिक) ताज़ा फल और सब्ज़ियाँ, ऑइली फ़िश, अंडे, दूध और ताज़ा पनीर। पानी लगभग 2 लीटर रोज़ाना	उच्च वसा, तला व जंक फ़ूड। शीतलपेय, धूम्रपान एवं मद्यपान	• सोया प्रोटीन आइसोलेट भोजन के साथ रोज़ाना 25 ग्राम	• उपचार और पुनर्स्थिति में लाने में मदद करता है
		• इकिनेसिया पहले दिन 3 गोली रोज़ाना तीन बार, दूसरे दिन 3 गोली रोज़ाना दो बार, तीसरे दिन से 15 दिन तक 3 गोली रोज़ाना एक बार	• प्रतिरक्षा क्षमता को मज़बूत करता है, माइल्ड एंटी माइक्रोबियल, ताक़तवर एंटी ऑक्सीडेंट
		• विटामिन सी (250 मिग्रा) 1 गोली 4 बार रोज़ाना भोजन के साथ	• ताक़तवर एंटीऑक्सीडेंट प्रतिरक्षा क्षमता बढ़ाता है, ऊतकों की मरम्मत में मदद करता है
		• विटामिन ई (400 आई.यू.) भोजन के साथ रोज़ाना एक गोली	• संक्रमण का प्रतिरोध करने में मदद करता है, शक्तिशाली एंटी ऑक्सीडेंट
		• लहसुन की 2 गोली दिन में दो बार भोजन के साथ	• प्राकृतिक एंटी माइक्रोबियल, प्रतिरक्षा क्षमता बढ़ाता है, श्वास नली का अवरोध हटाता है।
		• गिंकगो बिलोबा के साथ साइबेरियन गिनसेंग रोज़ाना भोजन के साथ दो गोली	• श्वास नली से अवरोध हटाने में प्रभावी, प्रतिरक्षा क्षमता व भूख बढ़ाता है

8. साइनुसाइटिस

यह परा-नासिक विवर (para nasal sinuses) (म्यूकस मेम्ब्रेन के आवरण से हड्डियों में ढंकी 4 गुहाएँ, जिनसे म्यूकस का स्राव होता है। ये नाक के आसपास स्थित होती हैं) के शोथ की स्थिति है। इसके लक्षणों में हैं- सिरदर्द या आँखों के ऊपर दबाव, आगे झुकने में बहुत अधिक दर्द होना, नाक से श्वास लेने में परेशानी होना, पोस्ट नेजल ड्रिप, बुखार और साइनस के ऊपर कड़ापन।

कारण:

श्वास नलिका के ऊपरी भाग का संक्रमण सबसे अहम कारण है। हालाँकि एलर्जी, वायु प्रदूषण और धूम्रपान भी इसमें योगदान दे सकते हैं।

ख़ूब खाएँ	इनमें कटौती करें	ज़रूरी पूरक पदार्थ	पूरक पदार्थों के लाभ
ताज़ा फल और हरी पत्तेदार सब्ज़ियाँ, मिश्रित कार्बोहाइड्रेट्स, जैसे- सभी अनाज, ब्रेड आदि, ऑइली फ़िश, मेवा, गर्म तरल, जैसे- सूप	उच्च वसा,तला व जंक फ़ूड। धूम्रपान, मद्यपान और शीतलपेय	• इकिनेसिया पहले दिन 3 गोली रोज़ाना तीन बार, दूसरे दिन 3 गोली रोज़ाना दो बार, तीसरे दिन से 15 दिन तक 3 गोली रोज़ाना एक बार	• प्रतिरक्षा क्षमता मज़बूत करता है। बैक्टीरिया और वायरस को मारने में मदद करता है
		• विटामिन सी (250 मिग्रा) 1 गोली 4 बार रोज़ाना भोजन के साथ	• प्रतिरक्षा क्षमता बढ़ाता है, अवरोध हटाता है। ऊतकों की मरम्मत में मदद करता है
		• लहसुन की 2 गोली दिन में दो बार भोजन के साथ	• प्राकृतिक एंटी बायोटिक, अवरोध से राहत देता है
		• इपेड्रा 130 मिग्रा. रोज़ाना तीन बार	• प्राकृतिक शोथ कम करने वाला
		• प्राकृतिक मल्टीविटामिन और मल्टीमिनरल एक गोली रोज़ाना भोजन के साथ	• बीमारियों से लड़ने के लिए सभी ज़रूरी माइक्रोन्यूट्रिएंट उपलब्ध कराता है। शक्तिशाली एंटी ऑक्सीडेंट

9. टॉन्सिलाइटिस

यह टॉन्सिल्स की सूजन होती है। गले में दोनों तरफ़ दो छोटे लसीकाभ (lymphoid) अंग होते हैं, इन्हें ही टॉन्सिल्स कहा जाता है। इसके लक्षण हैं- गले में पीड़ा, निगलने में परेशानी होना, सामान्य कमज़ोरी, घबराहट, शरीर दर्द करना, सिरदर्द और बुखार।

कारण:

श्वास नली के ऊपरी भाग के संक्रमण के कारण। पोषाहार की कमी, निम्न प्रतिरक्षा क्षमता, धूम्रपान और पर्यावरणीय कारण, जैसे- वायु प्रदूषण महत्वपूर्ण भूमिका निभाते हैं।

ख़ूब खाएँ	इनमें कटौती करें	ज़रूरी पूरक पदार्थ	पूरक पदार्थों के लाभ
ताज़ा फल और सब्ज़ियाँ, गर्म तरल पदार्थ, जैसे- सूप, ऑइली फ़िश, दूध और ताज़ा पकी दालें	उच्च वसा, तला व जंक फ़ूड। शीतलपेय, धूम्रपान एवं मद्यपान	• इकिनेसिया पहले दिन 3 गोली रोज़ाना तीन बार, दूसरे दिन 3 गोली रोज़ाना दो बार, तीसरे दिन से 15 दिन तक 3 गोली रोज़ाना एक बार	• प्रतिरक्षा क्षमता मज़बूत करता है, माइल्ड एंटी माइक्रोबियल, शक्तिशाली एंटी ऑक्सीडेंट
		• विटामिन सी (250 मिग्रा) 1 गोली 4 बार रोज़ाना भोजन के साथ	• प्रतिरक्षा क्षमता बढ़ाता है, अवरोध दूर करता है, शक्तिशाली एंटी ऑक्सीडेंट
		• लहसुन की 2 गोली दिन में दो बार भोजन के साथ	• प्राकृतिक एंटी माइक्रोबियल, अवरोध से राहत प्रदान करता है
		• ग्वारपाठा के अर्क से हर तीन घंटे में गरारे करें	• शोथरोधी, दर्द से मुक्ति दिलाता है
		• प्राकृतिक मल्टीविटामिन और मल्टीमिनरल एक गोली रोज़ाना भोजन के साथ	• संक्रमण का प्रतिरोध करने में मदद करता है, ऊतकों की मरम्मत करता है और उपचार करता है

रक्त की बीमारियाँ

1. ख़ून की कमी

इस स्थिति में रक्त में लाल रक्त कणिकाओं की कमी हो जाती है या कहें कि हीमोग्लोबिन की कमी हो जाती है। इसके लक्षण हैं- मेहनत करने पर कमज़ोरी, थकान, चिड़चिड़ापन, पीलापन, कंपन, श्वास में परेशानी आदि।

कारण:

आम कारण है पौष्टिक आहार न लेना। इसके अलावा- आँत पर कीड़ों का आक्रमण, हीमोरॉयड्स (बवासीर), मासिकधर्म के दौरान अत्यधिक रक्तस्राव होना, कोई पुराना रक्तस्राव विकार, दर्द निवारक दवाओं का लंबे समय तक इस्तेमाल आदि भी इसके कारण हैं।

ख़ूब खाएँ	इनमें कटौती करें	ज़रूरी पूरक पदार्थ	पूरक पदार्थों के लाभ
ताज़ा फल और हरी पत्तेदार सब्ज़ियाँ, अंकुरित अनाज, सूखी फलियाँ, रेड मीट, मेवे लीवर, ऑइली फ़िश, चिकन, अंडे, दालें और फलियाँ, सोयाबीन	सभी वसा, जंक फूड, चाय, कॉफ़ी और शीतलपेय। परिष्कृत कार्बोहाइड्रेट्स, जैसे- मिठाइयाँ, केक, बिस्किट, पुडिंग आदि एल्कोहॉल धूम्रपान त्यागें	• आयरन फोलिक एसिड 1 गोली रोज़ाना तीन बार भोजन के साथ • सोया प्रोटीन आइसोलेट भोजन के साथ रोज़ाना 25 ग्राम। • विटामिन सी (250 मिग्रा) 1 गोली 4 बार रोज़ भोजन के साथ • विटामिन बी कॉम्प्लेक्स भोजन के साथ रोज़ एक गोली तीन बार • फल और सब्ज़ियों का अर्क, 1 गोली रोज़ाना दो बार भोजन के साथ	• हीमोग्लोबीन के संश्लेषण में मदद करता है • हीमोग्लोबीन के प्रोटीन अवयव उपलब्ध कराता है। लाल रक्त कणिकाओं के पुनर्निर्माण में मदद करता है • आँतों से आयरन और बी कॉम्प्लेक्स का अवशोषण बढ़ाता है • लाल रक्त कणिकाओं के पुनर्निर्माण में मददगान • रक्तनिर्माण के लिए माइक्रोन्यूट्रिएंट्स उपलब्ध कराता है

2. श्वेतरक्तता

यह श्वेत रक्त कणिकाओं का कैंसरकारी विकार है। इसके संकेतों और लक्षणों के अनुसार चार विशेष प्रकार हैं। ये सभी घातक हैं। इनके साझा लक्षण हैं- ख़ून की कमी, नाक, मसूढ़ों, मलाशय से रक्तस्त्राव, संक्रमण, पेट में दर्द, भूख बराबर न लगना आदि।

कारणः

रेडिएशन, रिट्रोवायरस, प्रतिरक्षा क्षमता कम होना और आनुवंशिक।

ख़ूब खाएँ	इनमें कटौती करें	ज़रूरी पूरक पदार्थ	पूरक पदार्थों के लाभ
ताज़ा फल और हरी पत्तेदार सब्ज़ियाँ, लीन मीट, ऑइली फ़िश, दालें और फलियाँ, साबुत अनाज, भूरे चावल	उच्च वसा, जंक फूड, चाय, कॉफ़ी और शीतलपेय। धूम्रपान एवं मद्यपान	• सोया प्रोटीन आइसोलेट भोजन के साथ रोज़ 25 ग्राम	• प्रतिरक्षा क्षमता को बढ़ाता है, पोषण असंतुलन को दूर करता है, एंटी ऑक्सीडेंट
		• विटामिन सी (250 मिग्रा) 1 गोली 4 बार रोज़ाना भोजन के साथ	• शक्तिशाली एंटी ऑक्सीडेंट, प्रतिरक्षा क्षमता बढ़ाता है
		• विटामिन ई (400 आई.यू.) भोजन के साथ रोज़ एक गोली	• शक्तिशाली एंटी ऑक्सीडेंट, प्रतिरक्षा क्षमता बढ़ाता है
		• आयरन फोलिक एसिड 1 गोली रोज़ तीन बार	• रक्त निर्माण में मदद करता है
		• विटामिन बी कॉम्प्लेक्स भोजन के साथ रोज़ाना एक गोली तीन बार	• भूख बढ़ाता है, ऊर्जा का स्तर बढ़ाता है
		• गिंकगो बिलोबा के साथ साइबेरियन गिनसेंग रोज़ाना भोजन के साथ दो गोली	• प्रतिरक्षा क्षमता बढ़ाता है, भूख बढ़ाता है। पौरुष और सहन-शक्ति बढ़ाता है

3. लिम्फोमस

यह शरीर के प्रतिरक्षा (lymphoid-लसीका) तंत्र के अंगों और कोशिकाओं का कैंसर होता है। ये हॉजकिन्स और नॉन-हॉजकिन्स लिम्फोमस होते हैं। इनका लक्षण है लसीका ग्रंथियों की वृद्धि करना। प्लीहा और यकृत भी वृद्धि करते हैं। अन्य लक्षण हैं : ख़ून की कमी, बार-बार संक्रमण, वज़न कम होना, बुखार, रात में पसीना आना आदि।

कारणः

रेडिएशन, ईबीवी या एचआईवी वायरस और आनुवंशिक कारण।

ख़ूब खाएँ	इनमें कटौती करें	ज़रूरी पूरक पदार्थ	पूरक पदार्थों के लाभ
ताज़ा फल और हरी पत्तेदार सब्ज़ियाँ, लीन मीट, ऑइली फ़िश, दालें और फलियाँ, साबुत अनाज, भूरे चावल	उच्च वसा, तला और जंक फूड, चाय, कॉफ़ी और शीतलपेय। धूम्रपान मद्यपान	• सोया प्रोटीन आइसोलेट भोजन के साथ रोज़ाना 25 ग्राम	• प्रतिरक्षा क्षमता बढ़ाता है, पोषाहार का असंतुलन दूर करता है
		• विटामिन सी (250 मिग्रा) 1 गोली 4 बार रोज़ाना भोजन के साथ	• शक्तिशाली एंटी ऑक्सीडेंट, प्रतिरक्षा क्षमता बढ़ाता है
		• विटामिन ई (400 आई.यू.) भोजन के साथ रोज़ाना एक गोली	• शक्तिशाली एंटी ऑक्सीडेंट, प्रतिरक्षा क्षमता बढ़ाता है
		• आयरन फोलिक एसिड 1 गोली रोज़ाना तीन बार भोजन के साथ	• रक्त निर्माण में मदद करता है
		• विटामिन बी कॉम्प्लेक्स भोजन के साथ रोज़ाना एक गोली तीन बार	• भूख बढ़ाता है, ऊर्जा का स्तर बढ़ाता है
		• गिंकगो बिलोबा के साथ साइबेरियन गिनसेंग रोज़ाना भोजन के साथ दो गोली	• प्रतिरक्षा क्षमता बढ़ाता है, भूख बढ़ाता है। पौरुष और ताक़त बढ़ाता है

त्वचा, बालों और नाखूनों की बीमारियाँ

1. मुँहासे-फुन्सी

ये चेहरे की त्वचा, गले, सीने, कंधे और पीठ की की एक पुरानी स्थिति है। इसकी पहचान है लाल या पस से भरी फुन्सी, काला मस्सा, बालों की सफेदी। गंभीर मामलों में फुन्सी-मुँहासे झुंडों में निकलते हैं और त्वचा पर स्थायी धब्बा भी छोड़ सकते हैं।

कारण:

हॉर्मोन असंतुलन के कारण त्वचा की चर्बीनिर्मित ग्रंथि से अत्यधिक तैलीय स्राव होता है। इसके कारण द्वितीयक बैक्टीरियल संक्रमण होता है। कुछ कारक हैं- तनाव, स्टेरॉयड और गर्भनिरोधक दवा लेना। पारिवारिक इतिहास भी कुछ भूमिका अदा करता है। पोषाहार की कमी।

ख़ूब खाएँ	इनमें कटौती करें	ज़रूरी पूरक पदार्थ	पूरक पदार्थों के लाभ
ताज़ा फल और हरी पत्तेदार सब्ज़ियाँ, लीन मीट, चिकन, ऑइली फ़िश, मेवे, चना, सोयाबीन, मटर, साबुत अनाज	चॉकलेट और मिठाइयाँ, अत्यधिक नमक वाले स्नैक्स अतिरिक्त चीनी और नमक, वसीय खाद्य, तला और जंक फूड,	• प्राकृतिक मल्टीविटामिन और मल्टीमिनरल एक गोली रोज़ाना भोजन के साथ	• तैलीय स्राव के अत्यधिक उत्पादन को नियंत्रित करता है, मुँहासे संबंधी हॉर्मोन संतुलित करता है।
		• विटामिन सी (250 मिग्रा) 1 गोली 4 बार रोज़ाना भोजन के साथ	• प्रतिरक्षा क्षमता बढ़ाता है, पाइलोबैक्टीरियम एक्मी के ज़रिये संक्रमण रोकता है
		• लहसुन की 2 गोली दिन में दो बार भोजन के साथ	• प्राकृतिक एंटी माइक्रोबियल, त्वचा साफ़ और नर्म करने में मदद करता है
		• विटामिन ई (400 आई.यू.) भोजन के साथ रोज़ाना एक गोली	• त्वचा के उपचार में मदद करता है।
		• ओमेगा-3 फैटी एसिड भोजन के साथ रोज़ 1 सॉफ्ट्यूल	• तैलीय स्राव का तनुकरण करता है और इसे इकट्ठा होने से रोकता है।
		• ग्वारपाठा की क्रीम रोज़ाना 2-3 बार लगाएँ	• क्लिंजिंग मास्क की तरह कार्य करता है, प्राकृतिक एंटी माइक्रोबियल, शोथरोधी।

2. एलर्जी

यह आपके शरीर के लिए उसके संपर्क में आने वाले किसी एलर्जन या पदार्थ के विरुद्ध प्रतिक्रिया का एक तरीक़ा होता है। शरीर उसे बाहरी या पराया मानता है। यह शरीर की रक्षात्मक प्रतिक्रिया होती है और यह किसी भी अंग/तंत्र को प्रभावित कर सकती है। हालाँकि एलर्जी के सबसे आम रूप श्वसन मार्ग, त्वचा और पाचन मार्ग की एलर्जी है।

कारण:

एलर्जन जैसे पराग कण, धूल, विभिन्न खाद्य पदार्थ, धुआँ, ठंड आदि के संपर्क के कारण व्यक्ति का प्रतिरक्षा तंत्र उस विशेष एलर्जन के प्रति एलर्जिक हो जाता है और उसे नष्ट करने की प्रतिक्रिया करता है।

ख़ूब खाएँ	इनमें कटौती करें	ज़रूरी पूरक पदार्थ	पूरक पदार्थों के लाभ
ताज़ा फल और सब्ज़ियाँ	एलर्जी करने वाले सभी खाद्य पदार्थ	• इकिनेसिया पहले दिन 3 गोली रोज़ाना तीन बार, दूसरे दिन 3 गोली रोज़ाना दो बार, तीसरे दिन से 15 दिन तक 3 गोली रोज़ाना एक बार	• प्रतिरक्षा क्षमता बढ़ाने वाला कोई पदार्थ नहीं, शक्तिशाली एंटी ऑक्सीडेंट
		• विटामिन सी (250 मिग्रा) 1 गोली 4 बार रोज़ाना भोजन के साथ।	• प्रतिरक्षा तंत्र को मज़बूत बनाता है, शोथरोधी और एंटी हिस्टामाइन
		• फल और सब्ज़ियों का अर्क 1 गोली रोज़ाना दो बार भोजन के साथ	• क्वेरसेटाइन एंटी एलर्जिक होता है
		• प्राकृतिक मल्टीविटामिन और मल्टीमिनरल एक गोली रोज़ाना भोजन के साथ	• प्रतिरक्षा तंत्र को सहारा देता है, श्वसन तंत्र के लिए मुख्य एंटी ऑक्सीडेंट

3. फोड़ा और पस

ये त्वचा के ऊपर लाल, पीड़ादायी पस से भरे गाँठ-उभार होते हैं।

कारण:

अधिकांश त्वचा की ग्रंथियों के बैक्टीरियल संक्रमण के कारण होते हैं। बराबर साफ़-सफ़ाई न होना और खानपान की बुरी आदतें इसमें योगदान देती हैं। प्रतिरक्षा क्षमता में कमी भी इसे होने का मौक़ा देती है।

ख़ूब खाएँ	इनमें कटौती करें	ज़रूरी पूरक पदार्थ	पूरक पदार्थों के लाभ
ताज़ा फल और सब्ज़ियाँ, चिकन, ऑइली फ़िश, लीवर, सी फूड्स, लहसुन, साबुत अनाज, मेवे	सामान्य शकर, जैसे- कैक, पुडिंग, बिस्किट, आइस्क्रीम आदि एवं मिठाइयाँ। चाय, कॉफ़ी और शीतलपेय, उच्च वसा, तला और जंक फूड	• इकिनेसिया पहले दिन 3 गोली रोज़ाना तीन बार, दूसरे दिन 3 गोली रोज़ाना दो बार, तीसरे दिन से 15 दिन तक 3 गोली रोज़ाना एक बार	• प्रतिरक्षा क्षमता बढ़ाता है, माइल्ड एंटी माइक्रोबियल एंटी ऑक्सीडेंट
		• लहसुन की 2 गोली दिन में दो बार भोजन के साथ	• प्राकृतिक एंटी माइक्रोबियल, त्वचा को साफ़ और नर्म बनाने में मदद करता है
		• ओमेगा-3 फैटी एसिड भोजन के साथ रोज़ाना 1 सॉफ्ट्यूल	• त्वचा की सेहत के लिए अच्छा, शोथरोधी
		• विटामिन सी (250 मिग्रा) 1 गोली 4 बार रोज़ाना भोजन के साथ	• प्रतिरक्षा क्षमता बढ़ाता है, त्वचा के घाव ठीक करता है, शोथरोधी
		• प्राकृतिक मल्टीविटामिन और मल्टीमिनरल एक गोली रोज़ाना भोजन के साथ	• प्रतिरक्षा क्षमता बढ़ाता है, त्वचा के घाव ठीक करता है
		• विटामिन ई (400 आई.यू.) भोजन के साथ रोज़ाना एक गोली	• त्वचा को ठीक करने में मदद करता है, शक्तिशाली एंटी ऑक्सीडेंट

4. जलना

आग, रसायन और विद्युत के कारण त्वचा को हुआ नुक़सान, जलना कहलाता है। जलने के आकार तथा गहराई अलग-अलग हो सकती है। इसके कारण त्वचा पर लालपन, सूजन, फफोले पड़ जाते हैं। त्वचा झुलस जाती है और गहराई वाले ऊतकों को क्षति पहुँचती है।

कारण:

सामान्यतः आग, गर्म पदार्थ, रसायन और विद्युत के कारण, इन चीज़ों से संबंधित कार्य करते समय या भूल-चूक और लापरवाही से होता है।

ख़ूब खाएँ	इनमें कटौती करें	ज़रूरी पूरक पदार्थ	पूरक पदार्थों के लाभ
पानी और फलों का जूस, लीन मीट, मछली, अंडे, दालें और फलियाँ, ताज़ा फल और सब्ज़ियाँ, चना और सोयाबीन	उच्च वसा, तला और जंक फूड चाय, कॉफ़ी और शीतलपेय	• इकिनेसिया पहले दिन 3 गोली रोज़ाना तीन बार, दूसरे दिन 3 गोली रोज़ाना दो बार, तीसरे दिन से 15 दिन तक 3 गोली रोज़ाना एक बार	• प्रतिरक्षा क्षमता बढ़ाता है, त्वचा और ऊतकों की मरम्मत में मदद करता है, दूसरे संक्रमणों से बचाता है
		• सोया प्रोटीन आइसोलेट भोजन के साथ रोज़ाना 25 ग्राम	• ऊतकों के उपचार और मरम्मत में मदद करता है
		• ओमेगा-3 फैटी एसिड भोजन के साथ रोज़ाना 1 सॉफ्ट्यूल	• पुनः स्वस्थ त्वचा पाने में मदद करता है, शोथरोधी
		• विटामिन सी (250 मिग्रा) 1 गोली 4 बार रोज़ाना भोजन के साथ	• प्रतिरक्षा क्षमता बढ़ाता है, त्वचा और नर्म ऊतकों के उपचार और मरम्मत में मदद करता है
		• प्राकृतिक मल्टीविटामिन और मल्टीमिनरल एक गोली रोज़ाना भोजन के साथ	• प्रतिरक्षा क्षमता बढ़ाता है, त्वचा और ऊतकों की मरम्मत करता है, निशान पड़ने से बचाता है
		• विटामिन ई (400 आई.यू.) भोजन के साथ रोज़ाना एक गोली	• प्रतिरक्षा क्षमता बढ़ाता है, त्वचा के उपचार में मदद करता है
		• विटामिन बी कॉम्प्लेक्स भोजन के साथ रोज़ाना एक गोली तीन बार	• ऊर्जा का स्तर बढ़ाता है

5. कटना या खरोंच आना

ये त्वचा की बाहरी चोटें हैं। कभी-कभी त्वचा के भीतर के नर्म ऊतकों को भी प्रभावित करती हैं। इससे दर्द, हल्का रक्तस्राव होता है। यदि इन्हें बिना उपचार किए ही छोड़ दिया जाए, तो दूसरे संक्रमण होने लगते हैं।

कारणः

ये चोटें नुकीली वस्तुओं जैसे चाकू, रेज़र, ब्लेड, खुरदुरे और कठोर धरातल, खुरदुरी धातु और काँच की सतह से लगती है।

ख़ूब खाएँ	इनमें कटौती करें	ज़रूरी पूरक पदार्थ	पूरक पदार्थों के लाभ
ताज़ा फल और सब्ज़ियाँ लीन मीट, चिकन, अंडे, ऑइली फ़िश, दूध और दूध से बनी चीज़ें, खट्टे फल, अनानास।	उच्च वसा, तला और जंक फूड चाय, कॉफ़ी और शीतलपेय	• विटामिन सी (250 मिग्रा) 1 गोली 4 बार रोज़ाना भोजन के साथ • विटामिन बी कॉम्प्लेक्स भोजन के साथ रोज़ाना एक गोली तीन बार • प्राकृतिक मल्टीविटामिन और मल्टीमिनरल एक गोली रोज़ाना भोजन के साथ • ग्वारपाठा का लोशन घावों पर रोज़ाना 3-4 बार लगाएँ • इकिनेसिया टिंक्चर 3 बूँद टिंक्चर एक टीएसएफ़ पानी में मिलाएँ और घावों पर लगाएँ	• सूजन रोकता है और तेज़ी से उपचार करता है • जल्द उपचार में मदद करता है • सूजन घटाता है, उपचार में मदद करता है • शोथरोधी, दर्द कम करता है, दूसरे संक्रमणों से बचाव करता है • दूसरे संक्रमणों से बचाव करता है, प्रतिरक्षा क्षमता बढ़ाता है

6. एक्ज़िमा

एक्ज़िमा या डर्माटाइटिस त्वचा की पुरानी एलर्जी की अवस्था है। इसमें चेहरे, हाथ, खोपड़ी, पैरों और कोहनियों की त्वचा लाल और परतदार हो जाती है। इन क्षेत्रों की त्वचा पर मोटी और सूखी सफेद-सफेद चित्तियाँ, दरार होती हैं, खुरदुरी हो जाती हैं और खुजली होने लगती है।

कारण:

धूल, पराग कण, जानवरों के बाल, कुछ खाद्य पदार्थ, कुछ कपड़े, कुछ सौंदर्य प्रसाधन, हेयर डाई आदि।

ख़ूब खाएँ	इनमें कटौती करें	ज़रूरी पूरक पदार्थ	पूरक पदार्थों के लाभ
ताज़ा फल और सब्ज़ियाँ	सभी फूड एलर्जन	• विटामिन सी (250 मिग्रा) 1 गोली 4 बार रोज़ाना भोजन के साथ	• शरीर की एलर्जिक प्रतिक्रिया को रोकता है, त्वचा को ठीक होने में मदद करता है
		• प्राकृतिक मल्टीविटामिन और मल्टीमिनरल एक गोली रोज़ाना भोजन के साथ	• सूखेपन और खुजली से राहत दिलाता है, त्वचा की फ्री रेडिकल्स से सुरक्षा करता है
		• ओमेगा-3 फैटी एसिड भोजन के साथ रोज़ाना 1 सॉफ्ट्यूल	• त्वचा को पुनर्जीवित करता है। खुजली, सूजन से राहत दिलाता है
		• विटामिन ई (400 आई.यू.) भोजन के साथ रोज़ाना एक गोली	• सूखेपन और खुजली से राहत दिलाता है, त्वचा की फ्री रेडिकल्स से सुरक्षा करता है
		• चैमोमाइल क्रीम/लोशन रोज़ाना 3-4 बार लगाएँ	• सूजन कम करता है और त्वचा सामान्य करता है

7. हर्पीज़

यह विशेष वायरल संक्रमण का समूह है, जो तीन प्रकार के वायरस के कारण होता है- हर्पीज़ सिमप्लैक्स टाइप-1 और टाइप-2 तथा हर्पीज़ जोस्टर। इसमें त्वचा पर विभिन्न प्रकार के घाव और जननांगों पर घाव हो जाते हैं। इसमें वायरस के हिसाब से फफोले, लसीका ग्रंथि में सूजन, दर्द और खुजली और अन्य लक्षण दिखाई देते हैं।

कारण:

एचएसवी-1, एचएसवी-2 और हर्पीज़ जोस्टर वायरस प्रारंभिक कारण हैं। प्रतिरक्षा क्षमता घटना, पोषाहार और साफ़-सफ़ाई की कमी योगदान देते हैं।

ख़ूब खाएँ	इनमें कटौती करें	ज़रूरी पूरक पदार्थ	पूरक पदार्थों के लाभ
ताज़ा फल और सब्ज़ियाँ, ऑइली फ़िश, खट्टे फल, गाजर	चॉकलेट, साबुत अनाज, अनाज से बनी चीज़ें, जिलेटिन, एमिनो एसिड और अर्जिनाइन वाले खाद्य पदार्थ	• इकिनेसिया पहले दिन 3 गोली रोज़ाना तीन बार, दूसरे दिन 3 गोली रोज़ाना दो बार तीसरे से पंद्रहवे दिन 3 गोली दिन में 1 बार	• उद्वेग से बचाता है, माइल्ड एंटी वायरल
		• ओमेगा-3 फैटी एसिड भोजन के साथ रोज़ाना 1 सॉफ्ट्यूल	• त्वचा को पुनर्जीवित करता है, खुजली और जलन से राहत दिलाता है।
		• विटामिन सी (250 मिग्रा) 1 गोली 4 बार रोज़ाना भोजन के साथ	• शक्तिशाली एंटी ऑक्सीडेंट,फ्री रेडिकल्स नष्ट और स्वस्थ ऊतकों का पुनर्निर्माण कर उपचार में मदद करता है
		• प्राकृतिक मल्टीविटामिन और मल्टीमिनरल एक गोली रोज़ाना भोजन के साथ	• शक्तिशाली एंटी ऑक्सीडेंट

8. बालों और खोपड़ी के विकार

आपके बालों और खोपड़ी की स्थिति आपकी सामान्य सेहत की मुख्य सूचक है। आपके बालों की सेहत को पर्याप्त मात्रा में कई सारे पोषक तत्वों की आवश्यकता होती है।

विकार में बालों में रूसी होना, बाल समय से पहले झड़ना, डर्माटाइटिस से असमय सफ़ेद होना तक शामिल हैं।

कारण:

पोषाहार की कमी, तनाव, हॉर्मोन में बदलाव और कुछ रसायनों के संपर्क में आना, जैसे- हेयरडाई आदि के कारण ये विकार उत्पन्न होते हैं।

ख़ूब खाएँ	इनमें कटौती करें	ज़रूरी पूरक पदार्थ	पूरक पदार्थों के लाभ
ताज़े फल और हरी सब्ज़ियाँ, गाजर और शकरकंद। लीवर, अंडे, ऑइली फ़िश, जैतून का तेल, मेवे रेड मीट	उच्च वसा, तला और जंक फूड। चाय, कॉफ़ी और शीतलपेय। धूम्रपान एवं मद्यपान	• ओमेगा-3 फैटी एसिड भोजन के साथ रोज़ाना1 सॉफ्ट्यूल	• स्वस्थ बालों की वृद्धि में सहायता करता है, खुजली को मिटाता है और रूसी को निकालता है
		• विटामिन बी कॉम्प्लेक्स भोजन के साथ रोज़ाना एक गोली तीन बार	• बालों को मज़बूत बनाता है और ठीक करता है, बालों की जड़ों को मज़बूत करता है
		• प्राकृतिक मल्टीविटामिन और मल्टीमिनरल एक गोली रोज़ाना भोजन के साथ	• स्वस्थ बालों की वृद्धि करता है और झड़ना कम करता है
		• ईवनिंग प्रिमरोज़ ऑइल 1000 मिग्रा 3 बार रोज़ भोजन के साथ	• बालों और खोपड़ी को अच्छी तरह से नमी प्रदान करता है

9. नाखूनों के विकार

आपके नाखूनों की सेहत आपकी सामान्य सेहत की सूचना देती है। स्वस्थ नाखून मज़बूत, नर्म और गुलाबी होते हैं। शरीर के हर अंग की तरह नाखूनों को भी स्थायी रूप से पोषक तत्वों की ज़रूरत पड़ती है। अस्वस्थ नाखून सूखे, भंगुर, फटे हुए, मोटे व पीले होते हैं। इनका रंग अलग होता है और ये धीरे-धीरे बढ़ते हैं।

कारणः

पौष्टिक आहार की कमी सबसे बड़ा कारण है। कुछ फंगल संक्रमण और विषैले रसायनों के संपर्क में आने से भी नाखूनों को क्षति पहुँचती है।

ख़ूब खाएँ	इनमें कटौती करें	ज़रूरी पूरक पदार्थ	पूरक पदार्थों के लाभ
ताज़ा फल और हरी सब्ज़ियाँ, रेड मीट, चिकन और ऑइली फ़िश। दालें और फलियाँ। मेवे, खट्टे फल	उच्च वसा, तला और जंक फूड। चाय, कॉफ़ी और शीतलपेय। धूम्रपान	• सोया प्रोटीन आइसोलेट भोजन के साथ रोज़ाना 25 ग्राम	• नाखूनों की सेहत सुधारता है। उनकी मरम्मत कर वृद्धि में सहायक होता है
		• ओमेगा-3 फैटी एसिड भोजन के साथ रोज़ाना 1 सॉफ्ट्यूल	• नाखूनों को पोषण उपलब्ध कराता है, टूटने से बचाता है
		• विटामिन सी (250 मिग्रा) 1 गोली 4 बार रोज़ाना भोजन के साथ	• नाखूनों की मरम्मत में मदद करता है और विटामिन ई का संश्लेषण बढ़ाता है
		• कैल्शियम और मैग्नीशियम रोज़ाना भोजन के साथ एक गोली तीन बार	• नाखून मज़बूत करता है
		• विटामिन बी कॉम्प्लेक्स भोजन के साथ रोज़ाना एक गोली तीन बार	• नाखूनों के लिए केरोटिन और प्रोटीन बनाने में शरीर की मदद करता है
		• विटामिन ई (400 आई.यू.) भोजन के साथ रोज़ाना एक गोली	• नाखूनों की मरम्मत के लिए केराटिन के उत्पादन को बढ़ाता है

10. सन बर्न

यह त्वचा का लालमय होना और शोथ है। इसकी पहचान है त्वचा का गुलाबी या लाल होना। कई बार फफोले भी पड़ जाते हैं। गंभीर मामलों में बुखार, सिरदर्द, मितली और चक्कर आने के साथ त्वचा गहरी लाल या थोड़ी बैंगनी हो जाती है।

कारण:

लंबे समय तेज़ धूप में रहना।

ख़ूब खाएँ	इनमें कटौती करें	ज़रूरी पूरक पदार्थ	पूरक पदार्थों के लाभ
ताज़ा फल और हरी पत्तेदार सब्ज़ियाँ, मेवे, सारे अनाज, दालें, फलियाँ, ऑइली फ़िश, नारंगी रंग के फल	उच्च वसा, तला और जंक फूड। चाय, कॉफ़ी और शीतलपेय। धूम्रपान मद्यपान	• विटामिन ई (400 आई.यू.) भोजन के साथ रोज़ाना एक गोली	• फ्री रेडिकल्स के नुक़सान से बचाव करता है और त्वचा के उपचार में मदद करता है
		• ओमेगा-3 फैटी एसिड भोजन के साथ रोज़ाना 1 सॉफ्ट्यूल	• शोथ को घटाता है और त्वचा के उपचार में सहायक होता है
		• विटामिन सी (250 मिग्रा) 1 गोली 4 बार रोज़ाना भोजन के साथ	• फ्री रेडिकल्स के नुक़सान से बचाव करता है और त्वचा के उपचार में सहायक होता है
		• ग्वारपाठा का लोशन रोज़ाना 3-4 बार लगाएँ	• शोथरोधी, दर्द से राहत देता है, उपचार में सहायक
		• सन प्रोटेक्शन फैक्टर (15) के साथ धूप से बचाने वाली क्रीम रोज़ाना दो बार लगाएँ	• सूर्य की यूवीए और यूवीबी किरणों से त्वचा की रक्षा करता है

11. आर्टिकेरिया

यह एक सामान्य शोथ प्रतिक्रिया है, जिसमें त्वचा पर उभरे हुए लाल और सफेद चकत्ते दिखाई देते हैं। इसके कारण जलन, निरंतर खुजली होती है और चुभन होती है। यह सब कुछ देर के लिए होता है।

कारणः

पित्ती के कई कारण हैं। यह पाचन नली में तकलीफ़, टॉक्सिमिया, अलग-अलग कीड़ों का काटना, गर्भाशय में तकलीफ़, भावनात्मक उत्तेजना और कुछ खाद्य पदार्थों से हो सकती है।

ख़ूब खाएँ	इनमें कटौती करें	ज़रूरी पूरक पदार्थ	पूरक पदार्थों के लाभ
ताज़ा फल और सब्ज़ियाँ	पित्ती का कारण बनने वाले सभी खाद्य पदार्थ	• इकिनेसिया पहले दिन 3 गोली रोज़ाना तीन बार, दूसरे दिन 3 गोली रोज़ाना दो बार, तीसरे दिन से 15 दिन तक 3 गोली रोज़ाना एक बार	• कोई विशेष नहीं, प्रतिरक्षा क्षमता बढ़ाने वाला, शक्तिशाली एंटी ऑक्सीडेंट
		• विटामिन सी (250 मिग्रा) 1 गोली 4 बार रोज़ाना भोजन के साथ	• प्रतिरक्षा तंत्र को मज़बूत बनाता है, शोथरोधी और एंटी हिस्टामाइन
		• फल और सब्ज़ियों का अर्क 1 गोली रोज़ाना दो बार भोजन के साथ	• क्वेरसेटाइन एंटी एलर्जिक होता है
		• प्राकृतिक मल्टीविटामिन और मल्टीमिनरल एक गोली रोज़ाना भोजन के साथ	• प्रतिरक्षा तंत्र को सहारा देता है, श्वसन तंत्र के लिए प्रमुख एंटी ऑक्सीडेंट

12. मस्से

ये छोटे, ठीक हो सकने वाले तथा त्वचा की अहानिकर बढ़ोतरी होते हैं और थोड़े गहरे रंग के, सपाट या थोड़े उभरे होते हैं। ये आमतौर पर हाथ या उँगलियों में होते हैं। प्लान्टर वार्ट्स कैलस के समान और जेनिटल वार्ट्स छोटे फूल जैसे सिरे वाले लालपन लिए या गुलाबी होते हैं। सभी मस्सों में किसी प्रकार का कोई दर्द नहीं होता।

कारणः

मस्सों का प्राथमिक कारण पापिलोमा वायरस होता है। यह वायरस त्वचा के थोड़े से कटने या खरोंच के ज़रिये संक्रमण फैलाता है। कमज़ोर पोषण और प्रतिरक्षा क्षमता में कमी इसमें भूमिका निभाते हैं।

ख़ूब खाएँ	इनमें कटौती करें	ज़रूरी पूरक पदार्थ	पूरक पदार्थों के लाभ
ताज़ा फल, सब्ज़ियाँ, चर्बी रहित माँस, चिकन और अंडे, दालें और फलियाँ, मेवे, गाजर	उच्च वसा, तला और जंक फूड। चाय, कॉफ़ी और शीतलपेय।	• विटामिन सी (250 मिग्रा) 1 गोली 4 बार रोज़ाना भोजन के साथ	• प्रतिरक्षा क्षमता बढ़ाता है। वृद्धि को हटाने में मदद करता है और दोबारा ऐसा होने से रोकता है
		• प्राकृतिक मल्टीविटामिन और मल्टीमिनरल एक गोली रोज़ाना भोजन के साथ	• प्रतिरक्षा क्षमता में वृद्धि करता है, उपचार और मस्से को दोबारा होने से रोकने के लिए माइक्रोन्यूट्रिएंट उपलब्ध कराता है
		• विटामिन ई (400 आई.यू.) भोजन के साथ रोज़ाना एक गोली	• प्रतिरक्षा क्षमता बढ़ाता है और उपचार में मदद करता है
		• लहसुन की 2 गोली दिन में दो बार भोजन के साथ	• प्राकृतिक एंटी माइक्रोबियल, उपचार में मदद करता है

आँख और कान की बीमारियाँ

1. मैकुलर डिजनरेशन

यह रेटिना के प्रकाश संवेदी क्षेत्र (मैकुला) का एक पुराना चला आ रहा क्षयकारी विकार है। इसमें धीरे-धीरे दृष्टि में कमी, धुँधलापन, दृष्टि क्षेत्र के केंद्र में धब्बा दिखाई देने लगता है।

कारण:

फ्री रेडिकल्स से नुक़सान इसका प्राथमिक कारण है। पोषाहार की कमी के कारण एंटीऑक्सीडेंट के स्तर में कमी से भी यह स्थिति बनती है। हाई रक्तचाप, मधुमेह और हृदय रोग भी इसमें योगदान दे सकते हैं। धूम्रपान और ज़्यादा धूप में रहने से फ्री रेडिकल्स का अत्यधिक उत्पादन होता है।

ख़ूब खाएँ	इनमें कटौती करें	ज़रूरी पूरक पदार्थ	पूरक पदार्थों के लाभ
ताज़ा फल (पीले फल), हरी पत्तेदार सब्ज़ियाँ, ऑइली फ़िश, अंकुरित अनाज, मेवे, गाजर	उच्च वसा, तला और जंक फूड। चाय, कॉफ़ी और शीतलपेय। धूम्रपान और मद्यपान	• विटामिन सी (250 मिग्रा) 1 गोली 4 बार रोज़ाना भोजन के साथ	• शक्तिशाली एंटी ऑक्सीडेंट, फ्री रेडिकल्स से लड़ता है
		• प्राकृतिक मल्टीविटामिन और मल्टीमिनरल एक गोली रोज़ाना भोजन के साथ	• प्रकाश संवेदी क्षेत्र की फ्री रेडिकल्स से सुरक्षा करता है
		• विटामिन ई (400 आई.यू.) भोजन के साथ रोज़ाना एक गोली	• शक्तिशाली एंटी ऑक्सीडेंट, फ्री रेडिकल्स से लड़ता है
		• गिंकगो बिलोबा के साथ साइबेरियन गिनसेंग रोज़ाना भोजन के साथ दो गोली	• रेटिना की ओर रक्त संचार बढ़ाता है, शक्तिशाली एंटी ऑक्सीडेंट
		• ओमेगा-3 फैटी एसिड भोजन के साथ रोज़ाना 1 सॉफ्ट्यूल	• क्षयकारी या क्षति से लड़ता है

2. टिनाइटस

इस स्थिति में कान में लगातार घंटी बजने जैसी आवाज़ सुनाई देती है। इसका संबंध श्रवण शक्ति खोने से भी हो सकता है। कभी-कभी यह इतनी जल्दी-जल्दी होता है कि नींद में खलल पड़ता है और व्यक्ति अवसाद और चिंता में चला जाता है।

कारण:

यह अधिकांशतः लगातार तेज़ आवाज़ (औद्योगिक मशीन, सेना में बंदूक से फायरिंग और तेज़ संगीत) के संपर्क में रहने से होता है। इसके अन्य कारण हैं- कान में अधिक मैल होना, कान का संक्रमण, अत्यधिक मद्यपान का सेवन, रक्त प्रवाह ठीक से न होना और कुछ दवाएँ।

ख़ूब खाएँ	इनमें कटौती करें	ज़रूरी पूरक पदार्थ	पूरक पदार्थों के लाभ
ताज़ा फल, हरी पत्तेदार सब्ज़ियाँ, दूध और दूध से बनी चीज़ें, मिश्रित कार्बोहाइड्रेट्स, जैसे- ब्राउन ब्रेड, साबुत और अंकुरित अनाज	उच्च वसा, तला और जंक फूड। चाय, कॉफ़ी और शीतलपेय। धूम्रपान और मद्यपान	• गिंकगो बिलोबा के साथ साइबेरियन गिनसेंग रोज़ाना भोजन के साथ दो गोली • विटामिन बी कॉम्प्लेक्स भोजन के साथ रोज़ाना एक गोली तीन बार • कैल्शियम और मैग्नीशियम रोज़ाना भोजन के साथ एक गोली तीन बार • प्राकृतिक मल्टीविटामिन और मल्टीमिनरल एक गोली रोज़ाना भोजन के साथ	• चिंता और नींद के अवरोध दूर करता है, रक्त संचार बढ़ाता है • स्नायु की कार्य-प्रणाली सुधारता है • स्नायु की कार्य-प्रणाली और रक्त संचार को सुधारता है • श्रवण-शक्ति को बेहतर बनाता है और टिनाइटस से राहत दिलाता है

अंतःस्त्रावी तंत्र (एंडोक्राइन सिस्टम) की बीमारियाँ

1. डायबिटीज़ मेलिटस

यह सामान्य चयापचयिक रोग है, जिसमें रक्त में शर्करा का स्तर बढ़ जाता है। इसके लक्षण हैं- अत्यधिक प्यास लगना, बार-बार और अधिक मूत्र आना, अत्यधिक थकान और कमज़ोरी, असामान्य रूप से वज़न कम होना, बार-बार संक्रमण और घाव जल्द ठीक न होना।

कारण:

शरीर में शर्करा का इस्तेमाल करने के लिए हॉर्मोन ज़िम्मेदार होते हैं। डायबिटीज़ के रोगी या तो कम इंसुलिन (टाइप-1 डायबिटीज़) उत्पादित करते हैं या ग्लूकोज़ (टाइप-2 डायबिटीज़) के चयापचय के लिए इंसुलिन का इस्तेमाल ही नहीं कर पाते। यह रोग संभवतः पोषाहार की कमी, शारीरिक गतिशीलता की कमी, धूम्रपान, मोटापा आदि के कारण पाचक ग्रंथि को होने वाले फ्री रेडिकल्स के नुक़सान के कारण होता है।

ख़ूब खाएँ	इनमें कटौती करें	ज़रूरी पूरक पदार्थ	पूरक पदार्थों के लाभ
लो ग्लायसेमिक और उच्च फ़ाइबर वाले खाद्य पदार्थ, जैसे- सेब, नाशपाती, खट्टे फल, अमरूद, हरी पत्तेदार सब्ज़ियाँ, सारे अनाज आदि। ऑइली फ़िश, दालें, फलियाँ, सोयाबीन	सभी वसा, तला और जंक फूड। सामान्य मीठा, जैसे- केक, पुडिंग आदि और मिठाइयाँ। चाय, कॉफ़ी और शीतलपेय। धूम्रपान एवं मद्यपान	• सोया प्रोटीन आइसोलेट भोजन के साथ रोज़ाना 25 ग्राम	• इंसुलिन प्रतिरोध को बढ़ाता है, ख़तरों के कारणों को कम करता है, जैसे- मोटापा और उच्च रक्त वसा, फ्री रेडिकल्स से लड़ता है
		• ओमेगा-3 फैटी एसिड भोजन के साथ रोज़ाना 1 सॉफ्ट्यूल	• इंसुलिन प्रतिरोध में सुधार करता है, रक्त लिपिड को घटाता है, मोटापे से लड़ता है
		• प्राकृतिक मल्टीविटामिन और मल्टीमिनरल एक गोली रोज़ाना भोजन के साथ	• इंसुलिन प्रतिरोध में सुधार करता है
		• विटामिन बी कॉम्प्लेक्स भोजन के साथ रोज़ाना एक गोली तीन बार	• ऊर्जा उत्पादित करता है, जो ग्लूकोज़ को ऊर्जा में परिवर्तित कर देती है, न्यूरोपैथी से बचाव करता है

ख़ूब खाएँ	इनमें कटौती करें	ज़रूरी पूरक पदार्थ	पूरक पदार्थों के लाभ
		• विटामिन सी (250 मिग्रा) 1 गोली 4 बार रोज़ाना भोजन के साथ • विटामिन ई (400 आई.यू.) भोजन के साथ रोज़ाना एक गोली • लहसुन की 2 गोली दिन में दो बार भोजन के साथ • कैल्शियम और मैग्नीशियम रोज़ाना भोजन के साथ एक गोली तीन बार • खाने योग्य फ़ाइबर दो गिलास पानी में 4.5 ग्राम रोज़ाना	• शक्तिशाली एंटी ऑक्सीडेंट, फ्री रेडिकल्स से लड़ता है • शक्तिशाली एंटी ऑक्सीडेंट, फ्री रेडिकल्स से लड़ता है • इंसुलिन सुग्राह्यता बढ़ाकर ब्लडशुगर स्तर कम करने में मददगार • इंसुलिन सुग्राह्यता बढ़ाता है • कोलेस्टेरॉल और अन्य रक्त लिपिड घटाता है

2. हाइपोथाइरॉयडिज़्म

थाइरॉयड ग्रंथि से हॉर्मोन (थाइरॉक्सिन और ट्राई-आयोडोथाइरोनिन) का निर्माण कम हो जाना। इसके कारण चयापचय मंद गति से होता है। इसके लक्षण हैं- थकान, आलस्य, अवसाद, वज़न बढ़ना, ठंड सहन करने में अक्षमता, सूखी त्वचा और रूखे बाल, याद्दाश्त कमज़ोर होना और घेंघा रोग।

कारणः

प्रारंभिक कारण आयोडीन की कमी होना है। अन्य कारक हैं- पारिवारिक इतिहास, प्रतिरक्षा क्षमता कमज़ोर पड़ना, हॉर्मोन असंतुलन और दवाओं का सेवन करना आदि।

ख़ूब खाएँ	इनमें कटौती करें	ज़रूरी पूरक पदार्थ	पूरक पदार्थों के लाभ
लो ग्लायसेमिक और उच्च फ़ाइबर वाले खाद्य पदार्थ, जैसे- ताज़ा फल व हरी पत्तेदार सब्ज़ियाँ, ब्राउन ब्रेड, सभी साबुत और अंकुरित अनाज, ऑइली फ़िश, जैतून का तेल और लहसुन	सभी वसा, तला और जंक फूड। सामान्य मीठी, जैसे- केक, पुडिंग आदि एवं मिठाइयाँ। चाय, कॉफ़ी और शीतलपेय। धूम्रपान एवं मद्यपान	• सोया प्रोटीन आइसोलेट भोजन के साथ रोज़ाना 25 ग्राम	• चयापचय को बढ़ाता है, अमिनो एसिड टाइरोसिन थाइरॉयड हॉर्मोन के महत्वपूर्ण घटक हैं
		• ओमेगा-3 फैटी एसिड भोजन के साथ रोज़ाना 1 सॉफ्ट्यूल	• रूखे बाल और सूखी त्वचा के लक्षणों से राहत दिलाने में मदद करता है। ठंड सहन करने की क्षमता बढ़ाता है
		• प्राकृतिक मल्टीविटामिन और मल्टीमिनरल एक गोली रोज़ाना भोजन के साथ	• न्यूट्रिशन, जिंक और कॉपर को संतुलित करता है। थाइरॉयड के कार्य को बढ़ाता है। आयोडीन हॉर्मोन के स्तर को बढ़ाता है
		• विटामिन बी कॉम्प्लेक्स भोजन के साथ रोज़ाना एक गोली तीन बार	• ऊर्जा का स्तर बढ़ाता है, प्रतिरक्षा क्षमता बढ़ाता है
		• विटामिन सी (250 मिग्रा) 1 गोली 4 बार रोज़ाना भोजन के साथ	• पूरे प्रतिरक्षा तंत्र की कार्यक्षमता को बेहतर बनाता है
		• लहसुन की 2 गोली दिन में दो बार भोजन के साथ	• उच्च आयोडीन हॉर्मोन के निर्माण को बढ़ाता है, माँसपेशियों को लय में लाता है और उन्हें पुनर्जीवित करता है
		• गिंकगो बिलोबा के साथ साइबेरियन गिनसेंग रोज़ भोजन के साथ दो गोली	• पौरुष और सहनशक्ति बढ़ाता है, चयापचय को बेहतर बनाता है, मूड ठीक करता है

3. हाइपरथाइरॉयडिज़्म

थाइरॉयड हॉर्मोन के अत्यधिक उत्पादन के कारण होने वाला चयापचयिक विकार। इसके कारण चिंता, बेचैनी, नींद आने में परेशानी, स्पंदन, वज़न में कमी, पसीना आना, गर्मी सहन न कर पाना, सूजी-फूली हुई आँखें और पेशीय कमज़ोरी होने लगती है।

कारण:

वंशानुगत और प्रतिरक्षा क्षमता में कमी। फ्री रेडिकल्स भी वजह हैं।

ख़ूब खाएँ	इनमें कटौती करें	ज़रूरी पूरक पदार्थ	पूरक पदार्थों के लाभ
ताज़ा फल, हरी पत्तेदार सब्ज़ियाँ, चर्बी रहित माँस, चिकन, ऑइली फ़िश, अंडे, दूध और दूध से बनी चीज़ें, मेवे, सभी साबुत और अंकुरित अनाज	उच्च वसा, तला और जंक फूड, चाय, कॉफ़ी और शीतलपेय। धूम्रपान एवं मद्यपान	• सोया प्रोटीन आइसोलेट भोजन के साथ रोज़ाना 25 ग्राम	• बढ़े हुए चयापचय को संतुलित करने के लिए आवश्यक
		• प्राकृतिक मल्टीविटामिन और मल्टीमिनरल एक गोली रोज़ाना भोजन के साथ	• बढ़े हुए चयापचय को संभालने के लिए आवश्यक सभी माइक्रोन्यूट्रिएंट उपलब्ध कराता है
		• विटामिन बी कॉम्प्लेक्स भोजन के साथ रोज़ाना एक गोली तीन बार	• प्रतिरक्षा तंत्र के कार्य को आदर्श स्थिति में लाता है
		• विटामिन सी (250 मिग्रा) 1 गोली 4 बार रोज़ाना भोजन के साथ	• प्रतिरक्षा तंत्र की कार्य-प्रणाली सुधारता है
		• गिंकगो बिलोबा के साथ साइबेरियन गिनसेंग रोज़ाना भोजन के साथ दो गोली	• चिंता और तनाव को कम करता है और नींद को सुधारता है

संक्रमणीय बीमारियाँ

1. एड्स (Acquired Immune Deficiency Syndrome-AIDS)

इस स्थिति में शरीर का प्रतिरक्षा तंत्र टूट जाता है और इस कारण ये परिणाम सामने आते हैं- सामान्य निःशक्तता, वज़न में कमी, बार-बार संक्रमण होना और बने रहना, लसीका ग्रंथियों का बढ़ना आदि।

कारणः

रोग-प्रतिरोधक क्षमता में अवरोध पैदा करने वाला वायरस।

ख़ूब खाएँ	इनमें कटौती करें	ज़रूरी पूरक पदार्थ	पूरक पदार्थों के लाभ
ताज़ा फल, हरी पत्तेदार सब्ज़ियाँ, चर्बी रहित माँस, चिकन, ऑइली फ़िश, अंडे, लीवर, दूध और दूध से बनी चीज़ें, मेवे, सारे अनाज, दालें और फलियाँ	उच्च वसा, तला और जंक फूड। अधिक चाय, कॉफ़ी और शीतलपेय। धूम्रपान मद्यपान	• सोया प्रोटीन आइसोलेट भोजन के साथ रोज़ाना 25 ग्राम	• पोषक तत्वों की क्षतिपूर्ति करता है, प्रतिरक्षा क्षमता बढ़ाता है, ऊतकों की मरम्मत में मदद करता है
		• ओमेगा-3 फैटी एसिड भोजन के साथ रोज़ाना 1 सॉफ्ट्यूल	• प्रतिरक्षा तंत्र को मज़बूत बनाता है
		• प्राकृतिक मल्टीविटामिन और मल्टीमिनरल एक गोली रोज़ाना भोजन के साथ	• माइक्रोन्यूट्रिएंट्स की कमी को सुधारता है
		• विटामिन बी कॉम्प्लेक्स भोजन के साथ रोज़ाना एक गोली तीन बार	• ऊर्जा का स्तर बढ़ाता है, चयापचय क्रिया को मज़बूत करता है
		• विटामिन सी (250 मिग्रा) 1 गोली 4 बार रोज़ाना भोजन के साथ	• शक्तिशाली एंटी ऑक्सीडेंट, प्रतिरक्षा क्षमता बढ़ाता है, ऊतकों की मरम्मत में मदद करता है
		• गिंकगो बिलोबा के साथ साइबेरियन गिनसेंग रोज़ाना भोजन के साथ दो गोली	• पौरुष और सहन-शक्ति बढ़ाता है, चयापचय को बेहतर बनाता है, प्रतिरक्षा क्षमता को मज़बूत करता है, तनाव कम करता है
		• विटामिन ई (400 आई.यू.) भोजन के साथ रोज़ाना एक गोली	• शक्तिशाली एंटी ऑक्सीडेंट, प्रतिरक्षा क्षमता मज़बूत करता है

2. मूत्र-मार्ग का संक्रमण

इसमें पेशाब करने पर जलन, बार-बार पेशाब करने की इच्छा होना, दुर्गंध आना। धुँधले, गहरे रंग का मूत्र आता है, पेट के निचले हिस्से में भारीपन लगता है।

कारण:

अधिकांशत: बैक्टीरिया या संक्रमण के कारण होता है। हालाँकि पर्याप्त साफ़-सफ़ाई न करना, प्रतिरक्षा क्षमता कम होना और पोषाहार की कमी भी योगदान देने वाले कारण हैं।

ख़ूब खाएँ	इनमें कटौती करें	ज़रूरी पूरक पदार्थ	पूरक पदार्थों के लाभ
ताज़ा फल, हरी पत्तेदार सब्ज़ियाँ, ब्राउन ब्रेड, भूरे चावल। सभी साबुत और अंकुरित अनाज, ऑइली फ़िश, मेवे, दालें और फलियाँ, लहसुन, पानी 2.5 से 3 लीटर रोज़ाना	उच्च वसा, तला और जंक फूड। चाय, कॉफ़ी और शीतलपेय। धूम्रपान एवं मद्यपान	• इकिनेसिया पहले दिन 3 गोली रोज़ाना तीन बार, दूसरे दिन 3 गोली रोज़ाना दो बार, तीसरे दिन से 3 गोली रोज़ एक बार	• प्रतिरक्षा तंत्र को मज़बूत बनाता है, माइल्ड एंटी माइक्रोबियल
		• विटामिन सी (250 मिग्रा) 1 गोली 4 बार रोज़ाना भोजन के साथ	• मूत्र को अम्लीकृत कर देता है और इस तरह बैक्टीरिया के लिए प्रतिकूल वातावरण बनाता है। प्रतिरक्षा क्षमता बढ़ाता है
		• लहसुन की 2 गोली दिन में दो बार भोजन के साथ	• प्राकृतिक एंटी माइक्रोबियल, अधिक मूत्र लाता है, प्रतिरक्षा क्षमता बढ़ाता है
		• ओमेगा-3 फैटी एसिड भोजन के साथ रोज़ाना 1 सॉफ्ट्यूल	• दर्द और शोथ से राहत प्रदान करता है, प्रतिरक्षा क्षमता बढ़ाता है
		• यूवा उर्सी 500 मिग्रा 4 दिन रोज़ाना एक हफ़्ते तक	• यूरिनरी एंटीसेप्टिक और अधिक मूत्र लाता है

3. छाले

यह मुँह और योनि (अधिकांशतः) का संक्रमण है और त्वचा को क्षति पहुँचाता है। इससे अचानक खुजली, दर्द और लालपन होता है और योनि से सफ़ेद गाढ़ा द्रव स्रावित होता है।

कारणः

कैंडिडा एल्बीकैंस नामक फफूँद इसका कारण है। सामान्यतः यह फफूँद शरीर में कम मात्रा में पाया जाता है, लेकिन प्रतिरक्षा क्षमता में कमी, पोषण की कमी, साफ़-सफ़ाई की कमी के कारण इनकी संख्या बढ़ने लगती है। आमतौर पर ये गर्म और नमी वाले क्षेत्रों जैसे मुँह और योनि में बढ़ते हैं। इस बीमारी में योगदान देने वाले अन्य कारण हैं- तनाव, नींद की कमी, मधुमेह, एचआईवी संक्रमण और कीमियोथैरेपी।

ख़ूब खाएँ	इनमें कटौती करें	ज़रूरी पूरक पदार्थ	पूरक पदार्थों के लाभ
ताज़ा फल, हरी पत्तेदार सब्ज़ियाँ, ब्राउन ब्रेड, भूरे चावल, सभी साबुत और अंकुरित अनाज, ऑइली फ़िश, चर्बी रहित माँस, चिकन, मेवे, दालें और फलियाँ, लहसुन, दूध और दूध से बनी चीज़ें	उच्च वसा, तला, और जंक फूड, चाय, कॉफ़ी और शीतलपेय	• इकिनेसिया पहले दिन 3 गोली रोज़ाना तीन बार, दूसरे दिन 3 गोली रोज़ाना दो बार, तीसरे दिन से 3 गोली रोज़ एक बार	• प्रतिरक्षा तंत्र को मज़बूत बनाता है, संक्रमण से लड़ता है, माइल्ड एंटी माइक्रोबियल
		• विटामिन सी (250 मिग्रा) 1 गोली 4 बार रोज़ भोजन के साथ।	• प्रतिरक्षा क्षमता मज़बूत बनाता है, उपचार में मदद करता है
		• लहसुन 2 गोली दिन में दो बार भोजन के साथ।	• प्राकृतिक एंटी माइक्रोबियल, प्रतिरक्षा क्षमता बढ़ाता है
		• सोया प्रोटीन आइसोलेट भोजन के साथ रोज़ 25 ग्राम।	• पोषण में संतुलन बनाए रखता है, प्रतिरक्षा क्षमता बढ़ाता है
		• प्राकृतिक मल्टीविटामिन और मल्टीमिनरल एक गोली रोज़ भोजन के साथ।	• प्रतिरक्षा तंत्र की क्षमता बढ़ाने के लिए सभी माइक्रोन्यूट्रिएंट उपलब्ध कराता है
		• विटामिन बी कॉम्प्लेक्स भोजन के साथ रोज़ एक गोली तीन बार।	• ऊर्जा का स्तर बढ़ाता है और चयापचय की क्रिया को बेहतर बनाता है
		• ओमेगा-3 फैटी एसिड भोजन के साथ रोज़ 1 सॉफ्ट्यूल।	• दर्द और शोथ में राहत प्रदान करता है

4. टीबी (तपेदिक या क्षय रोग)

यह छुआछूत से फैलने वाला ख़तरनाक संक्रमणीय रोग है, जो अधिकतर फेफड़ों, हड्डियों, मस्तिष्क और पेट को प्रभावित करता है। फेफड़े संबंधी टीबी के लक्षण हैं- बलगम के साथ पुराना कफ, निम्न स्तर का बुखार, भूख न लगना, वज़न में कमी, लार या थूक के साथ ख़ून, थकान और ख़ून की कमी व सीने में दर्द। पेट की टीबी के लक्षण हैं- पेट में दर्द, मतली और उल्टी। हड्डियों के तपेदिक के कारण दर्द होता और चल-फिर नहीं पाते।

कारणः

प्रारंभिक कारण है माइक्रोबैक्टीरियम ट्यूबरकुलोसिस बैक्टीरिया। हालाँकि पोषाहार की कमी, प्रतिरक्षा क्षमता में कमी, मधुमेह, ख़ून की कमी, एड्स आदि कारण भी योगदान देते हैं।

ख़ूब खाएँ	इनमें कटौती करें	ज़रूरी पूरक पदार्थ	पूरक पदार्थों के लाभ
ताज़ा फल, हरी पत्तेदार सब्ज़ियाँ, अंकुरित अनाज, चर्बी रहित माँस, चिकन, अंडे, ऑइली फ़िश, मेवे, दलहन और फलियाँ दूध और दूध से बनी चीज़ें	उच्च वसा, तला और जंक फूड। चाय, कॉफ़ी, शीतलपेय की अधिकता। धूम्रपान एवं मद्यपान	• इकिनेसिया पहले दिन 3 गोली रोज़ाना तीन बार, दूसरे दिन 3 गोली रोज़ाना दो बार, तीसरे दिन से 3 गोली रोज़ एक बार • विटामिन सी (250 मिग्रा) 1 गोली 4 बार रोज़ाना भोजन के साथ • लहसुन की 2 गोली दिन में दो बार भोजन के साथ • सोया प्रोटीन आइसोलेट भोजन के साथ रोज़ाना 25 ग्राम • प्राकृतिक मल्टीविटामिन और मल्टीमिनरल एक गोली रोज़ भोजन के साथ • विटामिन बी कॉम्प्लेक्स भोजन के साथ रोज़ाना एक गोली तीन बार • ओमेगा-3 फैटी एसिड भोजन के साथ रोज़ाना 1 सॉफ्ट्यूल • आयरन फोलिक एसिड 1 गोली रोज़ाना तीन बार भोजन के साथ	• प्रतिरक्षा क्षमता को मज़बूत बनाता है और संक्रमण से लड़ता है, माइल्ड एंटी माइक्रोबियल • प्रतिरक्षा क्षमता को मज़बूत बनाता है, उपचार और आयरन के अवशोषण में मदद करता है • प्राकृतिक एंटी माइक्रोबियल, प्रतिरक्षा क्षमता को बढ़ाता है। फेफड़ों के अवरोध हटाता है, शोथरोधी • ऊतकों की मरम्मत में मदद करता है, प्रतिरक्षा क्षमता को बढ़ाता है • प्रतिरक्षा तंत्र की क्षमता बढ़ाने के लिए सभी माइक्रोन्यूट्रिएंट उपलब्ध कराता है • ऊर्जा का स्तर बढ़ाता है और रक्त की कमी पूरी करता है • दर्द और शोथ से राहत प्रदान करता है। प्रतिरक्षा क्षमता को बढ़ाता है • ख़ून की कमी को पूरा करने के लिए [illegible] बढ़ाता है

मनोरोग और व्यवहार संबंधी विकार

1. आक्रामकता और अपचार

यह व्यवहार संबंधी विकार है, जिसे सामाजिक रूप से स्वीकार नहीं किया जाता है। इसके लक्षण हैं- अतिसक्रियता, आवेगी, अनुत्तेजित हिंसात्मक प्रतिक्रिया और अनुशासनहीन व्यवहार।

कारण:

सामाजिक, मनोवैज्ञानिक और आनुवंशिक कारणों के साथ ही पोषक तत्वों की कमी तथा शक्करयुक्त चीज़ें और मिठाई, परिष्कृत खाद्य पदार्थ, परिरक्षित और रंगों की अधिकता वाला आहार आदि।

ख़ूब खाएँ	इनमें कटौती करें	ज़रूरी पूरक पदार्थ	पूरक पदार्थों के लाभ
ताज़ा फल, हरी पत्तेदार सब्ज़ियाँ, सभी साबुत और अंकुरित अनाज, अंडे, मेवे दूध और दूध से बनी चीज़ें	उच्च वसा, तला और जंक फूड। चाय, कॉफ़ी और शीतलपेय। सफ़ेद ब्रेड, केक, मिठाइयाँ, पुडिंग, शक्कर। धूम्रपान एवं मद्यपान	• गिंकगो बिलोबा के साथ साइबेरियन गिनसेंग रोज़ाना भोजन के साथ दो गोली • प्राकृतिक मल्टीविटामिन और मल्टीमिनरल एक गोली रोज़ाना भोजन के साथ • विटामिन बी कॉम्प्लेक्स भोजन के साथ रोज़ाना एक गोली तीन बार • ओमेगा-3 फैटी एसिड भोजन के साथ रोज़ाना 1 सॉफ्ट्यूल	• शांतिदायक प्रभाव, शारीरिक, मानसिक और भावनात्मक रूप से राहत प्रदान करता है • मस्तिष्क की कार्य-प्रणाली को सही तरह से चलाता है • मस्तिष्क की कार्य-प्रणाली सुदृढ़ करता है • दिमाग़ी स्थिरता देता है और व्यवहारगत बदलावों में मदद करता है

2. मद्यपान

यह वह स्थिति है, जिसमें शारीरिक और मनोवैज्ञानिक रूप से मद्यपान पर निर्भरता बहुत अधिक बढ़ जाती है। इसमें व्यक्ति को आदतन अधिक से अधिक मद्यपान की आवश्यकता पड़ती है। व्यक्ति पीने का लगातार मौक़ा तलाशता रहता है, निंदा करने पर बहुत तीख़ेपन से प्रतिक्रिया करता है। शराब छोड़ने पर थरथराहट और मतिभ्रम होता है।

कारणः

सामाजिक और मनोवैज्ञानिक कारक बड़े पैमाने पर ज़िम्मेदार होते हैं। पोषक तत्वों की कमी समस्या को और बढ़ा देती है।

ख़ूब खाएँ	इनमें कटौती करें	ज़रूरी पूरक पदार्थ	पूरक पदार्थों के लाभ
ताज़ा फल, हरी पत्तेदार सब्ज़ियाँ, ब्राउन ब्रेड, भूरे चावल, सभी साबुत और अंकुरित अनाज। चर्बी रहित माँस, चिकन, ऑइली फ़िश। मेवे, दूध और दूध से बनी चीज़ें	उच्च वसा, तला और जंक फूड। चाय, कॉफ़ी और शीतलपेय, धूम्रपान और मद्यपान	• विटामिन सी (250 मिग्रा) 1 गोली 4 बार रोज़ाना भोजन के साथ	• ऊतकों से मद्यपान साफ़ करने में मदद करता है और आदत छोड़ने के दौरान शरीर को मज़बूत बनाए रखता है
		• सोया प्रोटीन आइसोलेट भोजन के साथ रोज़ाना 25 ग्राम	• लीवर को मज़बूत रखता है और शरीर से विषैले पदार्थ बाहर निकालता है
		• प्राकृतिक मल्टीविटामिन और मल्टीमिनरल एक गोली रोज़ाना भोजन के साथ	• निम्न रक्तशर्करा (लो ब्लडशुगर) स्तर के दौरान क्रोमियम मद्यपान की तीव्र इच्छा से बचाव करता है
		• विटामिन बी कॉम्प्लेक्स भोजन के साथ रोज़ाना एक गोली तीन बार	• मद्यपान की इच्छा घटाता है
		• ओमेगा-3 फैटी एसिड भोजन के साथ रोज़ाना 1 सॉफ्ट्यूल	• तंत्रिका तंत्र और लीवर की सुरक्षा करता है, मद्यपान छोड़ने के लक्षणों से बचाव करता है
		• विटामिन ई (400 आई.यू.) भोजन के साथ रोज़ाना एक गोली	• ऊतकों से मद्यपान साफ़ करने में मदद करता है और छुटकारे के दौरान शरीर को मज़बूत बनाए रखता है

3. व्यग्रता (Anxiety)

यह शारीरिक, मानसिक और भावनात्मक तनाव की एक स्थिति है, जो अत्यधिक डर, हृदय का असामान्य रूप से धड़कना, अत्यधिक पसीना, मुँह सूखना, चक्कर आना, सिरदर्द से व्यक्त होती है। नींद की कमी, अवसाद, पीठ दर्द और तनाव भी इसके लक्षण हैं।

कारणः

बड़ी संख्या में सामाजिक, मनोवैज्ञानिक और शारीरिक कारण, तनाव और अनिवार्य पोषक तत्वों की कमी का कारण बनते हैं।

ख़ूब खाएँ	इनमें कटौती करें	ज़रूरी पूरक पदार्थ	पूरक पदार्थों के लाभ
ताज़ा फल, हरी पत्तेदार सब्ज़ियाँ, चर्बी रहित माँस, चिकन, अंडे, ऑइली फ़िश। मेवे, दूध और दूध से बनी चीज़ें	उच्च वसा, तला और जंक फूड, चाय, कॉफ़ी, शीतलपेय, कोकोला, चॉकलेट्स, धूम्रपान, मद्यपान	• गिंकगो बिलोबा के साथ साइबेरियन गिनसेंग रोज़ाना भोजन के साथ दो गोली	• चिंता घटाता है, शारीरिक, मानसिक और भावनात्मक रूप से आराम देता है, ब्लडप्रेशर घटाता है, शक्तिवर्द्धक
		• विटामिन बी कॉम्प्लेक्स भोजन के साथ रोज़ाना एक गोली तीन बार	• तंत्रिका तंत्र की कार्य-प्रणाली में बढ़ोतरी करता है
		• ओमेगा-3 फैटी एसिड भोजन के साथ रोज़ाना 1 सॉफ्ट्यूल	• मस्तिष्क की स्वस्थ कार्य-प्रणाली में मदद करता है
		• कैल्शियम, मैग्नीशियम रोज़ाना भोजन के साथ एक गोली तीन बार	• तंत्रिका तंत्र की स्वस्थ कार्य-प्रणाली में मदद करता है
		• कावा रूट 250 मिग्रा. रोज़ाना 2-3 बार	• चक्कर आने की आवृत्ति और हृदय की असामान्य गति को कम करता है
		• वैलेरियन 250 मिग्रा. रोज़ाना दो बार	• शांतिकारी प्रभाव, नींद लाने में मदद करता है

4. अवसाद

यह एक विनाशकारी बीमारी है, जो शरीर तथा मस्तिष्क दोनों को प्रभावित करती है। इसके लक्षण हैं- स्थायी रूप से दुःखी-उदासीन रहना, नींद में खलल, ऊर्जा में कमी, थकान, आम गतिविधियों में आनंद की कमी, एकाग्र न हो पाना, निरंतर पीड़ा-दर्द तथा अपराधबोध महसूस होना।

कारणः

बड़ी संख्या में सामाजिक, भावनात्मक और शारीरिक कारक के परिणामस्वरूप अवसाद की स्थिति बनती है। तनाव, मद्यपान और पोषाहार की कमी इसमें मददगार होते हैं।

ख़ूब खाएँ	इनमें कटौती करें	ज़रूरी पूरक पदार्थ	पूरक पदार्थों के लाभ
ताज़ा फल, हरी पत्तेदार सब्ज़ियाँ, सभी साबुत अनाज, मटर, फलियाँ और अन्य दलहन। चर्बी रहित माँस, चिकन और ऑइली फ़िश	उच्च वसा, तला और जंक फूड, चाय, कॉफ़ी, शीतलपेय, धूम्रपान और मद्यपान	• गिंकगो बिलोबा के साथ साइबेरियन गिनसेंग रोज़ाना भोजन के साथ दो गोली	• मूड ठीक करता है, ऊर्जा का स्तर बढ़ाता है और तनाव घटाता है
		• प्राकृतिक मल्टीविटामिन और मल्टीमिनरल एक गोली रोज़ाना भोजन के साथ	• स्नायुओं की कार्य-प्रणाली को बेहतर बनाने में मदद करता है।
		• विटामिन बी कॉम्प्लेक्स भोजन के साथ रोज़ाना एक गोली तीन बार	• लक्षणों में सुधार करता है और अवसाद से राहत दिलाता है
		• ओमेगा-3 फैटी एसिड भोजन के साथ रोज़ाना 1 सॉफ्ट्यूल	• मूड को स्थायी बनाने में मदद करता है और अवसाद की स्थिति में सुधार करता है
		• कैल्शियम और मैग्नीशियम रोज़ाना भोजन के साथ एक गोली तीन बार	• तंत्रिकाओं पर शांतिकारी प्रभाव, नींद में खलल से राहत दिलाता है
		• विटामिन सी (250 मिग्रा) 1 गोली 4 बार रोज़ाना भोजन के साथ	• स्नायुओं की कार्य-प्रणाली को सुधारता है और ऊर्जा के स्तर में बढ़ोतरी करता है

5. उन्माद (Hysteria)

यह एक चिकित्सीय मानसिक विकार है, जो तीव्र चिंता का परिणाम होता है। इसमें कार्यों और भावनाओं पर नियंत्रण नहीं रहता है। अचानक दौरों या चेतना की कमी के साथ भावनात्मक विस्फोट होता है। यह 14 से 25 साल उम्र की युवा महिलाओं में अधिक आम है।

कारण:

आम कारण हैं यौन शोषण, दमन, ग़लत आदतें, विचार और निकम्मापन। आनुवंशिकता महत्वपूर्ण भूमिका निभाती है।

ख़ूब खाएँ	इनमें कटौती करें	ज़रूरी पूरक पदार्थ	पूरक पदार्थों के लाभ
ताज़ा फल, हरी पत्तेदार सब्ज़ियाँ, सभी साबुत और अंकुरित अनाज। दूध और दूध से बनी चीज़ें, ऑइली फ़िश, मेवे	उच्च वसा, तला और जंक फूड, चाय, कॉफ़ी, सफ़ेद ब्रेड, केक, मिठाइयाँ पुडिंग, शक्कर और मीठा, धूम्रपान, मद्यपान	• गिंकगो बिलोबा के साथ साइबेरियन गिनसेंग रोज़ाना भोजन के साथ दो गोली	• शांतिकारी प्रभाव, शारीरिक, मानसिक और भावनात्मक रूप से आराम देता है। चिंता घटाता है
		• विटामिन सी (250 मिग्रा) 1 गोली 4 बार रोज़ाना भोजन के साथ	• मूड सुधारने में मदद करता है
		• विटामिन ई (400 आई.यू.) भोजन के साथ रोज़ाना एक गोली	• मूड सुधारने में मदद करता है
		• सोया प्रोटीन आइसोलेट भोजन के साथ रोज़ाना 25 ग्राम	• पोषक तत्वों की कमी पूरी कर पोषण संतुलन बनाता है
		• ओमेगा-3 फैटी एसिड भोजन के साथ रोज़ाना 1 सॉफ्ट्यूल	• मूड को स्थिर करने और व्यवहारगत बदलाव लाने में मदद करता है

6. अनिद्रा

यह एक विकार है, जिसमें व्यक्ति सामान्यतः ज़रूरी नींद ले पाने में असमर्थ होता है।

कारणः

तनाव, चिंता, स्वतंत्र तत्व, असंतुलित पोषण।

ख़ूब खाएँ	इनमें कटौती करें	ज़रूरी पूरक पदार्थ	पूरक पदार्थों के लाभ
ताज़ा फल, हरी पत्तेदार सब्ज़ियाँ, साबुत और अंकुरित अनाज। दूध और दूध से बनी चीज़ें, ऑइली फ़िश।	उच्च वसा, तला और जंक फूड, चाय, कॉफ़ी, शीतलपेय। धूम्रपान, मद्यपान और किसी भी रूप में तंबाकू सेवन	• गिंकगो बिलोबा के साथ साइबेरियन गिनसेंग रोज़ाना भोजन के साथ दो गोली • प्राकृतिक मल्टीविटामिन और मल्टीमिनरल एक गोली रोज़ाना भोजन के साथ	• चिंता और अवसाद से राहत प्रदान करता है, गहरी निद्रा लाता है, तनाव घटाता है • पोषक तत्वों का स्तर आदर्श बनाता है
		• विटामिन बी कॉम्प्लेक्स भोजन के साथ रोज़ाना एक गोली तीन बार	• चिंता से आराम दिलाने में मदद करता है, सामान्य नींद लाता है
		• ओमेगा-3 फैटी एसिड भोजन के साथ रोज़ाना 1 सॉफ्ट्यूल	• मूड ठीक करता है और तनाव से छुटकारा दिलाता है
		• कैल्शियम और मैग्नीशियम रोज़ाना भोजन के साथ एक गोली तीन बार	• अवसाद से लड़ता है और चिंता से छुटकारा दिलाते हैं

7. स्किट्ज़ोफ्रेनिया

यह एक गंभीर मनोरोग है। सामान्यतः किशोरों में या वयस्कता की शुरुआत में प्रारंभ होता है। इसके लक्षण हैं– मिथ्या विश्वास, भ्रम, लगातार मूड उखड़ा हुआ रहना, खानपान और नींद में खलल पड़ना।

कारणः

आनुवंशिक, पारिवारिक स्थिति और वातावरण, शारीरिक बीमारी, तनाव, समाज से कटना और पोषण की कमी।

ख़ूब खाएँ	इनमें कटौती करें	ज़रूरी पूरक पदार्थ	पूरक पदार्थों के लाभ
ताज़ा फल, हरी पत्तेदार सब्ज़ियाँ, साबुत और अंकुरित अनाज, मेवे, दूध और दूध से बनी चीज़ें	उच्च वसा, तला और जंक फूड, चाय, कॉफ़ी और शीतलपेय, धूम्रपान एवं मद्यपान	• ओमेगा-3 फैटी एसिड भोजन के साथ रोज़ाना 1 सॉफ्ट्यूल	• व्यवहार सुधारता है, मनोविकारी सोच कम करता है, अच्छा महसूस कराता है
		• विटामिन बी कॉम्प्लेक्स भोजन के साथ रोज़ाना एक गोली तीन बार	• ओमेगा-3 फैटी एसिड की उत्कृष्ट कार्य के लिए आवश्यक
		• सोया प्रोटीन आइसोलेट भोजन के साथ रोज़ाना 25 ग्राम	• पोषक तत्वों का संतुलन बनाता है
		• प्राकृतिक मल्टीविटामिन और मल्टीमिनरल एक गोली रोज़ाना भोजन के साथ	• पोषक तत्वों का स्तर बढ़ाने के लिए ज़रूरी माइक्रोन्यूट्रिएंट उपलब्ध कराता है
		• विटामिन सी (250 मिग्रा) 1 गोली 4 बार रोज़ाना भोजन के साथ	• मूड ठीक करने में मदद करता है

अन्य बीमारियाँ

1. समयपूर्व बुढ़ापा

जब शरीर कालक्रम के अनुसार, उम्र से अधिक तेज़ गति से वृद्धि करता है, तो बाल सफ़ेद होने लगते हैं, झुर्रियाँ पड़ने लगती हैं, जोड़ों व माँसपेशियों का लचीलापन कमज़ोर पड़ने लगता है, हड्डियाँ कमज़ोर हो जाती हैं, याद्दाश्त कमज़ोर होने लगती है, दृष्टि और प्रतिरक्षा क्षमता घट जाती है। मधुमेह, हृदय आघत, उच्च रक्तचाप और कैंसर जैसी जीवनशैली संबंधी बीमारियाँ होने की भी संभावना रहती है।

कारण:

समय से पहले बुढ़ापा आने के लिए फ्री रेडिकल प्रमुख ज़िम्मेदार होते हैं। तनाव, कुपोषण, प्रदूषण और धूम्रपान से यह प्रक्रिया तेज़ी से बढ़ती है।

ख़ूब खाएँ	इनमें कटौती करें	ज़रूरी पूरक पदार्थ	पूरक पदार्थों के लाभ
ताज़ा फल, हरी पत्तेदार सब्ज़ियाँ, सभी साबुत और अंकुरित अनाज। चर्बी रहित माँस, चिकन, अंडे, और ऑइली फ़िश, मेवे, दूध और दूध से बनी चीज़ें, दलहन और फलियाँ	उच्च वसा, तला और जंक फूड, चाय, कॉफ़ी, शीतलपेय, सफ़ेद चावल, मैदा, धूम्रपान और मद्यपान	• ओमेगा-3 फैटी एसिड भोजन के साथ रोज़ाना 1 सॉफ्ट्यूल	• कोशिकीय स्वास्थ्य में बढ़ोतरी करता है, आंतरिक तनाव घटाता है।
		• सोया प्रोटीन आइसोलेट भोजन के साथ रोज़ाना 25 ग्राम	• कोशिकाओं को पुनर्जीवन देकर बुढ़ापे की प्रक्रिया को रोकता है, फ्री रेडिकल्स से लड़ता है
		• विटामिन सी (250 मिग्रा) 1 गोली 4 बार रोज़ाना भोजन के साथ	• शक्तिशाली एंटी ऑक्सीडेंट, फ्री रेडिकल्स से लड़ता है
		• प्राकृतिक मल्टीविटामिन और मल्टीमिनरल एक गोली रोज़ भोजन के साथ	• कोशिका के कार्य में सुधार लाता है, शक्तिशाली एंटी ऑक्सीडेंट
		• विटामिन ई (400 आई.यू.) भोजन के साथ रोज़ाना एक गोली	• शक्तिशाली एंटी ऑक्सीडेंट, फ्री रेडिकल्स से लड़ता है
		• विटामिन बी कॉम्प्लेक्स भोजन के साथ रोज़ाना एक गोली तीन बार	• ऊर्जा का स्तर बढ़ाता है, मस्तिष्क के कार्य में सुधार लाता है।
		• कैल्शियम और मैग्नीशियम रोज़ाना भोजन के साथ एक गोली तीन बार	• हड्डियों, जोड़ों और माँसपेशियों को मज़बूत बनाता है
		• फल और सब्ज़ियों का अर्क 1 गोली रोज़ाना दो बार भोजन के साथ	• शक्तिशाली एंटी ऑक्सीडेंट, फ्री रेडिकल्स से लड़ता है
		• गिंकगो बिलोबा के साथ साइबेरियन गिनसेंग रोज़ाना भोजन के साथ दो गोली	• बुढ़ापे की प्रक्रिया को रोकता है, शरीर के सभी अंगों को होने वाली रक्त की आपूर्ति में सुधार लाता है

2. सोते समय दाँत पीसना

दाँतों को लगातार, ग़ैरइरादतन रूप से पीसना ब्रुक्सिज़्म कहलाता है। लक्षणों में शामिल हो सकते हैं- दाँत घिसना, चेहरे पर दर्द, अतिसंवेदी दाँत, चेहरे और मसूढ़े की माँसपेशियों में तनाव, सिरदर्द, गालों के ऊतकों को नुक़सान पहुँचना और जीभ पर दाँत से गड्ढे होना।

कारण:

अत्यधिक तनाव और व्यक्तित्व के कुछ प्रकार इस विकार से जुड़े होते हैं। अक्सर इससे स्नायु तनाव, आक्रामकता, जल्दबाज़ और अत्यधिक प्रतिस्पर्धी प्रकृति के लोग प्रभावित होते हैं।

ख़ूब खाएँ	इनमें कटौती करें	ज़रूरी पूरक पदार्थ	पूरक पदार्थों के लाभ
ताज़ा फल, हरी पत्तेदार सब्ज़ियाँ, सभी साबुत और अंकुरित अनाज, गेहूँ की ब्रेड, भूरे चावल, ऑइली फ़िश, मेवे	उच्च वसा, तला, और जंक फूड, चाय, कॉफ़ी, शीतलपेय, सफ़ेद चावल, मैदा, धूम्रपान एवं मद्यपान	• गिंकगो बिलोबा के साथ साइबेरियन गिनसेंग रोज़ाना भोजन के साथ दो गोली • विटामिन बी कॉम्प्लेक्स भोजन के साथ रोज़ाना एक गोली तीन बार • विटामिन सी (250 मिग्रा) 1 गोली 4 बार रोज़ाना भोजन के साथ • प्राकृतिक मल्टीविटामिन और मल्टीमिनरल एक गोली रोज़ाना भोजन के साथ • हर्बल टी रोज़ाना एक कप दो बार	• चिंता और तनाव को कम करता है, शरीर और मस्तिष्क को राहत दिलाता है • तनाव और अधीरता की स्थिति से बचाव करता है। फ्री रेडिकल्स से लड़ता है • शक्तिशाली एंटी ऑक्सीडेंट, प्रतिरक्षा क्षमता बढ़ाता है • आदर्श पोषण की स्थिति बनाने के लिए आवश्यक माइक्रोन्यूट्रिएंट उपलब्ध कराता है • चिंता को दूर करती है, मानसिक तनाव को कम करती है

3. कैंसर

यह बीमारियों का एक समूह है, जो शरीर के विभिन्न अंगों को प्रभावित कर सकती है। इस बीमारी में असामान्य कोशिकाओं की अनियंत्रित वृद्धि होती है। इसके लक्षण शुरुआती अवस्था में दिखाई नहीं देते, लेकिन बाद में अंग विशेष के लक्षण विकसित होने लगते हैं।

कारणः

फ्री रेडिकल्स, पोषाहार की कमी, मोटापा, धूम्रपान, प्रदूषण, रेडिएशन ऐसे कारक हैं, जो कैंसर से जुड़े हैं।

ख़ूब खाएँ	इनमें कटौती करें	ज़रूरी पूरक पदार्थ	पूरक पदार्थों के लाभ
ताज़ा फल, हरी पत्तेदार सब्ज़ियाँ, सभी साबुत और अंकुरित अनाज, गेहूँ की ब्रेड, ब्राउन राइस, ऑइली फ़िश, मेवे, दालें, फलियाँ, दूध और दूध से बनी चीज़ें	उच्च वसा, तला और जंक फूड, चाय, कॉफ़ी, शीतलपेय, धूम्रपान और मद्यपान	• सोया प्रोटीन आइसोलेट भोजन के साथ रोज़ाना 25 ग्राम	• ट्यूमर की वृद्धि को धीमा करता है और उपचार की गति तेज़ करता है
		• विटामिन सी (250 मिग्रा) 1 गोली 4 बार रोज़ाना भोजन के साथ	• शक्तिशाली एंटी ऑक्सीडेंट, प्रतिरक्षा क्षमता बढ़ाता है
		• प्राकृतिक मल्टीविटामिन और मल्टीमिनरल एक गोली रोज़ाना भोजन के साथ	• फ्री रेडिकल्स से सुरक्षा करता है, संभवतः ट्यूमर की वृद्धि भी रोकता है
		• विटामिन ई (400 आई.यू.) भोजन के साथ रोज़ाना एक गोली	• शक्तिशाली एंटी ऑक्सीडेंट, फ्री रेडिकल्स को साफ़ कर देता है
		• ओमेगा-3 फैटी एसिड भोजन के साथ रोज़ाना 1 सॉफ्ट्यूल	• स्तन, बड़ी आँत और प्रोस्टेट कैंसर से बचाव करता है
		• को एंज़ाइम क्यू-10 200 मिग्रा रोज़ाना भोजन के साथ	• शक्तिशाली एंटी ऑक्सीडेंट, प्रतिरक्षा क्षमता बढ़ाता है
		• इकिनेसिया पहले दिन 3 गोली रोज़ाना तीन बार, दूसरे दिन 3 गोली रोज़ाना दो बार, तीसरे दिन से 15 दिन तक 3 गोली रोज़ाना एक बार	• एंटी ऑक्सीडेंट गुण, प्रतिरक्षा क्षमता बढ़ाता है
		• फल और सब्ज़ियों का अर्क 1 गोली रोज़ाना दो बार भोजन के साथ	• एंटी ऑक्सीडेंट्स का शक्तिशाली मिश्रण, फ्री रेडिकल्स से लड़ता है

9

जड़ी-बूटी और स्वास्थ्य

उपचार के लिए जड़ी-बूटियों का इस्तेमाल 2500 ई.पू. से होता रहा है। विज्ञान के आविष्कार के साथ रसायन, दवा और चिकित्सा के विकास से काफ़ी पहले से बड़े पैमाने पर दवाओं के रूप में जड़ी-बूटियों का इस्तेमाल किया जाता रहा है।

जड़ी-बूटियों की भूमिका बहुत महत्वपूर्ण है, ख़ासकर इस युग में, जबकि बिगड़े खानपान, गतिहीन जीवन और अन्य पर्यावरणीय तथा जीवनशैली कारकों के परिणामस्वरूप जीवनशैली संबंधी बीमारियाँ ख़तरनाक रूप से बढ़ रही हैं।

अब तो जड़ी-बूटियों का इस्तेमाल वैकल्पिक दवाओं के साथ-साथ सौंदर्य प्रसाधन और खाद्य उद्योग में भी बढ़ता जा रहा है।

चूँकि चिकित्सकीय प्रयोजन में इस्तेमाल होने वाली जड़ी-बूटियों की सूची बहुत लंबी है, इसलिए मैं यहाँ आपको ऐसी कुछ ही जड़ी-बूटियों के बारे में बताऊँगा।

जड़ी-बूटी का नाम	कहाँ उपयोग करें	कैसे उपयोग करें
अल्फाल्फा	हृदय रोग, परिसंचरण विकार, उदर विकार, गठिया, उच्च रक्तचाप, बालों से संबंधित विकार, सिस्टाइटिस	अंकुरित रूप में एवं जूस बनाकर
अजवायन	अपचन, उदर-स्फीति, दमा, अनिद्रा, फंगिसाइडल, हेड लाइस।	बीज या तेल के रूप में
अर्जुन	हृदय रोग, दमा, डायरिया, पेचिश, मुँहासे, कान में दर्द	छाल या जूस के रूप में
बबूल	एक्ज़ीमा, डायरिया, दँत विकार, टॉन्सिल, ल्यूकोरिया, कंजक्टिवाइटिस	दाँतुन करें, छाल या पत्ती पीस कर लगाएँ या अर्क पिएँ

बेल फल	क़ब्ज़, डायरिया, पेचिस, पेप्टिक अल्सर, श्वसन तंत्र के विकार, कानों की बीमारियाँ	सेवन करें, प्रभावित स्थान पर लेप करें
बाँस	भूख बढ़ाने वाले तत्व के रूप में, डायरिया, मासिक धर्म विकार, आँतों में कीड़े, ज़ख़्म और अल्सर	सेवन करें, प्रभावित स्थान पर लेप करें
बरगद	डायरिया, पेचिस, बवासीर, महिलाओं में बाँझपन, ल्यूकोरिया, दँत विकार, त्वचा की बीमारियाँ	सेवन करें, प्रभावित स्थान पर लेप करें
पान के पत्ते	तंत्रिकाओं की कमज़ोरी, सिरदर्द, क़ब्ज, गले में पीड़ा, श्वसन तंत्र विकार, गठिया, ज़ख़्म, बालतोड़, कमर दर्द, मूत्र में अवरोध	सेवन करें, प्रभावित स्थान पर लेप करें
इलायची	पाचन विकार, मुँह से दुर्गंध, अवसाद, जेनिटोयूरिनरी विकार, नपुंसकता, मुख संबंधी विकार, हिचकियाँ	सेवन करें
अमलतास	क़ब्ज़, उदर-स्फीति, बुखार, जुक़ाम, त्वचा के विकार, स्वादेन्द्रियाँ बेअसर होना	खाएँ-पिएँ, प्रभावित स्थान पर लेप करें
अरंडी के बीज	रूसी, क़ब्ज़, रिह्यूमेटिज़्म, त्वचा के संक्रमण	लोशन के रूप में लेप करें और तेल के रूप में मालिश करें
अजवाइन	रिह्यूमेटिज़्म, गठिया, रक्त विकार, अपचन, गुर्दे और पित्ताशय, सामान्य कमज़ोरी, अनिद्रा, श्वसन तंत्र का संक्रमण, स्नायु विकार	किसी भी रूप में खानपान में इस्तेमाल करें
चिकोरी	एनीमिया, क़ब्ज़, विटामिन ए की कमी, बुखार और पित्ताशय की बीमारियाँ, श्वसन तंत्र की बीमारियाँ	किसी भी रूप में खानपान करें
दालचीनी	सर्दी-जुक़ाम, सिरदर्द, मुँहासे, मुँह से दुर्गंध, मतली, उल्टी, उदर-स्फीति, अपचन, डायरिया	किसी भी रूप में खानपान में इस्तेमाल
लौंग	दमा, दाँतों में दर्द, कानों में दर्द, पेशीय संकुचन सिरदर्द, कफ़, स्टाई, पाचन विकार	किसी भी रूप में खानपान में इस्तेमाल
धनिया	उच्च कोलेस्टेरॉल स्तर, त्वचा के विकार, कंजंक्टिवाइटिस, मासिकधर्म के दौरान अत्यधिक मात्रा में रक्तस्राव	किसी भी रूप में खानपान में इस्तेमाल
जीरा	पाचन विकार, बवासीर, वृक्क में शूल-दर्द, अनिद्रा, जुक़ाम, याद्दाश्त जाना, बालतोड़, स्कॉर्पियन स्टिंग	सेवन करें, प्रभावित स्थान पर लेप करें
करीपत्ते	मधुमेह, पाचन विकार, गुर्दा विकार, बालों का समय से पहले सफ़ेद होना, जलना और खरोंच-चोट, कीड़े का काटना, हेयर टॉनिक के रूप में।	खाएँ, प्रभावित स्थान पर लेप करें
मेथी	ख़ून की कमी, बुखार, पाचन विकार, श्वसन तंत्र, मुँह से दुर्गंध और शरीर से गंध, गले में पीड़ा, रूसी, मधुमेह, मुँह का अल्सर, ल्यूकोरिया, जलना, सूजन।	खाएँ, प्रभावित स्थान पर लेप करें

लहसुन	अस्थमा, उच्च रक्तचाप, दिल का दौरा, कैंसर, रिह्यूमेटिज़्म, पाचन विकार, त्वचा के विकार, रक्त विकार, ज़ख़्म और अल्सर, श्वसन तंत्र का संक्रमण	खाएँ, प्रभावित स्थान पर लेप करें
अदरक	खाँसी और जुकाम, श्वसन विकार, नपुंसकता, पाचन विकार, मासिकधर्म संबंधी विकार, दर्द।	खाएँ, प्रभावित स्थान पर लेप करें
मेंहदी	पेचिश, यकृत विकार, सिरदर्द, त्वचा के विकार, गले में पीड़ा, अघौरी, गंजापन, मासिकधर्म में अत्यधिक रक्तस्राव, ल्यूकोरिया	खाएँ, प्रभावित स्थान पर लेप करें
पुनर्नवा	अस्थमा, बुखार, त्वचा की बीमारियाँ, पेट के विकार, एसाइटिस-जलोदर	खाएँ, प्रभावित स्थान पर लेप करें
तुलसी	बुखार, गले में पीड़ा, श्वसन संक्रमण, मुँह का संक्रमण, हृदय रोग, पथरी, तनाव, त्वचा, दाँत और आँखों के विकार, सिरदर्द, कीड़े काटना	खाएँ, प्रभावित स्थान पर लेप करें
आँवला	मधुमेह, हृदय रोग, बुढ़ापा, श्वसन विकार, आँतों में कीड़े, हृदय का तेज़ गति से धड़कना, रिह्यूमेटिज़्म, डायरिया, पेचिस, आँखों के विकार, हेयर टॉनिक के रूप में	खाएँ, प्रभावित स्थान पर लेप करें
जटामाँसी	स्नायु और आक्षेप संबंधी विकार, श्वसन विकार, आँतों में कीड़े, हृदय का तेज़ गति से धड़कना, मासिकधर्म संबंधी विकार, हेयर टॉनिक के रूप में	खाएँ, प्रभावित स्थान पर लेप करें
ईसबगोल	बवासीर, पेचिस, पेट में दर्द, आर्टिरियोस्क्लेरोसिस, रिह्यूमेटिज़्म, हाथ या पैर की उँगली के सिरे पर फोड़ा होना	खाएँ, प्रभावित स्थान पर लेप करें
मुलेठी	गले में दर्द, खाँसी, क़ब्ज़, पेप्टिक अल्सर, पेशीय दर्द, पेट में दर्द, मुँह के विकार, ज़ख़्म, कॉर्न्स	खाएँ, प्रभावित स्थान पर लेप करें
महुआ	मधुमेह, बवासीर, ब्रोंकाइटिस, शुक्रग्रंथि का शोथ, टॉन्सिलाइटिस, एक्ज़ीमा, रिह्यूमेटिज़्म, मसूढ़ों से रक्तस्राव, डर्माटाइटिस	खाएँ, प्रभावित स्थान पर लेप करें
नीम	त्वचा के विकार, बवासीर, बालों के विकार, आँखों के विकार, मुख के विकार, कान के विकार, मलेरिया, कोढ़	खाएँ, प्रभावित स्थान पर लेप करें
जायफल	पानी की कमी, अनिद्रा, पाचन और त्वचा के विकार, रिह्यूमेटिज़्म, जुक़ाम	खाएँ, प्रभावित स्थान पर लेप करें
प्याज	ख़ून की कमी, दिल का दौरा, बवासीर, दन्त-त्वचा, कान और मूत्र के विकार, श्वसन तंत्र संबंधी बीमारियाँ, उल्टी और डायरिया	खाएँ, प्रभावित स्थान पर लेप करें
पारस्लेय	उच्च रक्तचाप, पाचक, जेनिटोयूरिनरी, आँख, मासिकधर्म संबंधी विकार, मुँह की दुर्गंध, बालतोड़, कीड़ों का काटना और ज़ख़्म	खाएँ, प्रभावित स्थान पर लेप करें

पीपल	दिल का दौरा, क़ब्ज़, पेचिस, बालतोड़, मम्प्स, खरोंच-चोट और ज़ख़्म	खाएँ, प्रभावित जगह लेप करें
कालीमिर्च	खाँसी, नपुंसकता, याद्दाश्त जाना, पायरिया, मसूढ़ों से रक्तस्राव, पेशीय दर्द	खाएँ, प्रभावित जगह लेप करें
शर्पगंधा	उच्च रक्तचाप, अर्टिकेरिया, अनिद्रा, हिस्टीरिया, विक्षिप्तता	खाएँ, प्रभावित जगह लेप करें
चंदन	जेनिटोयूरिनरी विकार, बुखार, त्वचा की बीमारियाँ, गैस्ट्राइटिस, पेचिस, अघौरी	तेल या इमल्शन के रूप में, खाएँ, लेप करें
इमली	जुक़ाम, बुखार, पेचिस, अपचन, उदर स्फीति, उल्टी, भूख न लगना, जलना, गले में दर्द और गठिया	खाएँ, प्रभावित जगह लेप करें
हल्दी	आँतों को एंटीसेप्टिक के रूप में, जलना, ख़ून की कमी, खाँसी और जुक़ाम, अस्थमा, मोच, बालतोड़, त्वचा के विकार, खसरा	खाएँ, प्रभावित जगह लेप करें
जलकुंभी	एनीमिया, अस्थमा, हाइपोथायरॉइडिज़्म, बवासीर, त्वचा के विकार, कुपोषण, हिचकियाँ	खाएँ, प्रभावित जगह लेप करें
अश्वगंधा	सामान्य कमज़ोरी, रिह्यूमेटिज़्म, पाचन और त्वचा के विकार, अनिद्रा, जुक़ाम, स्त्रियों का बाँझपन, टीबी	खाएँ, प्रभावित जगह लेप करें
अशोक	बवासीर, पेचिस, मधुमेह, गर्भाशय के विकार	खाएँ
घृतकुमारी	यकृत विकार, अपचन, आँतों में कीड़े, जुक़ाम, रिह्यूमेटिज़्म, त्वचा के विकार	खाएँ, प्रभावित जगह लेप करें
बेर	मंदबुद्धिता, जुक़ाम, बवासीर, मुँह, पेट, त्वचा और बालों के विकार, कंजक्टिवाइटिस	खाएँ, प्रभावित जगह लेप करें
इकिनेसिया	प्रतिरक्षा क्षमता बढ़ाता है, श्वसन और त्वचा के संक्रमण	खाएँ, प्रभावित जगह लेप करें
साइबेरियन गिनसेंग	एडॉप्टोजेन, एंटी एंग्जायटी, शारीरिक और मानसिक प्रदर्शन सुधारने वाला	खाएँ
स्पिरूलिना	मुँह की दुर्गंध, पूरक पदार्थ के रूप में	खाएँ
सेंट जॉन्स वॉर्ट	अवसाद, वायरल और बैक्टीरिया संक्रमण, बवासीर, फ़ाइब्रोमाएल्जिया, प्री मैन्सट्रुअल सिंड्रोम, जीर्ण दर्द, वज़न घटाने में मद करता है	खाएँ, प्रभावित जगह लेप करें
व्हाइट विलो बार्क	तीव्र और जीर्ण दर्द, सिरदर्द, माँसपेशियों में दर्द, गठिया, बुखार	खाएँ, प्रभावित जगह लेप करें

जड़ी-बूटियों का चिकित्सकीय उपयोग

चिकित्सकीय उपयोग	जड़ी-बूटियों के नाम
गर्भस्त्रावक (जिससे गर्भस्त्राव हो जाता है)	पेनीरॉयल (पुदीना एक प्रकार का), घृतकुमारी, चंदन
एडेप्टोजन (शरीर और मस्तिष्क को तनाव के अनुकूल बनाने वाला)	साइबेरियन गिनसेंग, नेटल की पत्तियाँ, सार्सपरिला (चिरायता), मुलेठी की जड़ और अश्वगंधा
अल्टरेटिव (मेटाबोलिक टॉक्सिन को हटाकर लंबी बनी रहने वाली स्थिति को परिवर्तित या बदलने वाला)	गिनसेंग, घृतकुमारी, चंदन, लाल मिर्च, बरडॉक, काली मिर्च, दालचीनी, लोहबान या गंधरस और कुसुम
पीड़ाहारी	कपूर, चामोमाइल, दालचीनी, लौंग, इकिनेसिया, चमेलिया का फूल, फ़ीवरफ़्यू जड़ी-बूटी, पत्तागोभी की पत्तियाँ, विंटरग्रीन की पत्तियाँ, पैशन फ़्लावर जड़ी-बूटी और फूल
एनिस्थेटिक (सर्जिकल एनिस्थीसिया के लिए)	अशोक, कालामस, गडमार और जटामाँसी
एन्थेल्मिनेथिक (आँतों के कीड़ों के लिए)	पाउ डे आर्को, गोल्डनमील, वॉर्मसीड, वॉर्मवुड, अजवाइन, लाल मिर्च, मिर्च और कद्दू के बीज
ऐनॉडाइन (पेशियों का दर्द कम करता है, शांत करता है)	अशोक, बारबेरी, कैडर और अदरक
जलन और ऐसिडिटी के लिए	माशमैलो की जड़ और पत्तियाँ, मेडोस्वीट जड़ी-बूटी, हॉप्स के फूल और स्वीट फ्लैग
एंटीबायोटिक के लिए	हल्दी और इकिनेसिया
डायबिटिस के लिए	अमालाकी, ब्लैकबेरी, मेथी, गडमार, सनाय की पत्तियाँ, शिलाजीत
डायरिया के लिए	ब्लैकबेरी, कॉम्फ्रे, किरात, कुटकी, लाल रास्पबेरी और यलो डोक, काली मिर्च और अदरक
उल्टी रोकने के लिए	लौंग, करौंदा, अदरक, रास्पबेरी
बुखार घटाने के लिए	अमालाकी, कालीमिर्च, ब्रिहाटी, निरगुंडी, कुसुम और चंदन
एंटी सेप्टिक के लिए	घृतकुमारी, चित्राक, गोकशुरा, गडमार, चंदन और हल्दी
एंटी स्पाज़्मोडिक (मांस पेशियों को शांत कर पीड़ा हरने वाला) के लिए	चामोमाइल, अश्वगंधा, तुलसी, कैलामस, गुग्गुल, मुलेठी, लोहबान या गंधरस, सुगंधित वनस्पति, गोटु कोला, जटामाँसी, पुदीना, चंदन और स्पियरमिंट।

हल्का दस्तावर	रेवंतचीनी
भूख बढ़ाने वाला	इलायची, करौंदा
स्तंभक	अमालाकी, अर्जुन, अशोक, दालचीनी, जैसमिन, चमेली, चंदन और बालासम
रक्तशोधक	घृतकुमारी, बारबेरी, चिरायता, जेन्शियन, किरात, कुटकी, गोल्डनसील।
कार्मिनेटिव (वातहर)	चामोमाइल, गुलदाउदी, करौंदा, सौंफ, नीबू, पुदीना, स्पिअरमिंट, अजवाइन, तुलसी, कालामस, इलायची, दालचीनी, अदरक और हल्दी
कैथेटिक (दस्तावर, विरेचक)	अंजीर, आलूबुखारा, मुलेठी, कुसुम, सनाय की पत्ती, अरंडी का तेल, घृतकुमारी
कोलागोग (लीवर से पित्त का बहाव बढ़ाता है)	आर्का, गुड्डुची, मुलेठी, कुसुम, सनाय की पत्ती, शीशम के बीज
डिमल्सेंट (शांति देने वाली, ऊतकों के शोथ से सुरक्षा करता है, आराम देती है)	जौ, मुलेठी, अलसी, जैतून और बादाम का तेल
पाचक	करौंदा, जीरा, सेंधा नमक, हल्दी
डिस्इन्फेक्टैंट	अपामार्ग, आर्का, गुडाची, कटुका, चंदन
ड्यिूरेटिक (मूत्र की मात्रा बढ़ाता है)	पार्सली, अपामार्ग, अश्वगंधा, बारबेरी, इलायची, दालचीनी, अदरक, गोटु कोला, गोकशुरा, गुडाची, मुलेठी और चंदन
इमेटिक (उल्टी कराने वाली)	पीपली, सेंधा नमक, वाचा, इपिकाक, लोबीलिया, अपामार्ग, आर्का, चक्रमर्दा, चित्राक, मुलेठी
इमेनगॉग (मासिक रक्तस्राव बढ़ाने वाली)	कैमोमाइल, घृतकुमारी, एंजेलिका, हिबिस्कस, चमेली, पीअनी, गुलाब और केसर
इमॉलिएंट (त्वचा को नर्म और शांत करने वाला)	तेल, शहद, पाव या चारे का पुल्टिस, गाजर, शलगम
ऍराइन (नाक से स्राव बढ़ाने वाली, छींक लाने वाली)	कालीमिर्च, अदरक, अमालाकी, अपामार्ग, आर्का
एक्सपेक्टोरेंट (फेफड़ों से कफ़ निकालने वाला)	अदरक, मुलेठी, कैलामस, इलायची, दालचीनी, लौंग, सेज, यूकेलिप्टस, थाइम, वाइल्ड चेरी

गैलेक्टरोगॉग (स्तनों से अधिक दूध निकालने वाला)	जीरा, सौंफ, मस्टा, पीपली
हेमोस्टैटिक (रक्तस्राव रोकता है, रक्त साफ़ करता है)	दूर्वा, गोल्डनसील, लाल रसभरी, हल्दी, दालचीनी, अदरक
हिपेटिक (यकृत के लिए हितकर और पित्त का स्राव बढ़ाता है)	गोल्डनसील
लैग्ज़ेटिव	अरंडी का तेल, अलसी के बीज, साइलम, रूबर्ब , सनाय की पत्ती,
लिथोट्रिप्टिक (गुर्दे या मूत्राशय में पथरी का गलना)	अर्जुन, आर्का, अमालाकी।
नर्वाइन (तंत्रिकाओं का शमन करता है, राहत प्रदान करता है)	अश्वगंधा, बाला, गडमर
पार्ट्युरिफैशिएंट (बच्चे का जन्म कराने में मदद)	जौ, पीपली
परगेटिव (प्रबलता से बड़ी आँत खाली करना)	घृतकुमारी, विरेचक औषधि, मुलेठी, रूबर्ब , कुसुम, सनाय की पत्ती
रेफ्रिजरेंट (शरीर का तापमान कम करने वाली औषधि)	घृतकुमारी, ओरिएंडर, अदरक, हिबिस्कस, संतरा, नीबू, मुलेठी, चंदन
रुबिफेशिएंट (रक्त प्रवाह बढ़ने से त्वचा लाल होना)	काली मिर्च, केयेन, अदरक, मुलेठी, सरसों
सियालेगॉग (लार का स्राव बढ़ाने वाला)	आर्का, काली मिर्च, चित्राक, अदरक, मुलेठी
उत्तेजक (किसी तंत्र या अंग की सक्रियता या दक्षता बढ़ाना, टॉनिक से भी तेज़ी से काम करना)	केयन, कपूर, इफ्रेडा, झड़बेरी का अर्क, पीले गोखरू का जूस, चंदन, गोटू कोला, गुग्गुल, लोहबान या गंधरस
स्टॅमकिक (पेट को मज़बूती और लय प्रदान करना, पाचन बढ़ाना और अच्छी भूख लगना)	अमालाकी, बिल्वा, काली मिर्च, इलायची, देवदार , चित्राक, जीरा, अदरक, मुलेठी, हल्दी
टॉनिक (पूरे तंत्र को मज़बूती देना)	घृतकुमारी, बाला, बारबेरी , चिरायता, गुडुची, कैटुका, जेन्शियल, गोल्डनसील
टॉनिक (पोषक तत्व) शरीर के किसी हिस्से या पूरे तंत्र की लय वज़न बढ़ाकर या पोषण करके स्थायी रूप से बढ़ा देना	अमालाकी, अश्वगंधा, ईख, नारियल, कोरिएंडर, खजूर
टॉनिक्स (रियूवेनेटिव) कोशिकाओं और ऊतकों का पुनरुत्पादन, आयु को बढ़ावा देना	अश्वगंधा, गुग्गुल, हरीतकी, कालामस, घृतकुमारी, अमालाकी, गोटु कोला, केशर

वल्नेरेरी (ताज़ा कटना या ज़ख़्मों के इलाज में इस्तेमाल, आमतौर पर पुल्टिस के रूप में प्रयोग, उपचार पदार्थ)	घृतकुमारी, कपूर, शहद, मुलेठी, मार्शमैलो, हल्दी और स्लिपरी एलम

बीमारियों के बदलते स्वरूप के चलते जिस तरह वैकल्पिक चिकित्सा द्वारा समाधान उपलब्ध कराए जा रहे हैं, उसे देखते हुए आगे चलकर चिकित्सा क्षेत्र में जूड़ी-बूटियों की महत्वपूर्ण भूमिका सुनिश्चित है।

10

आरोग्यता क्षेत्र में भविष्य की संभावनाएँ

आरोग्यता (wellness) को अच्छे स्वास्थ्य की गुणवत्ता या अवस्था के रूप में परिभाषित किया गया है, ख़ासकर एक सक्रिय इच्छित लक्ष्य के रूप में। आरोग्यता उद्योग (wellness industry) 21वीं सदी का सबसे तेज़ बढ़ता अवसर है। इसका 1990 के दशक में अस्तित्व भी नहीं था, लेकिन सन् 2003 में इसने 200 बिलियन डॉलर से अधिक ब्रिकी राजस्व उत्पन्न किया।

सूचना तकनीक के बाद यह सबसे तेज़ बढ़ता उद्योग है। उद्योग विश्लेषकों ने भविष्यवाणी की है कि अगले साल से आरोग्यता उद्योग दुनियाभर में 78 ट्रिलियन डॉलर से अधिक की कमाई करेगी।

दरअसल, आरोग्यता उद्योग माँग आधारित है। बेहतर स्वास्थ्य और स्वस्थ जीवनशैली नई पीढ़ी के उन पेशेवरों के लिए उच्च माँग वाली वस्तु बन गई है, जो स्वस्थ रहना चाहते हैं और भरपूर जीना चाहते हैं। हम आरोग्यता के युग में रह रहे हैं, जिसमें स्वास्थ्य और आरोग्य के क्षेत्र में तेज़ी से दिलचस्पी बढ़ रही है। इसके परिणामस्वरूप उत्पाद मिश्रण, सेवाओं और खुदरा व्यापारियों के स्रोत में महत्वपूर्ण बदलाव आएगा। एक ऐसी दुनिया होगी, जहाँ हर उत्पाद कुछ न कुछ आरोग्य लाभ देगा। जो खुदरा कारोबारी आरोग्य की बड़ी संकल्पना अपनाएँगे, वे अपने हित के लिए बाज़ार का रुख भी मोड़ देंगे।

लोग अच्छा दिखना चाहते हैं तथा दीर्घायु जीवन चाहते हैं। अब उन्हें यह सब करने के लिए अधिक प्रेरणा व अधिक धन मिलने लगा है, इसलिए वे ऐसा कर रहे हैं। इसके चलते व्यवहार में बड़ा बदलाव आएगा। अब चूँकि विज्ञान आहार से जुड़ रहा है और स्वास्थ्य मज़बूत से मज़बूत होता रहा है, इसलिए लोग अब अपनी प्राथमिकताओं को फिर से व्यवस्थित करने लगे हैं।' इस बात के समर्थन में पर्याप्त प्रमाण हैं कि आरोग्यता युग भविष्य का विभक्ति बिंदु (future inflection point) बन रहा है (किसी उद्योग या किसी एक कंपनी के इतिहास का ऐसा महत्वपूर्ण बिंदु, जो स्थायी और सतत बदलाव का संकेत देता है)।

पेप्सीको इंडिया के एक्ज़ीक्यूटिव डायरेक्टर (इनोवेशंस) गीतू वर्मा कहते हैं कि 'स्वास्थ्य तथा आरोग्य आज महत्वपूर्ण बन गए हैं और कोई भी इन्हें नज़रअंदाज़ नहीं कर सकता। हर वह कारोबारी, जो भविष्य के रुझान से जुड़ना चाहता है और प्रभावी रूप से ग्राहकों की सेवा करता है, इससे जुड़े प्रासंगिक उत्पाद बाज़ार में उतारने और पोर्टफोलियो सक्रिय करने के रूप में बदलने के बारे में सोचेगा।'

नेसले इंडिया के कॉरपोरेट कम्युनिकेशन हेड, हिमांशु मांगलिक सहमत हैं- 'स्वास्थ्य और आरोग्य कोई (नया) आंदोलन नहीं है, बल्कि यह उस ज़रूरत की क्रमिक रूप से बढ़ती पहचान है, जो हमेशा से मौजूद थी। यह उपभोक्ताओं के लिए चुनने की कसौटी बनता जा रहा है।' दरअसल स्वास्थ्य और आरोग्य के प्रति चेतना बढ़ती जा रही है। इस बात का प्रमाण है मॉर्गन स्टैनले की रिपोर्ट। इसमें बताया गया है कि 32 प्रतिशत भारतीय डिब्बाबंद खाद्य पदार्थ ख़रीदते वक़्त हमेशा पैकेट पर पोषक तत्वों की जानकारी की जाँच करते हैं। यह आँकड़ा वैश्विक जागरूकता के 20 प्रतिशत से अधिक है। इस तरह भारत को उच्च जागरूकता स्तर वाले विश्व के पाँच देशों में शामिल किया गया है। स्पष्ट है कि स्वास्थ्य जीने का एक तरीक़ा बन गया है और कोई भी कारोबारी इस बदलते रुझान को अपने जोख़िम पर ही नज़रअंदाज़ करेगा। वास्तव में अब तक यह स्थापित हो चुका है कि स्वास्थ्य और आरोग्य कैलोरी लेना और कैलोरी जलाना ही नहीं है, बल्कि यह उपभोक्ता की बदली हुई खानपान की ज़रूरत का प्रबंध करना है। मॉर्गन स्टैनले रिपोर्ट के मुताबिक़, सौंदर्य और पोषक उत्पाद एफ़एमसीजी कंपनियों के लिए बढ़ोतरी के प्रमुख स्रोत के रूप में उभरते जा रहे हैं।

पारंपरिक रूप से, नवाचारी उत्पाद वैज्ञानिक शोधों के कारण उपलब्ध होते हैं। इन शोधों की बदौलत ही आविष्कार, नए उत्पाद का विकास और वहन करने लायक़ निर्माण तंत्र बनता है। ऐसा ही आरोग्यता उद्योग में है। यह उद्योग जैव-विज्ञान और कोशिकीय रसायन में नई खोज के फलस्वरूप अपने पंख फैला रही है।

यह उद्योग फ़िलहाल जीवन के सबसे महत्वपूर्ण मुद्दे से जूझ रही है और मानव अस्तित्व की कुछ शेष रहस्यों (बुढ़ापा और चिरायु) को सुलझा रही है। इस पर अभी आधुनिक तकनीक की छाप पड़ना शेष है।

ताज़ा शोध बताते हैं कि हमारा आहार और जीवनशैली हमारे जीन्स के साथ काम करने के बजाय, इसके विरुद्ध कार्य कर रहे हैं। इसका कुल प्रभाव हमारी कमर के माप के लिए भारी पड़ रहा है। इसमें हमारी संपूर्ण सेहत का कहीं उल्लेख नहीं है।

'लेकिन प्रमाणित सिद्धांतों के ज़रिये, जिनमें हमारे शरीर का ही बचावकारी तंत्र की तरह इस्तेमाल होता है, हम इस रुझान को पलटने की प्रक्रिया शुरू कर सकते हैं और लोगों की न सिर्फ़ वज़न कम करने में मदद कर सकते हैं, बल्कि उन्हें बीमारी का मेजबान बनने से भी रोक सकते हैं। उन्हें स्वास्थ्यप्रद और अधिक पौरुष वाला जीवन जीने में मदद कर सकते हैं।'

-डॉ. चिल्टन

डॉ. चिल्टन का पोषक तत्वों/जीन की पारस्परिक क्रिया पर ताज़ा शोध जीन स्मार्ट प्रोग्राम के विकास में महत्वपूर्ण भूमिका निभा चुका है। यह शोध जरनल ऑफ़ बायोलॉजी केमिस्ट्री में 5 जून, 2009 के अंक में प्रकाशित हुआ था। यह पाँच मुख्य सिद्धांतों पर केंद्रित है-

1. पॉलीफ़िनोल्स बढ़ाना- अधिक से अधिक मात्रा में गहरे रंग वाले फल और सब्ज़ियाँ खाएँ। अधिक मात्रा में 100 फ़ीसदी फलों का जूस, ग्रीन टी, रेड वाइन और गहरे रंग की चॉकलेट खाएँ।

2. ओमेगा को जोड़ें : ओमेगा-3 का उपभोग बढ़ाएँ। अधिक मछली खाकर और उच्च गुणवत्ता के फ़िश ऑइल सप्लीमेंट के ज़रिये ईपीए और डीएचए एसिड के साथ 1,250-1,500 मिग्रा का लक्ष्य रखें। विशेष ओमेगा-6, जिसे जीएलए भी कहा जाता है, की 400-500 मिग्रा मात्रा का भी रोज़ाना सेवन करें।

3. रेशे बढ़ाएँ- प्रति 1,000 कैलोरी के उपभोग पर प्रतिदिन के रेशे के उपभोग की मात्रा 14 से 16 ग्राम बढ़ाएँ, या 2,000 कैलोरी आहार के लिए 30 ग्राम रेशों का सेवन करें

4. कैलोरी घटाएँ- यदि आपका वज़न अधिक है, तो अपनी रोज़मर्रा की कैलोरी खपत 20 से 30 प्रतिशत तक घटाएँ, जो आपका वर्तमान वज़न बनाए रखने के लिए ज़रूरी हो।

5. शोथ घटाने के लिए व्यायाम करें- हर सप्ताह 5 दिन, कम से कम 30 मिनट पूरे शरीर की शोथ कम करने पर केंद्रित रखते हुए व्यायाम करें।

वैज्ञानिक ढंग से बात करें, तो इंसानियत मानव शरीर को कोशिकीय स्तर पर समझने के एक सुनहरे युग के किनारे पर खड़ी है कि यह क्यों और कैसे बुढ़ाता है, कैसे बीमार पड़ता है और अचानक मर जाता है। लोकतंत्र राजनीति में ठीक है, लेकिन यह उस कारोबारी परिवेश में नहीं चल सकता, जो आरोग्यता उद्योग जैसे नवीनतम विज्ञान से चलता है।

डीएनए सक्रियता की नई समझ और जेनेटिक कोड तोड़ने की संभावना इस उद्योग को हमारी वर्तमान कारोबारी कल्पना से परे, वृद्धि की ओर ले जाएगी।

व्यक्ति की वास्तविक आयु से परे, छोटे डीएनए का उम्रदराज आंतरिक आयु के साथ परस्पर संबंध जोड़ा गया और लंबे डीएनए को एक युवा आतंरिक उम्र का निर्देश दिया गया। हर वक़्त एक कोशिका ख़ुद को दोहराती है, इसलिए इसे नया डी.एन.ए. सेट बनाने की ज़रूरत पड़ती है। हालाँकि हर दोहराव के साथ डी.एन.ए. का एक छोटा हिस्सा नष्ट हो जाता है। डी.एन.ए. का यह नुक़सान उसके एक हिस्से की लड़ी के अंत में होता है, जो किसी भी जीन्स के साथ कोड नहीं बनाती। डी.एन.ए. के इन सिरों को टीलोमेयर्स कहा जाता है। ऐसे कोशिकीय दोहराव की संख्या बहुत कम होती है, जो महत्वपूर्ण डी.एन.ए. खोने से पहले होते हैं और कोशिका मर जाती है।

टीलोमेयर जितना लंबा होगा, उतनी ही लंबी कोशिका दोहराव कर सकती है। टीलोमेयर की लंबाई पर ही स्वास्थ्य और दीर्घायुता की कुंजी की कल्पना की गई है। इसलिए लंबे टीलोमेयर छोटे टीलोमेयर से ज़्यादा बेहतर होते हैं।

इंसानों में, यह देखा गया है कि टीलोमेयर की लंबाई जीवनशैली में बदलावों मसलन तनाव में कमी और व्यायाम के ज़रिये बढ़ाई जा सकती है। हाल ही में नेशनल इंस्टिट्यूट ऑफ़ एनवायरॅनमेंट हेल्थ साइंसेज़ के शोध में पाया गया कि रोज़ मल्टीविटामिन के सेवन के बाद टीलोमेयर्स की लंबाई महत्वपूर्ण रूप से बढ़ गई।

हालाँकि वह बहुत छोटा अध्ययन था, जिसमें सिर्फ़ 58 महिलाएँ शामिल थीं, लेकिन टीलोमेयर की लंबाई में सुधार आँकड़ों के मान से महत्वपूर्ण था। टीलोमेयर की लंबाई में औसतन बढ़ोतरी 5.1 प्रतिशत थी, और यह बहुत थी। साथ ही, विटामिन ई और विटामिन सी भी सबसे महत्वपूर्ण दिखाई देते हैं। विटामिन सी और विटामिन ई का टीलोमेयर की लंबाई पर अन्य विटामिनों के मुक़ाबले बहुत अच्छा प्रभाव था।

यह शोध इसलिए भी महत्वपूर्ण है, क्योंकि यह स्वास्थ्य पर अच्छे पोषण का प्रभाव रेखांकित करता है। ऐसे कई विस्तृत चिकित्सीय शोध हैं, जो यह संकेत दे रहे हैं कि औसत भारतीय भोजन में विटामिन, खनिज और अन्य अनिवार्य पोषक तत्व दयनीय रूप से कम होते हैं।

एक नए शोध में यह पाया गया है कि मछली और ओमेगा-3 वसा की ख़ुराक किशोरों के बोध को सालों तक लाभान्वित कर सकता है। ओमेगा-3 वसा मस्तिष्क में पाए जाने वाले बीडीएनएफ़ (brain derived neurotrophic factor) नामक स्नायु रसायन का स्तर बढ़ा देता है। यह बीडीएनएफ़ मस्तिष्क में ऑक्सीकारी तनाव (oxidative stress) को कम करता है और कोशिका भित्ति को अधिक तरल बनाता है। इससे इनकी कार्य-क्षमता बढ़ती है और रक्तशर्करा का उपयोग भी बढ़ता है। साथ ही यह कोशिका के ऊर्जा बनाने वाले हिस्से, यानी माइटोकॉन्ड्रिया के कार्य को भी बढ़ा देता है।

सबसे बड़ा आश्चर्य यह था कि ओमेगा-3 फैटी एसिड की कमी के कारण अमेरिका में सन् 2005 में 96,000 मौतें हुईं।

एक अन्य नए शोध में पाया गया है कि सभी अनाज रक्तचाप में भी मदद कर सकते हैं। सभी अनाज इंसुलिन सुग्राह्यता, रक्त नलिका कार्य, और भोजन के बाद 'संपूर्णता' (संतुष्टि) को बनाए रखकर रक्तचाप पर स्वास्थ्यवर्धक प्रभाव डालते हैं।

एक नए शोध में पाया गया है कि सोया फेफड़े को भी मदद करता है।

सोया का बढ़ा हुआ उपभोग सीओपीडी और श्वास की परेशानी का ख़तरा घटाने से जुड़ा हुआ था।

बैरेट्स इसोफ़ेगस एक गैस्ट्रोइसोफ़ेगल रिफ़लक्स डिज़ीज (जीईआरडी) है, जिसमें हर हफ़्ते दो बार से ज़्यादा लगातार एसिड रिफ़लक्स निकलती है। इससे ग्रासनली (esophagus) का कैंसर हो सकता है। फल और सब्ज़ियों की मात्रा बढ़ाकर बैरेट्स इसोफ़ेगस के उपचार से बचा जा सकता है।

विटामिन सी की उच्च मात्रा से मूत्र में यूरिक एसिड का स्राव बढ़ सकता है, जिससे गठिया से बचाव में मदद मिल सकती है।

विज्ञान में सर्वश्रेष्ठ मस्तिष्क शासन करते हैं। आरोग्यता उद्योग आने वाले समय में देश के स्वास्थ्य और समृद्धि पर राज करेगी।

आरोग्य संकल्पना द्वारा जो गुणवत्ता अपनाई जाएगी, वह जोखिम को घटाने और चिकित्सीय प्रबंधन से बढ़कर होगी। उसे प्राथमिक रूप से पहले जीवन की गुणवत्ता बढ़ाने पर ज़ोर देना होगा। वास्तविक आरोग्य (real wellness) का मुख्य अवयव स्वास्थ्य का प्रोत्साहन होगा न कि बीमारी की रोकथाम। आश्चर्यजनक जैव-प्रौद्योगिकी आविष्कार अगले कुछ दशक में यह संभव बना सकते हैं कि वे शरीर के उस तंत्र को ही बंद कर दें, जो बीमारी और बुढ़ापे का कारण बनते हैं। कोशिकीय स्तर पर पोषण के दख़ल और शरीर के ख़राब अंगों को पोषकीय मदद से री-इंजीनियर करके ही ऐसा संभव होगा।

इनमें से अधिकांश चीज़ें फ़िलहाल उपलब्ध नहीं हैं, लेकिन मानव शरीर के जैविक कार्य के कुछ नए आविष्कार इसे कुछ सालों में उपलब्ध बना देंगे। बीमारी मिटाने के कारोबार से अलग आरोग्य कारोबार सहज विकसित होता है। लोग स्वेच्छा से इसके ग्राहक बनते हैं, क्योंकि वे दीर्घायु जीवन चाहते हैं, स्वास्थ्यवर्द्धक महसूस करना चाहते हैं और बेहतर दिखना चाहते हैं।

उत्पाद और सेवाएँ प्रोएक्टिव रूप से लोगों को उपलब्ध करा दी गई हैं, जिससे वे अपनी स्वास्थ्य अवस्था को बढ़ाएँ। आरोग्यता व्यवसाय अपने भावी मरीजों को उनका ख़ुद का प्राथमिक डॉक्टर बनने का अधिकार देता है, क्योंकि यह उद्योग स्वस्थ जीवन की संस्कृति को प्रोत्साहित करता है।

अब यह बात प्रमाणित है कि मानव की लंबी आयु का राज़ अच्छे पोषण में है न कि दवाओं में। दवा सिर्फ़ मरम्मत का कार्य करती है।

उपचार के क्षेत्र में, नई तकनीकों का विकास जैसे न्यूट्रिजेनोमिक्स (डीएनए विश्लेषण) जीवनशैली संबंधी बीमारियाँ विकसित होने के ख़तरा की लगभग सटीक भविष्यवाणी कर सकता है। विज्ञान की ऐसी खोजों से बचाव मसौदे की योजना बनाने और उसे लागू करने में मदद मिलती है। साथ ही यह सुनिश्चित करने में मदद मिलती है कि जीवनशैली संबंधी बीमारियों और क्षयकारी बीमारियों का ख़तरा कम से कम हो।

आरोग्यता उद्योग की व्यापक बढ़ोतरी संभावना को ध्यान में रखकर, कंपनियों ने उत्पादों की नई शृंखला और सेवाओं के रूप में बड़े विस्तार की योजना बना रखी है। उत्पादों की शृंखला के विस्तार और नए मार्केट सेगमेंट खोलने से कारोबारी अवसर बनेंगे और उद्यमियों को भारी मात्रा में वित्तीय लाभ होगा।

आरोग्यता उद्योग का वित्तीय पॉवरहाउस इसके उत्पादों और सेवाओं की कारोबारी विशिष्टताओं में है।

किसी व्यक्ति को शक्तिशाली महसूस कराने, युवा दिखाने या स्वास्थ्यकारी महसूस कराने से जो पुरस्कार मिलता है, उसका हर पल और हर दिन आनंद लिया जाता है। ग्राहक आगे होकर नतीजों के लिए भुगतान करते हैं।

तुलनात्मक रूप से कहना होगा कि आरोग्यता उद्योग अभी अपने शैशवकाल में है, लेकिन जल्द ही यह फौलादी उद्यमी अवसरों के साथ बड़े उद्योग के तौर पर वृद्धि करेगी।

यह पहचान लिया गया है कि बेहतर स्वास्थ्य और आरोग्यता वांछनीय हैं न कि केवल अंत के रूप में, बल्कि इसलिए भी कि यह ठोस आर्थिक लाभ लाता है। यह ऐसे संसाधन मुहैया कराता है, जिनका आगे चलकर अन्य विकास लक्ष्य हासिल करने में इस्तेमाल हो सकता है।

देश के आम लोगों का बेहतर स्वास्थ्य और आरोग्यता देश के आर्थिक विकास को परिभाषित करती है। अच्छा स्वास्थ्य हर व्यक्ति की आर्थिक उत्पादकता और देशों की आर्थिक विकास दर बढ़ाती है।

स्वास्थ्य और आरोग्यता में निवेश करने का अर्थ है आर्थिक विकास को तेज़ करना। बेहतर स्वास्थ्य देखभाल किसी भी देश में प्रतिस्पर्धी आर्थिक

विकास का बुनियादी तत्व है। सेहत की समस्याओं के हल विकास संबंधी समस्याओं के आर्थिक हल में तब्दील हो जाते हैं।

आरोग्यता उद्योग लोगों को जागरूकता और ज्ञान से सशक्त बनाती है, जिससे वे उचित स्वास्थ्य चयन कर पाएँ- दीर्घायु जीवन पाने, बेहतर महसूस करने और दिखाई देने का। आरोग्यता उद्योग के पीछे का उद्यमशील दर्शन यह है कि बीमारी के प्रकट होने से पहले ही स्वास्थ्य और जीवनशैली को सक्रिय कर दिया जाए। शोध यह बता चुके हैं कि बाज़ार में उपलब्ध खाद्य पदार्थों में औद्योगिक खाद्य परिरक्षण प्रक्रियाओं और संग्रहण के तरीक़ों के कारण प्राकृतिक पोषक तत्व कम मात्रा में बच पाते हैं।

स्वास्थ्य और जीवनशैली संबंधी बीमारियों के बचावकारी स्वास्थ्य देखभाल तथा पोषक तत्व आधारित हल दुनियाभर में सफल हो चुके हैं और ये लागत-प्रभावी साबित हो चुके हैं। किसी बीमारी से बचाव की लागत हमेशा उसके उपचार की लागत से कम होती है।

11

अपेंडिक्स-ए

स्वास्थ्य का मापदंड

1. शारीरिक मापदंड

ऊँचाई और वज़न तालिका

आयु वर्षों में	वज़न (किग्रा.)		ऊँचाई (सेमी.)	
	पुरुष	महिला	पुरुष	महिला
6	22.1	21.4	118.9	117.3
7	24.5	24.8	123.3	122.7
8	26.4	26.1	127.9	126.8
9	30.0	29.7	133.5	132.3
10	32.4	33.5	138.5	138.5
11	25.3	36.5	143.4	144.4
12	38.8	42.6	148.9	150.3
13	42.9	44.4	154.9	153.0
14	48.3	46.7	161.7	155.1
15	52.2	48.2	165.3	155.3
16	55.4	49.8	168.4	155.4
17	59.0	49.9	168.9	156.4
18	62.0	50.0	169.4	157.2

शारीरिक संरचना में अंतर को ध्यान में रखते हुए प्रत्येक वज़न श्रेणी के लिए 2 किलोग्राम का दायरा उपलब्ध कराया जा सकता है।

ऊँचाई सेमी.	इंच	पुरुष		महिला	
		न्यून. किग्रा.	अधि. किग्रा.	न्यून. किग्रा	अधि. किग्रा
152	5'-0"	55	65	45	55
155	5'-1"	56	66	46	56
157	5'-2"	57	67	47	57
160	5'-3"	58	68	48	58
162	5'-4"	59	69	49	59
165	5'-5"	60	70	50	60
167	5'-6"	61	71	51	61
170	5'-7"	62	72	52	62
172	5'-8"	63	73	53	63
175	5'-9"	64	74	54	64
177	5'-10"	65	75	55	65
180	5'-11"	66	76	56	66
182	6'-0"	67	77	57	67

डब्ल्यूएचओ की बीएमआई के लिए संदर्भ तालिका

बीएमआई								
	16.0	17.0	18.5	20.0	22.0	25.0	30.0	40.0
ऊँचाई सेमी.	छरहरापन			सामान्य		अधिक		

शारीरिक वज़न (किग्रा. में)

140	31.4	33.3	36.2	39.2	43.1	49.0	58.8	78.4
142	32.3	34.3	37.3	40.3	44.4	50.4	60.5	80.7
144	33.2	35.3	38.4	41.5	45.6	51.8	62.2	82.9

146	34.1	36.2	39.4	42.6	46.9	51.8	63.7	85.3
148	35.0	37.2	40.4	43.8	48.2	54.8	65.7	87.6
150	36.0	38.2	41.6	45.0	49.5	56.3	67.5	90.0
152	37.0	39.3	42.7	46.2	50.8	57.8	69.3	92.4
154	37.9	40.3	43.9	47.4	52.2	59.3	71.1	94.0
156	38.9	41.4	45.0	48.7	53.5	60.8	73.0	97.3
158	39.9	42.4	46.2	49.9	54.9	62.4	74.9	99.9
160	41.0	43.4	47.4	51.2	56.3	64.0	76.8	102.4
162	42.0	44.6	48.3	52.5	57.7	65.6	78.7	105.0
164	43.0	45.7	49.8	53.8	59.2	67.2	80.7	107.6
166	44.1	46.8	51.0	55.1	60.6	68.9	82.7	110.2
168	45.2	48.0	52.2	56.4	62.1	70.6	84.7	112.9
170	46.2	49.1	53.5	57.8	63.6	72.3	86.7	115.6

स्किन फोल्ड मापदंड (टोटल बॉडी फैट के लिए प्रतिशत)

स्किन फोल्ड एक मापदंड है, जो कैलिपर्स की मदद से ऊपरी भुजा के पीछे, ऊपरी भुजा के आगे (मध्य), पेट (कूल्हे के ऊपर) और पीठ के ऊपरी हिस्से (सब स्कैपुला रीजन) में लिया जाता है। चारों मापदंडों का मिलीमीटर में कुल योग निम्न तालिका के अनुसार बॉडी फैट का प्रतिशत होता है।

कुल स्किन फोल्ड मापदंड मिलीमीटर में	टोटल बॉडी फैट का प्रतिशत
1. 15 से 45 मिमी.	8 से 22
2. 46 से 75 मिमी.	23 से 30
3. 76 से 150 मिमी.	31 से 40
4. 151 से 170 मिमी.	41 से 45

व्याख्या

1. सामान्य बॉडी फैट प्रतिशत	पुरुष- 22 % तक महिलाएँ- 30% तक
2. मोटापा ग्रेड 1	40% तक

3. मोटापा ग्रेड 2 45% तक

वयस्कों में रक्तचाप का वर्गीकरण

कार्डियोवस्कुलर समस्याओं का ख़तरा न्यूनतम करने के लिए उचित रक्तचाप 120/80 मिमी.एचजी. है। हालाँकि असामान्य निम्न आँकड़ों को भी मूल्यांकन अवश्य रूप से किया जाना चाहिए।

श्रेणी	सिस्टोलिक ब्लड प्रेशर	डायस्टोलिक ब्लड प्रेशर
सामान्य रक्तचाप	130 मिमी.एचजी. से कम	85 मिमी.एचजी. से कम
उच्च रक्तचाप	130 से 139	85 से 89
चरण 1 (मध्यम) उच्च रक्तचाप	140 से159	90 से 99
चरण 2 (सामान्य) उच्च रक्तचाप	160 से179	100 से 109
चरण 3 (गंभीर) उच्च रक्तचाप	180 से 209	110 से 119
चरण 4 (बहुत गंभीर) उच्च रक्तचाप	210 या उच्च	120 या उच्च

2. जैव-रासायनिक मापदंड

हीमैटोलॉजिकल वैल्यू-

- **हीमोग्लोबिन (Hb)**

पुरुष 13.0 से 18.0 जी/डीएल.

महिला 11.5 से 16.5 जी/डीएल.

- टोटल ब्लड काउंट

  आर.बी.सी.

  पुरुष- 4.5 से 6.5×1012 /एल.

  महिला- 3.8 से 5.8×1012 /एल.

  टोटल ल्यूकोसाइट्स- 4000 से 11000/माइक्रो लीटर

डिफरेंशियल ल्यूकोसाइट्स काउंट

न्यूट्रोफिल (पोलीमोर्फ़)	–40	से 75%
लिम्फ़ोसाइट्स	–20	से 50%
मोनोसाइट्स	–02	से 10%
इओसिनोफिल	–01	से 6%
बेसोफिल्स	–00	से 1%
प्लेटलेट काउंट	–1,50,000 से 4,00,000/माइक्रो लीटर	

रक्तशर्करा स्तर

फास्टिंग – 75 से 110 मिग्रा./डीएल.

पी.पी. – <140 मिग्रा./डीएल.

ग्लूकोज़ टॉलरेंस टेस्ट–	वेनस प्लाज़्मा ग्लूकोज़ स्तर (मिग्रा./डीएल.)		
	फास्टिंग	पीक	दो घंटे
सामान्य	<115	<180	<140
इम्पेयर्ड ग्लूकोज़ टॉलरेंस	<140	>200	140–199
डेफ़िनेट डायबिटीज़	<140	>200	>200

ग्लायकोसाइलेटेड हीमोग्लोबिन– <6.5%

लिपिड प्रोफाइल

	सामान्य	बॉर्डरलाइन हाई	हाई
टोटल कोलेस्टेरॉल–	14से 200 मिग्रा./डीएल.	200 से 239 मिग्रा./डीएल.	>240मिग्रा./डीएल.

एल.डी.एल. कोलेस्टेरॉल– <130 मिग्रा./डीएल.

एच.डी.एल. कोलेस्टेरॉल– > 40 मिग्रा./डीएल.

ट्राइग्लिसराइड्स– <160 मिग्रा./डीएल.

थाइरॉयड फंक्शन टेस्ट :

थाइरॉयड स्टिम्यूलेटिंग हॉर्मोन –0.4 से 5 आईयू/मिली.

ट्राइ आयोडोथायरोनिन (टी 3)- 80 से 100 मिग्रा./डीएल.

थाइरॉक्सिन (टी 4)- 4 से 12 माइक्रो ग्राम/डीएल.

लिवर फंक्शन टेस्ट

सीरम बिलिरूबिन-

कुल- 0.3 से 1.0 मिग्रा/डीएल.

डायरेक्ट (संयुक्त) -0.1 से 0.3 मिग्रा./डीएल.

इनडायरेक्ट (अलग-अलग) -0.2 से 0.7 मिग्रा./डीएल.

रेनल फंक्शन टेस्ट

ब्लड यूरिया- 15 से 40 मिग्रा./डीएल.

सीरम यूरिक एसिड-

पुरुष- 3.4 से 7 मिग्रा./डीएल., महिला - 2.4 से 6 मिग्रा./डीएल.

बच्चे - 2.5 से 5.5 मिग्रा./डीएल.

पुरुष - 2.5 से 8.0 मिग्रा./डीएल.

महिला - 1.5 से 6.0 मिग्रा./डीएल.

3. शरीर-विज्ञान संबंधी मापदंड

पेशे के आधार पर गतिविधियों का वर्गीकरण

	पुरुष	महिला
गतिहीन	शिक्षक, सिलाई करने वाला, नाई, एक्ज़ीक्यूटिव, मोची, पुजारी, सेवानिवृत्त, कर्मचारी, ज़मीन का मालिक, चपरासी, डाकिया	शिक्षक, सिलाई करने वाली, एक्ज़ीक्यूटिव, गृहिणी
सामान्य	मछुआरा, बास्केट बनाने वाला, कुम्हार, सुनार, कृषक, मजदूर, कारपेंटर, राजमिस्त्री, में काम करने वाली मज़दूर, रिक्शा खींचने वाला, इलेक्ट्रिशियन, फ़िटर, टर्नर, वेल्डर, उद्योग, कुली, जुलाहा, चालक	नौकर, आया, कुली, बास्केट बनाने वाली, खेतिहर मज़दूर बीड़ी बनाने वाली महिला
भारी	पत्थर काटने वाला, लुहार, खनिक लकड़ी काटने वाला	पत्थर काटने वाली

आईसीएमआर द्वारा अनुशंसित कार्य अनुसार ऊर्जा

समूह	ऊर्जा किलो कैलोरी	
पुरुष		
	गतिहीन कार्य	2425
	सामान्य कार्य	2875
	भारी कार्य	3800
महिला		
	गतिहीन कार्य	1875
	सामान्य कार्य	2225
	भारी कार्य	2925
गर्भवती महिला		+300
स्थान		
	0 से 6 माह	+500
	6 से 12 माह	+400
नवजात		
	0 से 6 माह	108/किग्रा.
	6 से 12 माह	98/किग्रा.
बच्चे		
	1 से 3 साल	1240
	4 से 6 साल	1690
	7 से 9 साल	1950
लड़के		
	10 से 12 साल	2190
	13 से 15 साल	2450
	16 से 18 साल	2640
लड़की		
	10 से 12 साल	1970
	13 से 15 साल	2060
	16 से 18 साल	2060

गतिविधि/व्यायाम में उपयोग की गई कैलोरी

गतिविधि/व्यायाम	प्रति घंटे उपयोग कैलोरी
नींद	75
बैठना	100
ऑफ़िस के कार्य	150
चलना	250
खाली हाथों से व्यायाम/योगासन	300
गार्डनिंग	300
घरेलू कार्य	300
हाथों से मजदूरी	350
जिम में व्यायाम	400
साइकिल चलाना	450
टेनिस	450
बैडमिंटन	450
स्क्वैश	450
तैराकी	550
दौड़ना	550

अपने व्यायाम का नुस्ख़ा ख़ुद लिखें

सहनशक्ति (stamina) : हृदय/संचार/श्वसन तंत्र/चलना/जॉगिंग/तैराकी/साइकिल चलाना/खेल खेलना।

अ. क्षमता के अनुसार व्यायाम

ब. रोज़ाना, वज़न/वसा कम करने के लिए

स. जॉगिंग/ साइकिल चलाना/खेल आदि चिकित्सकीय अनुमति मिले बग़ैर शुरू न करें।

द. गहरी साँसें- व्यायाम के दौरान बार-बार लें।

शक्ति (पेशीय तंत्र)

व्यायाम एक्सरसाइज़ डायग्राम ओवरलीफ़ के अनुसार। नीचे दी गई जानकारी हफ़्ते के तीन दिन के अनुसार।

व्यायाम	40 साल से कम	40/50 साल	50 साल से ऊपर
पुशअप्स	10 बार दोहराएँ×3 सेट	10×2	10 फेरबदल कर उठक-बैठक
उठक-बैठक	10 बार दोहराएँ×3 सेट	10×2	10 फेरबदल कर उठक-बैठक
बैक लिफ्ट	10 बार दोहराएँ×3 सेट	10×2	10×1
पालथी लगाना	10 बार दोहराएँ×3 सेट	10×2	10×1
कॉफ रैज़	10 बार दोहराएँ×3 सेट	10×2	10×1

- कृपया ध्यान दें- ऊपर बताए गए प्रत्येक व्यायाम को क्रमबद्ध तरीक़े से 10 बार करें और इसके बाद अगला व्यायाम करें और उसके बाद अगला। कम से कम 5 व्यायाम किए जाना चाहिए, ज़रूरत के मुताबिक़ दोहराएँ।
- 40/45 साल से कम आयु समूह के लोगों को सलाह दी जाती है कि जिम में व्यायाम निर्धारित कोर्स के अनुसार क्रमबद्ध ही करें।

गतिशीलता : (जोड़) व्यायाम एक्सरसाइज़ डायग्राम और नीचे दी गई जानकारी के अनुसार करें। हफ़्ते के तीन दिन या रोज़ाना, जैसा आप चाहें।

गर्दन घुमाना	10 बार दोहराएँ (दोनों तरह से)
कंधे घुमाना	10 बार दोहराएँ (दोनों तरह से)
कलाई घुमाना	10 बार दोहराएँ (दोनों तरह से)
कमर घुमाना	10 बार दोहराएँ (दोनों तरह से)
पैर का अँगूठा छूना	10 बार दोहराएँ
कूल्हे की गतिशीलता	10 बार दोहराएँ (दोनों तरह से)
जाँघें चौड़ी करना	10 बार दोहराएँ (दोनों तरह से)
कॉफ़ चौड़ी करना	10 बार दोहराएँ (दोनों तरह से)
घुटना घुमाना	10 बार दोहराएँ (दोनों तरह से, प्रत्येक प्रकार से)

12

अपेंडिक्स-बी
खाद्य पदार्थों का पोषक मान

निम्न ग्लायसेमिक इंडेक्स खाद्य पदार्थ

खाद्य पदार्थ	जीआई
भुने या नमक वाले मूँगफली दाने	14
कम वसा वाला दही	14
चेरी	22
मौसमी	25
छोटे गोल जौ (pearl barley)	25
लाल मसूर	26
मलाई युक्त दूध	27
सूखी खूबानी	31
बटर बीन्स	31
पास्ता	32
मलाई निकला दूध	32
कम वसा वाला फलों वाला दही	33
गेहूँ की सौगेरी	37

सेब	38
नाशपाती	38
टमाटर सूप, डिब्बाबंद	38
सेब का जूस, बिना शक्कर का	40
नूडल्स	40
व्हाइट स्पैगेटी	41
चोकर	42
चना डिब्बाबंद	42
आड़ू, सतालू-शफतालू	42
दलिया पानी से बनी	42
दाल का सूप	44
संतरे	44
मैकरोनी	45
हरे अँगूर	46
संतरे का जूस	46
मटर	48
बेक्ड बीन्स	48
गाजर, उबली हुई	49
मिल्क चॉकलेट	49
किवी फल	52
ब्रेड	53
कुरकुरा	54
स्पेशल के	54
केला	55
कच्ची जई का चोकर	55
मीठी मकई	55

सामान्य जीआई वाले खाद्य पदार्थ

मुइसली बिना सिंका	56
उबले हुए आलू	56
मुनक्का	56
पिट्टा ब्रेड	57
बासमती चावल	58
शहद	58
पाचक बिस्किट	59
चीज़ और टमाटर पिज़्ज़ा	60
आइस्क्रीम	61
नए आलू	62
कोकाकोला	63
खूबानी, सीरप	64
किशमिश	64
शार्टब्रेड बिस्किट	64
कूस्कूस	65
ब्रेड	65
अनानास, ताज़े	66
खरबूजा	67
क्रोज़िएंट	67
मार्स बार	68
क्रम्पेट, सिंका हुआ	69
वीटाबिक्स	69
गेहूँ का ब्रेड	69

उच्च ग्लाइसेमिक इंडेक्स वाले खाद्य पदार्थ

इन खाद्य पदार्थों की जगह निम्न GI मूल्य वाले खाद्य पदार्थ लें। या इन्हें निम्न GI मूल्य वाले खाद्य पदार्थों के साथ खाएँ। उदाहरण के लिए भुने हुए छिलके वाले आलू के साथ भुनी हुई फलियाँ खाने से इस भोजन का GI मूल्य स्वत: कम हो जाता है।

कुचले हुए आलू	70
व्हाइट ब्रेड	70
तरबूज़	72
स्वेड, एक प्रकार का शलगम	72
वलयाकार ब्रेड, बेगल	72
ब्रान फ्लैक्स	74
चीरिओज़	74
फ्रेंच फ्राइज़	75
कोको पॉप्स	77
जेली बीन्स	80
राइस केक्स	82
राइस क्रिस पीज़	82
कॉर्नफ्लैक्स	84
भुना हुआ आलू छिल्के सहित	85
पफ्ड व्हीट	89
उबले पार्सनिप्स	97
सफेद चावल, भाप में पके हुए	98

आम खाद्य पदार्थों का पोषक मान

खाद्य पदार्थ	माप	वज़न ग्राम में	कार्बोहाइड्रेट	प्रोटीन	वसा	फ़ाइबर	ऊर्जा (कैलोरी)
अन्न							
चावल	1 कप	100	77	8	1.5	1.4	110
रोटी	एक	35	25	3	0.3	1.5	80
पराठा	एक	50	37.5	5	0.5	2.25	150
पूड़ी	एक	25	18.7	2.5	0.25	1.12	80
दलिया	1 कप	140	210	5.1	6.8	10.6	165
पोहा	1 कप	100	77	8	1.5	1.4	200
ब्रेड (सिंकी)	2 स्लाइस	50	37.5	5	0.5	2	170
खिचड़ी	1 कप	100	33	4.3	7.35	1.55	210
इडली	एक	60	16	2.4	0.13	0.84	75
उपमा	1 कप	130	30	6	11	5	200
सादा डोसा	एक	40	60.8	3.2	0.6	0.56	125
मसाला डोसा	एक	100	30	3.8	6.5	0.56	200
दालें							
दाल सादी	1 कप	140	21	9	4.5	4.2	170

खाद्य पदार्थ	माप	वज़न ग्राम में	कार्बोहाइड्रेट	प्रोटीन	वसा	फ़ाइबर	ऊर्जा (कैलोरी)
सांभर	1 कप	160	12	4	4.6	8	81
छोले	1 कप	150	8	6.5	6.6	6	115
माँसाहार							
उबले अंडे	एक	50	0	6.65	6.65	0	86.5
आमलेट	एक	65	0	6.65	21.65	0	155
फ़्राई अंडा	एक	50	0	6.65	21.65	0	155
मटन करी	1 कप	145	0.4	20.4	29.9	0	260
चिकन करी	1 कप	125	0	25.9	25.6	0	
फ़िश करी	2 टुकड़े	85	3	19.6	23.6	0	220
दूध-दूध से बनी चीज़ें							
दूध (भैंस का)	1 कप	150 मिली	4.5	4.3	6.5	0	300
दूध (गाय का)	1 कप	150 मिली	4.4	3.2	4.1	0	100
पनीर	1 कप	100 ग्राम	5.25	5	8.3	0	350
दही	1 कप	100	3	3.1	4	0	60
बेकरी उत्पाद							
बिस्किट (मीठे)	2	40 ग्राम	28.5	2.56	6.8	2	180
बिस्किट (नमकीन)	2	40 ग्राम	21.85	2.65	12.96	2	213.6

सामान्य वसा और तेल का वसायुक्त अम्ल संयोजन

फैट्स व ऑइल्स	एसएफ़ए	एमयूएफ़ए	ओमेगा-6	ओमेगा-3
बादाम	9	65	26	-
मक्खन	61	35	2.5	1.5
नारियल तेल	90	7	2	0.5
मक्का का तेल	12	32	55	1.0
बिनौला का तेल	26	21	52	1.0
पटुआ के बीज का तेल	9	18	16	57
घी (गाय)	61	35	1.6	0.5
मूँगफली का तेल	24	50	25	0.5
सरसों का तेल	8	70	12	10
जैतून का तेल	13	76	10	0.5
ताड़ का तेल	45	44	10	0.3
कद्दू के बीज	9	34	42	15
सफोला तेल	13	17	70	0.5
सोयाबीन तेल	15	27	53	7
सनफ्लावर तेल	13	17	70	0.3
वनस्पति	76	20	3.5	0.4

(एसएफ़ए- सैचुरेटेड फैटी एसिड्स, एमयूएफ़ए- मोनोअनसैचुरेटेड फैटी एसिड्स, पीयूएफ़ए- पोलीअनसैचुरेटेड फैटी एसिड)।

चूँकि माना जाता है कि मेवे एलडीएल और कोलेस्टेरॉल को घटाते हैं, इसलिए उनसे उनकी उच्च वसा मात्रा के कारण बचा गया है- बदाम में 59% वसा, मूँगफली में 40% और अखरोट में 64.5% वसा होता है।

यदि आप तेल से बच नहीं सकते, तो प्रति महीने इसका क़रीब आधा लीटर उपभोग कम कर दें और इसके स्थान पर मूँगफली, तिल या जैतून के तेल का उपयोग करें।

13

अपेंडिक्स-सी
पथ्य निर्देशिकाएँ

नवजातों के लिए पोषक ज़रूरत	अनुशंसित मात्रा	
पोषक तत्व	माह	
	0–6	6–12
शारीरिक वज़न किग्रा.	5.4	8.6
ऊर्जा किलोकैलोरी/किग्रा.	10.8	98
प्रोटीन ग्राम/किग्रा.	2.05	1.65
कैल्शियम	500	500
विटामिन ए एमसीजी.	350	350
बी कैरोटिन एमसीजी.	1200	1200
थियामाइन एमसीजी./किग्रा.	55	55
रिबोफ्लैविन एमसीजी./किग्रा.	65	65
नियासिन एमसीजी./किग्रा.	710	710
पायरिडॉक्सिन मिग्रा.	0.1	0.1
विटामिन सी मिग्रा.	25	25
फोलिक एसिड एमसीजी.	25	25
विटामिन बी 12 एमसीजी.	0.2	0.2

स्कूली उम्र से कम के बच्चों के लिए अनुशंसित पथ्य मात्रा

पोषक तत्व	वर्ष	
	1-3	**4-6**
वज़न	12.2	19
ऊर्जा किलोकैलोरी	1240	1690
प्रोटीन ग्राम	22	30
वसा ग्राम	25	25

खनिज और विटामिन्स

कैल्शियम मिग्रा.	400	400
आयरन मिग्रा.	12	18
विटामिन ए एमसीजी.	400	400
बीटा कैरोटिन्स एमसीजी.	1600	1600
थियामाइन मिग्रा.	0.6	0.9
रिबोफ्लैविन मिग्रा.	0.7	1.0
निकोटिनिक अम्ल मिग्रा.	8	11
पायरिडॉक्सिन मिग्रा.	0.9	0.9
एस्कॉर्बिक अम्ल मिग्रा.	40	40
फोलिक एसिड एमसीजी.	30	40
विटामिन बी 12 मिग्रा.	0.2-1	0.2-1
	0.2-1	0.2-1

स्कूली बच्चों के लिए अनुशंसित पथ्य मात्रा

पोषक तत्व		वर्ष	
7-9		10-12	
लड़के	लड़कियाँ	लड़के	लड़कियाँ
वज़न किग्रा.	26.9	35.4	31.5
ऊर्जा कैलोरी	1950	2190	1970
प्रोटीन ग्राम	41	54	57
वसा ग्राम	25	22	22
कैल्शियम मिग्रा.	400	600	600
आयरन मिग्रा.	26	34	19
विटामिन ए एमसीजी.	600	600	600
बीटा कैरोटिन एमसीजी.	2400	2400	2400
थियामाइन मिग्रा.	1.0	1.1	1.0
रिबोफ्लैविन मिग्रा.	1.2	1.3	1.2
निकोटिनिक अम्ल मिग्रा.	13	14	13
पायरिडॉक्सिन मिग्रा.	1.6	1.6	1.6
एस्कॉर्बिक अम्ल मिग्रा.	40	40	40
फोलिक एसिड एमसीजी.	60	70	70
विटामिन बी 12 एमसीजी.	0.2-1	0.2-1	0.2-1

युवावस्था के लिए अनुशंसित पथ्य मात्रा

पोषक तत्व	13-15 साल		16-18 साल	
वज़न किग्रा.	47.8	46.7	57.1	49.9
ऊर्जा किलोकैलोरी	2450	2060	2640	2060
प्रोटीन ग्राम	70	65	78	63
वसा ग्राम	22	22	22	22
कैल्शियम मिग्रा.	600	600	500	500
आयरन मिग्रा.	41	28	50	30
विटामिन ए एमसीजी.	600	600	600	600
बीटा कैरोटिन एमसीजी.	2400	2400	2400	2400
थियामाइन मिग्रा.	1.2	1	1.3	1
रिबोफ्लैविन मिग्रा.	1.4	1.2	1.6	1.2
नियासिन मिग्रा.	16	14	17	14
पायरिडॉक्सिन मिग्रा.	2	2	2	2
एस्कॉर्बिक अम्ल मिग्रा.	40	40	40	40
फोलिक एसिड एमसीजी.	100	100	100	100
विटामिन बी 12 एमसीजी.	0.2-1	0.2-1	0.2-1	0.2-1

वयस्कों के लिए अनुशंसित पथ्य मात्रा

	पुरुष			महिलाएँ		
पोषक तत्व	गतिहीन	सामान्य	भारी	गतिहीन	सामान्य	भारी
ऊर्जा किलोकैलोरी	2425	2875	3800	1875	2225	2924
प्रोटीन ग्राम	60	60	60	50	50	50
वसा ग्राम	20	20	20	20	20	20
कैल्शियम मिग्रा.	400	400	400	400	400	400
आयरन मिग्रा.	28	28	28	30	30	30
विटामिन ए						
रेटिनल एमसीजी.	600	600	600	600	600	600
बीटा कैरोटिन एमसीजी.	2400	2400	2400	2400	2400	2400
थियामाइन मिग्रा.	1.2	1.4	1.6	0.9	1.1	1.2
रिबोफ्लैविन मिग्रा.	1.4	1.6	1.9	1.1	1.3	1.4
नियासिन मिग्रा.	16	18	21	12	14	16
पायरिडॉक्सिन मिग्रा.	2	2	2	2	2	2
विटामिन सी मिग्रा.	40	40	40	40	40	40
फोलिक एसिड एमसीजी.	100	100	100	100	100	100
विटामिन बी 12 एमसीजी.	1	1	1	1	1	1

बुढ़ापे के दौरान ऊर्जा की आवश्यकता (निकटतम आँकड़े कोष्ठक में दिए गए हैं)

% कम	ऊर्जा की आवश्यकता			
आयु	पुरुष		महिलाएँ	
30 से 49	2304 (2300)	2732 (2730)	2114 (2115)	1782 (1780)
49 से 50	2189 (2190)	2596 (2600)	2009 (2000)	1693 (1700)
60 से 69	1971 (1970)	2337 (2335)	1809 (1800)	1524 (1524)
> 70	1577 (1570)	1870 (1870)	1448 (1450)	1220 (1220)

14

अपेंडिक्स-डी
मृत डॉक्टर झूठ नहीं बोलते

कार्डियक मायोपैथी के कारण अपने पति को खो चुकीं बारबरा निकोलसन की नोबेल पुरस्कार के लिए नामांकित डॉ. जोएल वालाच से बातचीत।

बारबरा निकोलसन :

मैं बारबरा निकोलसन हूँ। कुछ ही साल पहले मेरे पति की कार्डियक मायोपैथी से मौत हो गई थी। इस घटना ने मुझे भी लगभग मार ही दिया। कोलोराडो, डेनवर में रहने वाले मेरे एक अच्छे दोस्त डॉ. हेनरी कर्टीज़ ने मुझे बुलाया। उन्होंने मुझे एक टेप दिखाते हुए कहा, 'मैं सिर्फ़ यह चाहता हूँ कि तुम यह टेप सुनो।' मैंने ऐसा नहीं किया, लेकिन फिर मैंने संयोगवश एक दिन उसे सुना।

टेप में डॉ. जो. वालाच बता रहे थे कि कार्डियक मायोपैथी से 100 प्रतिशत बचा जा सकता है। इस बात ने वास्तव में मुझे बड़ा ज़ोर का झटका दिया। इसलिए मैं आपको यह बताना चाहती हूँ कि मैं किसी अन्य व्यक्ति को उस स्थिति से गुज़रते हुए नहीं देखना चाहती, जिससे मैं पिछले साल गुज़री...। डॉ. वालाच आपको न सिर्फ़ कार्डियक मायोपैथी, बल्कि अन्य कई चीज़ों के बारे में भी विस्तार से बताने जा रहे हैं। मैं प्रार्थना करती हूँ कि आप इसे ध्यान से पढ़ें, क्योंकि आप जो पढ़ने जा रहे हैं, उससे हो सकता है कि आपकी या आपके प्रियजन की जान बच जाए। वर्ष 1991 में डॉ. वालाच को नोबेल पुरस्कार के लिए नामित किया गया था।

डॉ. जोएल वालाच:

मेरी ओर से बारबरा को धन्यवाद। अब बताएँ कि आपमें से कितने लोग किसी खेत में पले-बढ़े हैं या अभी भी खेतों में काम कर रहे हैं या आपका पशुओं के बाड़े से कुछ लेना-देना होता है? मैं आपको बताऊँगा कि आप किस प्रकार मेरी तरह के ही व्यक्ति हैं, क्योंकि 50 के दशक में मैं भी वेस्ट सेंट लुइस कंट्री के एक खेत में पला-बढ़ा। हमने पशु माँस से शुरुआत की। यदि आप पशुओं को पाल रहे हैं, तो पैसा बनाने का सिर्फ़ एक यही माध्यम है कि आप अपना आहार भी ख़ुद ही उगाएँ (यह आपमें से उनके लिए, जिन्हें कोई अनुभव नहीं है)। तो हम अपना मक्का ख़ुद उगाते थे और अपना ख़ुद का सोयाबीन भी। हम चारा भी ख़ुद ही उगाते थे। हमारे पास एक ट्रक था, जो हम एक मिल से लाए थे। हम मक्का और सोयाबीन तथा चारे को मिलाते थे और फिर हम इसमें बड़ी मात्रा में विटामिन, खनिज मिलाते थे। इसके बाद हम इसकी छोटी-छोटी गोलियाँ बनाते थे। यही वह चीज़ थी, जो हम अपने पशुओं को खिलाते थे।

छह महीने बाद हम उन पशुओं को काटने के लिए बाज़ार ले जाते थे और उनमें से कुछ सबसे अच्छे पशु अपने लिए वापस भी ले आते थे। हम उन्हें गले से काट देते थे और खा जाते थे। एक किशोर के रूप में यह बात मुझे हमेशा आश्चर्यचकित करती रही कि हम हमारे पशुओं को छह महीनों तक ख़ूब खिला-पिलाकर उन्हें ले जाकर कटवा देते थे या ख़ुद खा जाते थे।

हम ख़ुद 100 साल जीना चाहते हैं, बग़ैर पीड़ा या दर्द के, जबकि हम कोई विटामिन या खनिज नहीं लेते। यह सवाल हमेशा मुझे परेशान करता था। इसलिए मैंने एक बार अपने पिता से पूछा, 'पिताजी, आप इन जानवरों के साथ ऐसा कैसे कर लेते हैं, जबकि हमारे लिए ऐसा नहीं करते?' जवाब में उन्होंने मुझे मिसूरी फ़ार्म की एक अच्छी सीख दी। उन्होंने कहा, 'चुप करो लड़के। तुम इस खेत का ताज़ा खाना खा रहे हो और हमें उम्मीद है कि तुम इसकी प्रशंसा करोगे।' ...और वास्तव में, उसके बाद मैं चुप हो गया, क्योंकि मैं भोजन का कोई भी मौक़ा छोड़ना नहीं चाहता था।

इसके बाद मैं कॉलेज गया (मैं यूनिवर्सिटी ऑफ़ मिसूरी में स्कूल ऑफ़ एग्रीकल्चर गया) और मैंने एग्रीकल्चर में अपनी डिग्री हासिल कर ली। यह मेरे लिए बहुत दिलचस्प बात थी कि मुझे सबसे अच्छे अंक एनिमल हसबेंड्री और न्यूट्रिशन में मिले थे, जबकि सबसे कम अंक फ़ील्ड क्रॉप और सॉइल्स में। इसके बाद मैंने वेटरनरी स्कूल में एडमिशन लिया।

नए वेटरनरी छात्र के रूप में मुझे अपने सवाल का जवाब मिल गया। और वह जवाब यह था- 'हम जानते थे कि पोषण की मदद से पशुओं की बीमारी का इलाज कैसे किया जाए और उनकी बीमारी को कैसे रोका जाए। हम ऐसा इसलिए करते थे, क्योंकि हमारे पास बड़े अस्पताल नहीं थे, ब्ल्यू क्रॉस-शील्ड की सुविधाएँ नहीं थीं, हमारे पास कोई चिकित्सकीय देखभाल के इंतज़ाम नहीं थे।'

यदि आप किसान के रूप में पैसा कमाने जा रहे हैं, तो आप यह अच्छी तरह से जानते हैं कि अपने काम ख़ुद कैसे करें। यदि आप ऐसा करना चाहें, तो आप भोजन और पोषण के मामले में ऐसा आसानी से कर सकते हैं। कुल मिलाकर वेटरनरी स्कूल से निकलने के बाद मैं दो साल के लिए अफ़्रीका चला गया और अब मैं अपने बचपन के सपने को पूरा करने में समर्थ था। मैं दो साल के लिए फ्रैंक बक बनने और मर्लिन पर्किंसन के साथ काम करने के लिए भी तैयार था। हो सकता है आपमें से कुछ लोग न्यूटुअल ऑफ़ ओमाहा के 'वाइल्ड किंगडम' को महान विद्वान के रूप में जानते हों। हाथियों और गैंडों के साथ दो साल काम करने के बाद, लोग मुझसे पूछने लगे, 'तुम छोटे जानवरों के वेटरनरी सर्जन हो या बड़े जानवरों के।' मैं अक्सर उन्हें कह देता कि मैं अधिक बड़े जानवरों का वेटरनरी सर्जन हूँ, क्योंकि मैं हाथियों और गैंडों के साथ काम करता हूँ।

ख़ैर, दो साल के बाद उन्होंने मुझे एक टेलीग्राम भेजा और कहा, 'क्या तुम सेंट लुइस चिड़ियाघर वापस आकर हमारे साथ काम कर सकते हो? हमें एक विशेष प्रोजेक्ट के लिए एक वाइल्ड लाइफ़ वेटरिनेरियन की ज़रूरत है। हमें नेशनल इंस्टिट्यूट ऑफ़ हेल्थ से 7.5 मिलियन डॉलर का अनुदान मिला है। हमें ऐसे वेटरिनेरियन की आवश्यकता है, जो चिड़ियाघर में प्राकृतिक कारणों से मरने वाले जानवरों की चीर-फाड़ कर सके। ख़ैर, मैं यह करके बहुत ख़ुश था, इसलिए मैं लौट आया और चिड़ियाघर में मृत जानवरों की चीर-फाड़ करने लगा।'

मैंने यहाँ न केवल सेंट लुइस चिड़ियाघर में मारे गए जानवरों की चीर-फाड़ की, बल्कि शिकागो के ब्रुकफ़ीड ज़ू, न्यूयॉर्क के ब्रॉन्ज़ ज़ू, द नेशनल लॉ ज़ू और ला ज़ू आदि कई स्थानों पर यह काम किया। प्राकृतिक कारणों से मरने वाले जानवरों की चीर-फाड़ करने के साथ ही मुझे यह भी देखना था कि जानवरों की कौन सी प्रजाति प्रदूषण के प्रति अतिसंवेदी (ultra sensitive) थी। क्योंकि 60 के दशक की शुरुआत में हमने प्रदूषण, पारिस्थितिकीय

समस्याओं और विध्वंस के बारे में बस सुना ही था और कोई नहीं जानता था कि क्या करना है। ...तो मेरा अनुमान था कि मैं किसी जानवर की ऐसी प्रजाति ढूँढ़ लूँगा, जो इसके प्रति अधिक-संवेदनशील हो। हम उनका इस्तेमाल उसी प्रकार करना चाहते थे, जिस तरह खदान में केनेरी नामक छोटी चिड़िया का इस्तेमाल किया जाता है। आप नहीं जानते होंगे कि वेस्टइंडीज के प्राचीन खनिक केनेरी चिड़िया को कमज़ोर खपचियों के बने पिंजरे में क़ैद कर लेते थे और उसे खदान में ले जाते थे। यदि खदान में से मिथेन गैस या कार्बनमोनोऑक्साइड का रिसाव होता था, तो केनेरी सबसे पहले मर जाती थी और खनिक किसी प्रकार के विस्फोट या दम घुटने से पहले ही खदान से निकल आते थे।

ख़ैर, मैं बताना चाहूँगा कि 12 साल के अंतराल में मैंने 454 प्रजाति के जानवरों और चिड़ियाघर के नज़दीक रहने वाले क़रीब 3000 इंसानों की 17,500 बार चीर-फाड़ की। ...और मुझे जो बात पता चली थी, वह यह थी कि प्रत्येक जानवर और इंसान, जो प्राकृतिक कारणों से मरा था, वह असल में पोषाहार की कमी के कारण मरा था। इसने मुझे आश्चर्य में डाल दिया। इस बात से मेरा ध्यान उन बछड़ों तक वापस गया। मुझे लगा, 'यह तो सच में आश्चर्यजनक है।' हर कोई पोषाहार की कमी से मर रहा है। हम इसे रासायनिक तथा जैव-रासायनिक रूप से मौत लिख सकते हैं और इससे भी कहीं ज़्यादा। ये हमने पोस्टमार्टम की टेबल पर हर मामले में देखा। कुल मिलाकर इस बात ने मुझे हैरत में डाल दिया। मैंने 75 वैज्ञानिक लेख लिखे। अन्य लेखकों के साथ मिलकर 8 पाठ्यपुस्तकें लिखीं और एक ख़ुद अकेले लिखी। चिकित्सा के छात्र के लिए इसकी क़ीमत 140 डॉलर है और मुझे पक्का विश्वास है कि उनके लिए इसका इस्तेमाल महत्वपूर्ण है। लेकिन मैं किसी को उत्साहित नहीं कर पाया। मैं उन दिनों हर जगह दिखता था, अख़बारों में, मैग्ज़ीन्स में, टेलीविज़न नेटवर्क पर और उन सब जगहों पर जिसके बारे में आप सोच सकते हैं, लेकिन क्या आप अंदाज़ा लगा सकते हैं कि वह कौन-सी चीज़ थी, जो 60 के दशक में लोगों को पोषण के प्रति उत्साहित नहीं कर पाई?

तो मैंने क्या किया? इसका जवाब है, मैं फिर से कॉलेज गया और फिजिशियन के रूप में पढ़ाई की। आख़िर मुझे मारने का लाइसेंस मिल गया था। उन्होंने मुझे वेटरनरी स्कूल में पोषण के बारे में सीखी हर चीज़ अपने इंसानी मरीज़ों पर इस्तेमाल करने की अनुमति दे दी। मेरे लिए यह कोई

आश्चर्य की बात नहीं थी कि यह कारगर था। मैंने ओरेगॉन, पोर्टलैंड में जनरल प्रैक्टिस करते हुए 12 साल गुज़ारे और यह समय बहुत अच्छा रहा।

मैं आपसे जो बात कहने जा रहा हूँ, वह दरअसल वही बात है जो मैंने इन 10-12 सालों के दौरान अपने इंसानी मरीजों पर पोषण का इस्तेमाल करते हुए सीखी। यदि आप इसमें से 10 प्रतिशत ज्ञान लेकर भी अपने घर लौटेंगे, तो यह आपको अनावश्यक दुःख से बचा लेगी। साथ ही इससे आपका बहुत सारा धन भी बच जाएगा। आपमें से यदि कुछ लोग मिसूरी में रहते होंगे, तो वे अच्छी तरह जानते होंगे कि बहुत सारा का क्या मतलब है...? साथ ही यह आपके जीवन में ऐसा भविष्य भी जोड़ देगी, जो स्वास्थ्य के मामले में बेहतरीन है। यदि आप दीर्घायु नहीं हैं, तो आप अपनी आनुवंशिक क्षमता के बल पर नहीं जी सकते। आपको खुद ही कुछ करना होगा।

पहला काम मैं जो करने जा रहा हूँ, वह आपको यह समझाना है कि यह काम बहुत ही महत्वपूर्ण है। मैं आपको यह समझाते हुए अपनी बात शुरू कर रहा हूँ कि दीर्घायु होने के लिए आनुवंशिक क्षमता 120-140 साल होती है। ऐसी संस्कृतियों की संख्या 5 से भी कम है, जिसके लोग 120-140 साल जीते हैं। इसकी शुरुआत पश्चिमी चीन के तिब्बत से होती है। इन लोगों की जनगणना सन् 1934 में जेम्स हिल्टन ने की थी। इसके बाद उन्होंने 'द लॉस्ट हॉराइजन' नाम की पुस्तक लिखी थी। आपमें से बहुत लोगों को याद होगा कि यह एक पुलित्ज़र पुरस्कार विजेता पुस्तक थी। इस पुस्तक पर हिल्टन ने सन् 1937 में एक फ़िल्म भी बनाई। यह बहुत लंबी फ़िल्म थी, क़रीब 3 घंटे की। आप इसे किसी भी वीडियो स्टोर से प्राप्त कर सकते हैं। मैं आपको सलाह दूँगा, जब भी आपके पास तीन घंटे का ख़ाली समय हो, तो इसे ज़रूर देखें। यह एक बहुत अच्छी फ़िल्म थी। इसमें जिस सबसे बूढ़े जीवित व्यक्ति के पास कुछ दस्तावेज थे (मुझे पूरा विश्वास है कि इसमें कुछ अतिशयोक्ति भी थी), वह एक फेलो था। डॉ. ली नामक यह व्यक्ति तिब्बतीय सीमा पर रहता था। जब वह 150 साल का हुआ, तो उसे इम्पीरियल चाइनीज़ गवर्नमेंट की ओर से एक प्रमाण-पत्र दिया गया। वह सन् 1677 में पैदा हुआ था। जब वह 200 साल का हुआ, तो सरकार ने उसे एक और प्रमाण पत्र भेजा और 50 साल बाद उसे एक और प्रमाण पत्र भेजा गया। संभवतया वह 256 साल की उम्र में मरा। सन् 1933 में जब वह मरा, तो उसके बारे में न्यूयॉर्क टाइम्स में लिखा गया, लंदन टाइम्स में लिखा गया और इस तरह इस घटना का बेहतरीन दस्तावेजीकरण किया गया।

मैं नहीं जानता कि वह सचमुच 256 साल का था या नहीं, हो सकता है कि वह बस 200 साल का ही रहा हो। लेकिन वह ऐसा व्यक्ति तो था, जिसने जेम्स हिल्टन को लिखने पर मज़बूर कर दिया। इसके बाद सन् 1967 या 1968 में उस फ़िल्म की रीमेक रिलीज हुई, रंगीन संस्करण, जिसे 'शांग्री-ला' नाम दिया गया। मैं आपसे अनुरोध करता हूँ कि आप इसे भी ज़रूर देखें।

इसके बाद पूर्वोत्तर पाकिस्तान की चर्चा चली। वहाँ हन्सेस नामक लोगों का समूह (यदि आपने उन लोगों का नाम सुना हो) रहता था और ये लोग अपनी दीर्घ आयु के लिए बहुत प्रसिद्ध थे, यानी 120 से 140 साल तक जीने के लिए।

इसके बाद पश्चिमी रूस में, जिसे सोवियत संघ कहा जाता था, रूसी जियोर्जेंस को 70 के दशक में डेनॉन यो-गर्ट ने मशहूर कर दिया। आपको याद होगा, ओल्ड क्रिमिया भी लंबे समय तक जिए, वे यूनिफ़ॉर्म पहनते थे, उनके एक हाथ में तलवार होती थी और दूसरे हाथ में डेनॉन दही का एक कप, जिसे लेकर वे ख़ूब खिलखिलाते थे। अब आपको यह कल्पना करनी होगी कि क्या वह डेनॉन दही ही था, जिसकी बदौलत वे 120 साल तक जिया करते थे।

उनके ठीक बाद दक्षिण में आर्मेनियन, अबकैसियंस और अजेरबाजानिस प्रसिद्ध हुए। सोवियत संघ में उन्होंने कम से कम 60 साल पढ़ाई की, क्योंकि वे आमतौर पर 120-140 साल जिया करते थे। यही नहीं, सन् 1973 में नेशनल जियोग्राफ़िक मैग्ज़ीन ने भी अपने जनवरी के अंक में ऐसे लोगों पर विशेष लेख प्रकाशित किया, जो 100 साल या उससे अधिक जिए। मैग्ज़ीन ने ऐसे लोगों पर बहुत कुछ लिखा और उनके बड़े-बड़े फ़ोटो (आप जानते हैं कि नेशनल जियोग्राफ़िक में बहुत अच्छे फ़ोटो प्रकाशित होते हैं) लगाए। उस लेख के दर्जनों चित्रों में से तीन चित्र अद्भुत थे। मुझे याद है उनमें से एक महिला 136 साल की थी। वह सींक से बनी कुर्सी पर बैठी थी। वह एक हाथ में क्यूबा की सिगार पकड़े थी, जबकि दूसरे में वोदका से भरा गिलास। वह पार्टी कर रही थी, और अच्छा समय बिता रही थी। उसने कभी आलसीपन नहीं दिखाया। वह 136 साल की उम्र में भी आनंद ले रही थी। एक और चित्र में कुछ युगल घेरे में खड़े थे और वे शादी की 100वीं, 115वीं और 120वीं सालगिरह मना रहे थे। मुझे याद है तीसरा चित्र एक बड़े ही सभ्य पुरुष का था, जो आर्मेनिया की कॉकैसस की पहाड़ियों में चाय की

पत्तियाँ तोड़ रहा था। वह छोटा-सा ट्रांजिस्टर सुन रहा था। उसके जन्म और बपतिस्मा रिकॉर्ड, बच्चों के मिलिट्री रिकॉर्ड के आधार पर नेशनल जियोग्राफ़िक ने लिखा था कि वह 167 साल का था और उस समय का सबसे बुज़ुर्ग जीवित व्यक्ति था।

इसी तरह पश्चिमी गोलार्द्ध के इक्वाडोर में विल्कोबाबा इंडियंस काफ़ी मशहूर हुए। वे एंडीज़ में रहते थे और उसके बाद दक्षिणी-पूर्वी पेरू में। मेरे प्रिय टिटिकाकस (मैं उन्हें पसंद करता था क्योंकि मुझे उनका नाम पसंद था) मकाऊ पिचू के पूर्व में रहते थे। यह बहुत पुराना समुदाय था और टिटिकाका झील के आसपास रहता था। वे 120-140 साल तक जीने के लिए प्रसिद्ध थे। मई महीने की 11 तारीख़ को, सिर्फ़ क़रीब एक महीने पहली अमेरियन मार्गरेट स्टीट को उस समय की सबसे बुज़ुर्ग जीवित महिला माना गया। इसका उल्लेख बाक़ायदा गिनीज़ बुक ऑफ़ वर्ल्ड रिकॉर्ड्स में भी किया गया। वह रेडफ़ोर्ड की रहने वाली थी। उसकी मृत्यु 115 साल की उम्र में हुई। उसकी मौत पोषक तत्वों की कमी से हुई थी। उसकी निधन सूचना पढ़कर आप यह समझ सकते हैं। उसकी मौत ऑस्टियोपोरोसिस से हुई। इसकी वजह कैल्शियम की कमी थी। उसे कोई हृदय की बीमारी, कैंसर, मधुमेह, या कोई अन्य दुर्बलता नहीं थी। लेकिन गिरकर चोट खाने के तीन हफ़्ते बाद उसकी मौत हो गई थी, क्योंकि उसे पर्याप्त कैल्शियम नहीं मिल पाया था।

उस महिला की बेटी ने भी कहा कि माँ को मौत से पहले मिठाई खाने की बहुत इच्छा होती थी। दरअसल, यह एक बीमारी है, जो पिका कहलाती है। हम इसके बारे में बहुत थोड़ी ही बात करेंगे। आमतौर पर जब आपको चॉकलेट खाने की बहुत इच्छा हो, यदि आप चॉकलेट प्रेमी हों, या मीठा खाने के प्रेमी हों, तो इसका मतलब यह है कि आपमें क्रोमियम और वैनेडियम की कमी है।

तीसरी दुनिया के एक देश निगर, अफ़्रीका में 126 साल का एक मुखिया था। बॉवर नामक इस मुखिया की एक पत्नी (मैं मान लेता हूँ कि यह बहुवचन है, उसकी कई पत्नियाँ थीं) उसकी प्रशंसा कर रही थी। वह 126 साल की उम्र में उसकी मौत पर गर्व कर रही थी। उसके दाँत अभी भी काम कर रहे थे। आप अनुमान लगा सकते कि उसके शरीर के बाक़ी अंग भी काम कर रहे होंगे।

इसके बाद सीरिया के एक व्यक्ति की बात आती है। उसकी उम्र 133 साल थी। उसकी मौत जुलाई 1993 में हुई। गिनीज़ बुक ऑफ़ वर्ल्ड रिकॉर्ड्स में भी उसका नाम दर्ज है। इसलिए नहीं कि उसकी उम्र 133 साल थी (ऐसे बहुत से लोग हैं, जो इससे भी अधिक उम्र जिए), इसलिए भी नहीं कि उसने 80 साल की उम्र में चौथी बार शादी की थी, बल्कि इसलिए कि वह 80 साल की उम्र के बाद 9 बच्चों का पिता बना। इसका मतलब यह है यदि आप हर बच्चे के लिए 9 महीने जोड़ लें, हर बच्चे को स्तनपान कराने का एक साल जोड़ लें और हर बच्चे के बीच एक साल का अंतराल मान लें, तो इस तरह वह 100 साल की उम्र में भी बच्चे पैदा कर रहा था। और इसीलिए उसका नाम गिनीज़ बुक ऑफ़ वर्ल्ड रिकॉर्ड्स में शामिल किया गया। तो आपके लिए अभी भी उम्मीद बाकी है। इसका अनुसरण करें।

अगली जानकारी उन लोगों के लिए हैं, जिनकी विज्ञान में दिलचस्पी है। नवंबर 1993 में, क़रीब 8 महीने पहले, छह बायोस्फ़ेरियन्स एरिजोना के एक डोम से बाहर आए। वे वहाँ 2 साल के लिए आए थे। वे 3 युगल थे। अनुमान था कि वे संपूर्ण आहार ले रहे थे और वातावरण को पुनर्चक्रित कर रहे थे। वे अपना ख़ुद का भोजन उगा रहे थे। यदि वहाँ कुछ नहीं था, तो सिर्फ़ प्रदूषण। उनके पानी, हवा और खाने में बिलकुल भी प्रदूषण नहीं था। जब वे बाहर आए, तो यूसीएलए के मेडिकल गेरोन्टोलॉजिस्ट्स (यूनिवर्सिटी ऑफ़ कैलिफ़ोर्निया, लॉस एंजिल्स) ने उनका परीक्षण किया। उन्होंने उनकी सभी शारीरिक और रक्त संबंधी रिपोर्ट लॉस एंजिल्स स्थित मेडिकल कम्प्यूटर में रखी। मेडिकल कम्प्यूटर ने संभावना जताई कि यदि वे आगे भी वही करते रहें, जो अब करते रहे हैं, तो वे 165 साल जी सकते हैं।

तो इन सब बातों के सार के रूप में मैं आपसे बस इतना ही कहना चाहता हूँ कि आप भी 120 से 140 साल जी सकते हैं। जब मैं खेत-बाड़ी के माहौल में बड़ा हो रहा था, तो हम प्रति एकड़ मक्का के 200 पौधे उगा लेते थे। अपने पूरे परिश्रम, सभी उर्वरक और वह सब जो आपने किया, के बूते आप तभी मुनाफ़ा कमा सकते थे, यदि आप प्रति एकड़ 200 पौधे उगाएँ। लेकिन यदि आपको एक एकड़ में 100 पौधे ही मिलें, जबकि आपने उतनी ही मेहनत की हो और उतने ही उर्वरक डाले हों, तो आपको नुक़सान हो जाता था। ...तो मैं चाहता हूँ कि आप इस बारे में सोचें। आज एक अमेरिकी का औसत सामान्य जीवन 75 साल का है। डॉक्टर के लिए औसत सामान्य जीवन 58 साल है। यदि आप इस उम्र में 20 साल बढ़ाना चाहते हैं, तो

किसी मेडिकल कॉलेज न जाएँ... साथ ही यदि आप दीर्घायु होने के बारे में जानकारी चाहते हैं, तो बेहतर होगा कि उसका रहस्य किसी डॉक्टर के बजाय, किसी बस ड्रायवर से पूछें।

यदि आप 120-140 साल जीना चाहते हैं, तो आपके पास सिर्फ़ दो बुनियादी चीज़ें हैं। ये बहुत आसान हैं। पहली, आपको अनजाने संकटों से बचना होगा। मैं कहता हूँ कि आपको बारूदी सुरंगों (landmines) पर पैर रखने से बचना होगा (आपमें से जो लोग सेना में होंगे, वे जानते हैं कि इसका मतलब क्या होता है। यदि आप ऐसी किसी चीज़ की ओर क़दम बढ़ाने जैसी बेवकूफ़ाना हरक़त करते हैं, तो आप ख़ुद को अनावश्यक रूप से मार डालेंगे)। ...और यदि आप रूसी रूलेट खेलें या अत्यधिक धूम्रपान करें या अत्यधिक मदिरापान करें या स्वेटसूट पहनकर रात के दो बजे हाईवे के बीचोबीच दौड़ लगाएँ (ताकि कोई कार आकर आपसे भिड़ जाए)- तो ये सभी कार्य दुस्साहसी हैं, लेकिन यह आश्चर्यजनक है कि ऐसी बेवकूफ़ाना हरक़तों से अमेरिका में हर साल दसियों हज़ार लोग मरते हैं। ऐसे कई बच्चे, और कॉलेज जाने वाले युवा हैं, जो बेवजह मस्ती में आकर हाईवे के बीच बैठ जाते हैं और मारे जाते हैं, यह बात सच में आश्चर्यजनक है।

अंतिम चीज़ जो मैं आपसे साझा करूँगा, वह इन बारूदी सुरंगों से बचने के बारे में है। मैं बहुत दृढ़ता से आपको यह सुझाव दूँगा कि आप डॉक्टर के पास जाना छोड़ दें, क्योंकि वे तो ज़रा सी बात पर भी आपके मरने की तैयारी कर देते हैं। और मैं उस कथन से आपका उत्साह बढ़ा रहा हूँ (जो कि बहुत महत्वपूर्ण कथन है), जो राल्फ़ नाडार के समूह ने जनवरी, 1993 में कहा था। राल्फ़ ने अमेरिकी अस्पतालों में हुई मौतों पर तीन साल तक शोध करने के बाद एक ख़बर प्रसारित की। यह 1500 पेज की रिपोर्ट थी और 3 साल का शोध। मैं उस शोध का शब्दशः वर्णन करके आपका और मेरा वक़्त बर्बाद नहीं करने जा रहा हूँ, लेकिन उसकी अंतिम पंक्ति बहुत कुछ कहती है। यह रहा उनका वक्तव्य (यह राल्फ़ नाडार की ओर से है। आपमें से जो लोग उन्हें नहीं जानते, उनके लिए मैं बता दूँ कि वे उपभोक्ता मामलों की पैरोकार थे)-

'30,00,000 अमेरिकी हर साल अस्पताल में सिर्फ़ चिकित्सीय लापरवाही के कारण मारे जाते हैं।'

उन्होंने यह नहीं कहा कि वे एक्स-रे का इतज़ार करते-करते किसी कोने में ख़ामोशी से मर गए। उन्होंने 'मारे गए (kill)' शब्द का इस्तेमाल

किया है। और जब आप 'मारे गए' शब्द का इस्तेमाल करते हैं, तो इसका मतलब है कि ऐसी कोई प्रक्रिया थी, जिसे डॉक्टर अंजाम दे रहे थे, लेकिन वह ग़लत हो गई। इसका मतलब है कि उन्होंने गलत नुस्ख़ा लिख दिया, उन्होंने दशमलव की बिंदी ग़लत स्थान पर लगा दी और मरीज़ को दवा की ग़लत मात्रा दे दी।

इस तरह 30,000 लोग मारे गए। यह प्रशंसा करने के लिए कि यह आँकड़ा कितना बड़ा है, आपको इसकी तुलना वियतनाम युद्ध में 10 सालों में हुए सैन्य नुक़सान से करनी होगी। वहाँ हमने 10 सालों में 56,000 सैनिक खोए यानी औसतन 5,600 सैनिक प्रति साल। युद्ध के मैदान में सैनिकों के पास एक-दूसरे को मारने के लिए बंदूकें, तोपें तथा विस्फोटक होते हैं और युद्ध के ख़िलाफ प्रदर्शन करने के लिए लाखों लोग गलियों में निकल आते हैं। हमारे यहाँ युद्ध के चलते पिछले तीन साल से राजनीतिक अराजकता फैली हुई है। विद्यार्थी विश्वविद्यालयों तथा कॉलेजों में बंदूकें और विस्फोटक ले जाने लगे हैं। नेशनल गाड्र्स ने ओहियो के केंट स्टेई में छात्रों को गोली मार दी थी। हम राष्ट्रपति काल से इतर भी राष्ट्रपति की सुरक्षा करते हैं। 5,600 सैनिक प्रति साल के लिए। ...और एक पेशेवर व्यक्ति है, जो मेडिकेयर तथा मेडिक्लेम के रूप में आपके टैक्स का पैसा ले जाता है। राल्फ़ नाडार के अनुसार प्रति साल हममें से 30,00,000 लोग मारे जाते हैं (और मुझे उन पर विश्वास है)। आप साल के किसी दिन बाहर जाकर गली में देख सकते हैं कि वहाँ कोई भी उपदेश देने वाला पागल हाथ में यह तख़्ती लिए नहीं होगा, जिस पर लिखा हो 'हमें डॉक्टरों से बचाओ।'

मैं चाहता हूँ कि आप इस बारे में सोचें। आपको ज़मीन में बिछी माइंस की ओर क़दम बढ़ाने से ख़ुद को रोकना है। अब आपको दूसरी चीज़ें करनी हैं, सकारात्मक कार्य करना है।

इसी शुरुआत मैं यह बताते हुए करूँगा कि आपके रोज़ के भोजन में 90 पोषक तत्व होने चाहिए। आपको 60 खनिज, 16 विटामिन, 12 अनिवार्य एमिनो एसिड या प्रोटीन बिल्डिंग ब्लॉक की आवश्यकता होती है। साथ ही आपको 3 फैटी एसिड्स की आवश्यकता होती है, यदि आप इन्हें पूरी संख्या और आदर्श मात्रा में नहीं लेते हैं, तो आपको इनसे संबंधित कमियों के कारण बीमारियाँ हो सकती हैं। मैं आपको बता सकता हूँ कि जब मैं कॉलेज में था, तब मैं एक उबाऊ किस्म का लड़का था। मेरे पास एक क्लिपबोर्ड था। हालाँकि वहाँ कम्प्यूटर नहीं थे और मैं उन मज़ाकिया छात्रों में से एक

था, जो कोलंबिया में स्टूडेंट यूनियन में चला जाता था और सबसे पूछता था- 'क्या आप विटामिन और खनिज का सेवन करते हैं?' मैं तब भी इस बात से विस्मित हो ज़ाता था कि कई मेरी तरफ़ मुस्कराकर देखते थे और कहते थे- 'हाँ, मैं विटामिन-ई लेता हूँ।' मैं ऐसे लोगों का इंतज़ार करता रहता था, जो यह बोलें कि वे अन्य 89 पोषक तत्वों का सेवन करते हैं, लेकिन ऐसा नहीं हुआ।

आज यदि आप लोगों से पूछेंगे कि क्या वे विटामिन का सेवन करते हैं, तो वे जवाब देंगे- 'ओह हाँ, मैं ढेरों विटामिन का सेवन करता हूँ।' ऐसा इसलिए संभव हुआ है, क्योंकि वे हर समय यही सुनते हैं। यदि आप इसे संभव बनाने जा रहे हैं, तो आपको फिर से 90 न्यूट्रिएंट्स की ज़रूरत होगी। लेकिन समाचार-पत्र जानते हैं, मैग्ज़ीन, टी.वी. और रेडियो जानते हैं कि हमारी दिलचस्पी स्वास्थ्य, दीर्घायु होने और पूरक पोषक तत्वों में है, इसलिए सभी हमसे इस बारे में बात करेंगे। इसलिए नहीं कि चिकित्सा पेशेवरों ने उनसे ऐसा करने के लिए आग्रह किया है। चिकित्सा से जुड़े पेशेवर कहेंगे- 'देखिए, हम लोगों की सर्जरी, कीमोथेरैपी, रेडिएशन और दवाओं में बहुत व्यस्त हैं, क्या आप लोगों को न्यूट्रिशन के बारे में बता देंगे?' वे सब तो ऐसा इसलिए करेंगे, क्योंकि इससे उनकी बिक्री होती है।

ख़ैर, मेरा अब तक का सबसे पसंदीदा लेख टाइम मैग्ज़ीन में 6 अप्रैल, 1992 को प्रकाशित हुआ था। यदि आपने यह लेख नहीं पढ़ा, तो मैं आपसे आग्रह करता हूँ कि आप इसे पुस्तकालय से प्राप्त करें। इसकी फ़ोटोकॉपी कराएँ और एक प्रति अपने बाथरूम के दरवाज़े पर चिपका दें। साथ ही एक प्रति रेफ्रिजरेटर पर भी चिपका दें। यह एक बहुत बेहतरीन लेख है। यह बताता है- 'विटामिन्स की असल शक्ति। नया शोध बताता है कि यह कैंसर, हृदय रोगों व बुढ़ापे से लड़ता है।' इस लेख में छह सकारात्मक पृष्ठ हैं और सिर्फ़ एक नकारात्मक वाक्य है, जो इस लेख के लेखक के अनुरोध पर एक चिकित्सक ने जारी किया है। वाक्य में लेखक पूछता है कि 'लोगों के लिए पूरक आहार के रूप में आप विटामिन और खनिजों के बारे में क्या सोचते हैं?' ...और यह रहा डॉक्टर का जवाब- 'सिर्फ़ लेने भर से विटामिन कुछ बेहतर नहीं करते।' न्यूयॉर्क सिटी के माउंट सिनाई मेडिकल स्कूल के प्रोफ़ेसर डॉ. विक्टर हर्बट कहते हैं- 'हम अपने आहार में ज़रूरी सभी विटामिन शामिल करते हैं और पूरक पदार्थ भी लेते हैं, और इससे केवल हमारे शरीर से महँगा मूत्र उत्सर्जित होता है।'

मैं आपको इसका मिसूरी अनुवाद बताता हूँ। इसका मतलब है कि यदि आप विटामिन और खनिज का सेवन कर रहे हैं, तो आप अपने डॉलर्स को मूत्र के रूप में बहा रहे हैं। आपको अपने डॉलर्स का गट्ठर बना लेना चाहिए और उसे टॉयलेट में फेंक कर फ्लश कर देना चाहिए, क्योंकि आपको इसके बदले कोई बेहतर नतीजा नहीं मिल रहा। विटामिन और खनिज के बारे में वे बस यही एक बात बोलने की कोशिश कर रहे थे। यही बात प्रकाशित हो गई, इसलिए क्या इसे सचमुच सही होना चाहिए था?

मैं आपको बताऊँगा कि असल में बात क्या है। दुनियाभर के 545 प्रजातियों के पशुओं तथा 3,000 इंसानों पर 17,000 बार चीर-फाड़ करके, ख़ुद को स्वास्थ्य से जोड़कर, बच्चों और पोते-पोती के जन्म (पड़पोते और उनके आगे के बारे में मैं अभी नहीं सोचूँगा) के बाद, मैं विटामिन और खनिज पर प्रतिदिन पचास सेंट या एक डॉलर ख़र्च करना अधिक पसंद करूँगा। यह बहुत ही सस्ता बीमा है, क्योंकि यदि आप स्वयं को लय में लाने के लिए विटामिन और खनजि के सेवन पर निवेश नहीं करते हैं, तो अंदाज़ा लगाइए कि आप एक एमडी की जीवनशैली में क्या निवेश करने जा रहे हैं? क्योंकि जब आप डॉक्टर को उसकी फ़ीस देंगे, तो उसका एक पैसा भी उस अध्ययन के लिए नहीं जाएगा, जो किसी छोटे बच्चे में किसी गंभीर बीमारी की पहचान करने, उसका उपचार करने या बचाव के उपाय तलाशने में ख़र्च होती हो। यह वैसा ही होगा, जैसे पहले होता था- वयस्कों में स्तन कैंसर या प्रोस्टेट कैंसर को कैसे रोका जाए या उसका उपचार किया जाए या बेहतर इलाज किया जाए। सोचिए वह पैसा किसलिए जा रहा है? डॉक्टर के क़र्ज़ उतारने के लिए। उसकी मर्सिडीज़ के लिए भुगतान करें। बच्चों की ट्यूशन फ़ीस भरिए, ताकि वे हार्वर्ड मेडिकल स्कूल में जाकर पढ़ सकें। उसके बच्चों के लिए ट्यूशन फ़ीस भरें, ताकि वे येल जाकर लॉ स्कूल में पढ़ सकें।

ख़ैर, मैं मानता हूँ कि डॉक्टरों को हमने समृद्ध बनाया है। वर्ष 1776 और प्रथम विश्व-युद्ध के बीच, अमेरिकी सरकार ने स्वास्थ्य की देखभाल और उससे संबंधित शोधों व पढ़ाई पर 80 मिलियन डॉलर ख़र्च किए। वर्तमान में स्वास्थ्य की देखभाल के लिए हमारे पास 1.2 ट्रिलियन डॉलर का बजट है और यह बिल्कुल निशुल्क हैं! हम सभी जानते हैं कि यह निशुल्क अधिकार है। मैं उस महिला को पसंद करता हूँ जो कहती है, 'हेक की तरह', यह निशुल्क नहीं है, लेकिन हम यह मानते हैं कि यह निशुल्क है

और सभी इससे अधिक ही पाना चाहते हैं, सभी लोग अधिक मुफ्त सुविधाएँ चाहते हैं। ख़ैर, मैं आपसे कहना चाहता हूँ कि यदि इंसानी पर लागू होने वाला चिकित्सा तंत्र, कृषि उद्योग और खाने पीने की चीज़ों पर भी लागू हो जाए, तो आपके एक हेमबर्गर की कीमत करीब 275 पौंड हो जाएगी। दूसरे शब्दों में, यदि आपने कृषि स्वास्थ्य तंत्र का इस्तेमाल इंसानों पर किया, जिसे हम पशुओं पर भी इस्तेमाल करते हैं, तो पाँच लोगों के एक परिवार के लिए मासिक बीमा प्रीमियम की राशि बस 10 डॉलर प्रति माह ही आएगी। आप अपना विकल्प खुद ही चुन सकते हैं।

आज लोग अल्पायु जी रहे हैं और दीर्घायु मर रहे हैं

डॉ. रेडी. स्ट्रैंड, एम.डी.

"डॉ. (मेजर) ए.पी. सिंह ने आरोग्यता पर एक व्यापक और विशिष्ट नज़रिया सामने रखा है। ऐसे समय में जबकि जीवनशैली संबंधी बीमारियाँ महामारी की तर्ज पर बढ़ रही हैं, यह पुस्तक आम लोगों के लिए बहुत मददगार साबित होगी।"

डॉ. ए.के. सिंह
वरिष्ठ परामर्शदाता (ऑर्थोपेडिक्स)
एम.एस., डी.आर्थो, एफ.आई.सी.ए. (यू.एस.ए.)

"डॉ. ए.पी. सिंह का प्रयास सराहनीय है। यह पुस्तक हर उस व्यक्ति की आँखें खोल देगी, जो एक रोगमुक्त और स्वस्थ भविष्य की राह देख रहा है।"

डॉ. आर.के. पांडे
वरिष्ठ परामर्शदाता (यूरोलॉजी)
श्री कृष्णा हॉस्पिटल एंड यूरोलॉजी सेंटर, गोरखपुर

"यह पुस्तक सभी प्रकार के रोगों के उपचार के भविष्य का निरीक्षण करती है। साथ ही यह हर पाठक के लिए स्वास्थ्य का ध्यान रखने में सहायक साबित होगी।"

डॉ. आशीष जायसवाल
वरिष्ठ परामर्शदाता (ऑप्थेल्मोलॉजी)
एम.एस., एम.आर.सी. ऑप्थेल्मोलॉजी (लंदन)

"मैं इस पुस्तक की प्रशंसा करती हूँ। इसमें कोई दोराय नहीं है कि प्रत्येक व्यक्ति का स्वास्थ्य उसके पोषण पर निर्भर करता है।"

डॉ. लक्ष्मी सेठ
वरिष्ठ परामर्शदाता (गायनेकोलॉजी)
एम.डी., डी.जी.ओ.

"उत्कृष्ट शोध। यह पुस्तक हर उस व्यक्ति को पढ़नी चाहिए, जो अपने स्वास्थ्य को प्राथमिकता देता है।"

डॉ. राजीव सक्सेना
वरिष्ठ परामर्शदाता (ऑप्थेल्मोलॉजी)
एम.एस.(ऑप्थेल्मोलॉजी)

"वास्तविक उम्र की गणना, हर व्यक्ति को स्वस्थ जीवनशैली अपनाने के लिए प्रेरित करने का एक सशक्त तरीका है। यह वैज्ञानिक रूप से सिद्ध हो चुका है कि पी.एफ़.टी. (पल्मोनरी फंक्शन टेस्ट) करके और व्यक्ति की वास्तविक उम्र दर्शाकर उसे धूम्रपान छोड़ने (यानी जीवनशैली में बदलाव) के लिए सार्थक रूप से प्रोत्साहित किया जा सकता है।"

डॉ. अमिताभ दास शुक्ला
परामर्शदाता (पल्मोनरी मेडीसिन)
बीआर.डी. मेडिकल कॉलेज, गोरखपुर
एम.डी. (टी.बी. एंड रेस्पिरेटरी डिज़ीज)

"डॉ. ए.पी. सिंह ने बहुत अच्छी पुस्तक लिखी है। इसमें आदर्श स्वास्थ्य और उसमें विभिन्न पोषक तत्वों की भूमिका के बारे में बहुत उपयोगी जानकारी दी गई है। जीवनशैली संबंधी रोगों के बारे में एक बहुत जानकारीप्रद पुस्तक है।"

डॉ. अरुणा सिंह
वरिष्ठ स्त्रीरोग विशेषज्ञ

"मैं डॉ. ए.पी. सिंह से सहमत हूँ कि लगभग सभी बीमारियाँ किसी न किसी अनिवार्य खनिज की कमी के कारण होती हैं।"

डॉ. एन.डी. पांडे,
वरिष्ठ होमियोपेथिक चिकित्सक